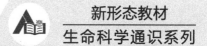

新形态教材
生命科学通识系列

人体生理与人类生活

主 编 张 成

编 者 （按姓氏拼音排序）

郭 萌 （首都医科大学）
韩莹莹 （北京林业大学）
何斯荣 （重庆医科大学）
孔娜娜 （中国人民解放军总医院第六医学中心）
马 伟 （首都医科大学）
王建为 （重庆医科大学）
翁 强 （北京林业大学）
杨延周 （宁夏医科大学）
姚仪琳 （首都师范大学）
张 成 （首都师范大学）
赵立华 （中国人民解放军总医院第五医学中心）

中国教育出版传媒集团
高等教育出版社·北京

内容简介

本书是基于人体生理学编写的一本理论与实践相结合的教材，主要涵盖肌肉与运动、血液与血液循环、呼吸、消化、泌尿、内分泌、生殖和免疫等内容。只有在了解机体各个器官正常功能的基础上，才能正确认识人体活动的基本原理，进而理解各种疾病的发病机理。通过本书的学习，学生可掌握生理学的基本理论，了解人类健康的发展方向，指导自身的健康生活。

本书可作为各类高等院校本科生公选课、通识课的教材，也是生物科学类专业学生学习生理学课程的配套参考教材，并可供生理学相关学科的教师参考或广大科普爱好者阅读。

图书在版编目（CIP）数据

人体生理与人类生活 / 张成主编．-- 北京：高等教育出版社，2023.8

ISBN 978-7-04-059276-4

Ⅰ．①人…　Ⅱ．①张…　Ⅲ．①人体生理学②健康教育　Ⅳ．①R33 ②R193

中国版本图书馆 CIP 数据核字（2022）第 154521 号

RENTI SHENGLI YU RENLEI SHENGHUO

策划编辑　李　融　　责任编辑　李　融　　封面设计　李小璐　　责任印制　田　甜

出版发行	高等教育出版社	网　址	http://www.hep.edu.cn
社　址	北京市西城区德外大街4号		http://www.hep.com.cn
邮政编码	100120	网上订购	http://www.hepmall.com.cn
印　刷	涿州市京南印刷厂		http://www.hepmall.com
开　本	880mm×1230mm　1/32		http://www.hepmall.cn
印　张	9.25		
字　数	220 千字	版　次	2023 年 7 月第 1 版
购书热线	010-58581118	印　次	2023 年 8 月第 1 次印刷
咨询电话	400-810-0598	定　价	30.00元

物 料 号　59276-00

数字课程（基础版）

人体生理与人类生活

主编　张　成

登录方法：

1. 电脑访问 http://abooks.hep.com.cn/59276，或手机微信扫描下方二维码以打开新形态教材小程序。
2. 注册并登录，进入“个人中心”。
3. 刮开封底数字课程账号涂层，手动输入 20 位密码或通过小程序扫描二维码，完成防伪码绑定。
4. 绑定成功后，即可开始本数字课程的学习。

绑定后一年为数字课程使用有效期。如有使用问题，请点击页面下方的“答疑”按钮。

新形态教材网 Abooks　　关于我们 | 联系我们　　登录/注册

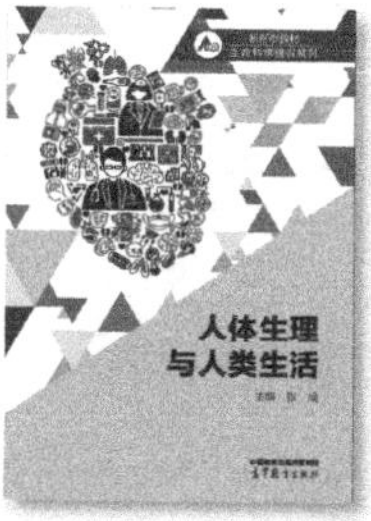

人体生理与人类生活

张　成

开始学习　　收藏

本数字课程与纸质教材一体化设计，紧密配合，包括教学视频、教学课件、在线自测、拓展阅读、参考文献等多项内容，可供各类高等院校不同专业的师生根据实际需求选择使用，也可供相关科学工作者参考。

http://abooks.hep.com.cn/59276

扫描二维码，打开小程序

前 言

生理学是研究机体基本生命活动及其规律的科学，是生物科学的核心学科之一。随着生活水平的不断提高，生命健康越来越被人们所重视。本书基于解剖学、生理学、内科学、外科学、病理学和免疫学等学科，融合理论与实践，旨在帮助读者增长知识、开阔视野、提高素质，从而增强“健康生活”的理念。本书基于国内外教材、临床病例和生活实例，不但讲述生理学的基本知识，而且介绍与临床、生活、健康相关的知识点，同时还涉及生理学前沿及交叉学科的内容。

本书不但是生物科学类专业学生学习生理学的一本配套和补充教材，而且还可供师范、医学、农林、体育、综合性院校的学生学习和阅读，同时也是相关学科教师的教学参考书。

本书参编人员来自不同高校及医院，虽然长期从事生理学教学和科研工作，但是限于编者水平，书中内容选择和编写难免存在错漏等问题，诚恳希望读者在使用过程中提出批评和改进的意见。

张　成

2022 年 8 月

目录

第一章

绪 论

第一节 生理学概述

生理学（physiology）是一门不仅具有厚重历史，而且还拥有活力的学科，其与医学、自然科学和哲学都有着紧密的联系。生理学的发展和演变是基于人类对机体的逐步认知，而结构与功能是构成生理学的关键。早在公元前5世纪，医学之父——古希腊医生 Hippocrates 认为，人体生命活动是由四种体液即血液、黏液、黑胆汁（静脉血）和黄胆汁决定的，并强调观察对于治疗疾病非常重要。自然史学家之父 Aristotle 认为结构与功能的关系非常重要。几乎同时，我国第一部医学典籍——《黄帝内经》对脏腑的功能有了较为详细的记录。

Claudius Galenus 是第一位通过实验设计研究机体功能的人，比如通过结扎尿道来观察膀胱的膨胀，进而得出肾在尿液形成过程中的作用。到了中世纪，Ibn-al-Nafis 第一次正确描述了心脏的解剖、冠状动脉循环以及肺的结构和肺循环，并首次阐述了肺与血液气体交换的关系。后来，随着文艺复兴的开始，西方国家将生理学研究推向了新的高潮。

Jean-Francois Fernal 的研究奠定了现代人类健康和疾病知识的框架。Andreas Vesalius 主编了第一部现代解剖学教材——《人体构造》，他的研究促进了现代解剖学和生理学的进一步发展。William Harvey 确定了体循环的通路，并证明血液流动的动力来自于心脏的收缩。到了 17 世纪后期和 18 世纪初期，荷兰医生 Hermann Boerhaave 和他的瑞士学生 Albrecht von Haller 提出机体的功能是由生化和物理反应相结合而产生的，我们现代生理学研究的基础正是在他们的基础上进行的。而 19 世纪则是生理学快速发展的时期，Matthias Schleiden 和 Theodor Schwann 1838—1839 年提出“细胞学说”，认为机体是由细胞这一基本单位构成的，这一理论奠定了现代生理学的基础。此外，法国生理学家 Claude Bernard 发现了血红蛋白可以携带氧、肝脏可以合成糖原、神经可以调节血液的流动以及无管腺体可以分泌激素等现象，同时还提出了生理学中非常重要的概念——“内环境”。这一概念后来被美国生理学家 Walter B. Cannon 发展为“体液平衡”。

20 世纪后，随着电子学、生物化学等其他现代科学技术的发展，生理学得到了突飞猛进的发展。尤其是近几十年，随着分子生物学、生物信息学及显微技术的发展，生理学从原有的整体、系统、器官、组织和细胞层面研究进一步深入到分子水平。

第二节 生理学研究的基本范畴

一、生理学的研究对象及任务

生理学是生物科学的一个重要分支，是研究生物机体正常生命活动规律的科学，包括人体生理学、动物生理学、植物生理学等。其中，人体生理学研究人体功能活动及其规律，如食物的消化与吸收、气体的吸入和呼出、血液的循环与调节、代谢产物的利用和排出等活动。只有知道正常，才会分辨异常；只有明确正常工作机理，才可以正确分析发病机理。人体生理学与病理学、病理生理学、药理学密切相关，为现代医学提供了重要的科研基础，并为各临床学科开展诊断和防治奠定了基石，成为了基础学科和临床医学的纽带和桥梁。

二、生理学的三个研究水平

一般来讲，人体包括运动系统、循环系统、呼吸系统、消化系统、泌尿系统、神经系统、内分泌系统、生殖系统和免疫系统九大系统。每个系统由功能相关的器官构成，而器官和组织则由不同类型的细胞群组成。机体的生命活动离不开细胞、组织、器官及系统间的相互作用和配合。因此，要想全面认识人体生理，需要从以下三个方面着手。

1. 整体水平

机体是一个由不同系统有机结合而形成的生命体。不同系统并非独立，而是相互协调、配合完成生命的某一活动。例如，人在受到惊吓时，神经系统活动加强，同时通过调节肾上腺系统影响内分泌、心血管、呼吸及肌肉活动等。通过整体水平的研究，可以分析机体与外界环境之间的相互关系，同时也可以研究各系统之间如何通过复杂的调节系统进行相互配合以适应不断变化的环境条件。

2. 器官和系统水平

器官是由两种或两种以上的基本组织形成的复合体，而功能相关的器官连接在一起则形成系统。同一系统的不同器官，各自承担不同的功能共同完成相近的生理活动。例如由口腔、唾液腺、食管、胃、胰腺、肝、胆囊、小肠和大肠等器官组成的消化系统，共同配合完成食物的消化和吸收过程。然而，如要对人体器官和系统功能有进一步的认知，还需通过细胞和分子层面进一步研究。

3. 细胞和分子水平

细胞是进行生命活动的最小结构单位，因此研究细胞的结构和功能有助于深入了解组织、器官及系统的功能和机理。例如，在研究肌肉收缩机理时，就要揭示肌细胞如何发生收缩反应，其本质是肌肉受到有效刺激后，引起细胞肌浆网中Ca^{2+}浓度升高，Ca^{2+}与肌钙蛋白结合后引起肌丝中收缩蛋白（肌动蛋白、肌球蛋白）收缩，产生肌丝滑行，这一过程称为兴奋收缩偶联。实际上，任何刺激与反应之间都是由不同分子相互作用来完成的，细胞信号转导、分子遗传、基因水平甚至后基因组（如蛋白组学）等都属于此类范畴。

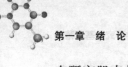

三、生理学的研究方法

生理学是一门实践性很强的学科，几乎每一个知识点都是通过观察和实验获得的。早期的生理学研究方法主要以观察为主，即把生命活动现象如实地记录下来，加以综合分析并得出结论。在早期，人们对观察后所得到的一些生理现象，未能给予合理解释或无法阐明其机理，则通过提出各种假说来解释生命活动的规律。随着科技的发展和人们认知的加深，科学家或医生们又通过各种各样的生理学实验方法来验证这些假说的真伪，从而进一步揭示生命活动的规律。

生理学实验就是人为地控制实验条件，对生命活动现象进行观察和科学分析，从而获得对生命活动规律认知的一种研究手段。限于伦理学的要求，一些对人体有害或有潜在损害的实验不能在人类自身上进行（如基因编辑）。此时，针对不同的实验则需要利用不同的实验动物来探究人体的某些生理功能及机制。如检测神经与肌肉的兴奋收缩偶联实验一般选用牛蛙进行；研究呕吐机制实验则利用对呕吐反应敏感的猫作为实验对象；研究离体肠段收缩实验便选用家兔为研究对象。另外，在选用实验动物时还需要遵从“3R”原则［Reduction（减少），Replacement（替代），Refinement（优化）］，同时还需考虑实验动物的年龄、性别、体重及健康状况等因素。值得注意的是，动物实验数据并不能完全代表人体实验，后者则需要在政策允许范围内，借助更多的实验条件和方法来进一步细化。

1. 动物生理学实验

根据实验进程，生理学实验可分为急性生理学实验和慢性生理学实验。

（1）急性生理学实验

急性生理学实验是以动物活体标本或完整的实验动物为研究对象，在短时间内通过人为控制实验条件来研究动物标本或动物整体特定的生理活动的实验。此类实验具有一定的损伤性，甚至会造成实验对象死亡。根据研究目的不同，急性生理学实验又分为体外实验和体内实验。

① 体外实验法（离体组织 / 器官实验法）：将器官或细胞从体内分离出来，置于人工培养环境中，使其在短时间内保持生理功能以进行研究的方法。例如，通过离体的蛙心或家兔十二指肠进行灌流，从而研究不同因素（Ca^{2+}、Mg^{2+}、肾上腺素或乙酰胆碱）对心肌或平滑肌收缩的影响。此外，现代生理学研究方法中的许多方法诸如细胞培养、蛋白质测定、基因共定位等都属于此方法。

② 体内实验法（活体解剖实验法）：在动物麻醉或清醒状态下，进行活体解剖后暴露出所要观察的器官或组织并进行研究。例如在研究血压、呼吸和泌尿等调节过程时，通过家兔颈总动脉和膀胱插管等方法来监测不同因素（神经刺激或耳缘静脉注射不同药物）对上述指标的影响。

由于上述两种方法的实验过程都不能持久，实验动物往往会死亡，故此类实验只能用动物来进行。然而，对于人体生理实验资料，目前掌握较多的国家主要是美国和日本。这是因为在第二次世界大战中，德国和日本在侵略其他国家的同时，实施了惨无人道的人类急性生理学实验，如用活人进行冻伤、细菌感染和毒气实验等。第二次世界大战结束后，战胜国之一的美国从德国和日本获取了大量的资料。

急性生理学实验的优点是实验条件简单，易操作、掌握，对器官或组织能够直接进行细致的观察。缺点是其结果不一定能代表该器官或组织在自然条件下的整体活动情况。

（2）慢性生理学实验

慢性生理学实验是以完整、健康、清醒的动物机体为研究对象，并在相对自然的外周环境下进行实验。这种方法往往要对实验动物在无菌条件下进行手术，待动物清醒和伤口恢复以后再进行相应的实验。如在研究胃液的分泌和调节机制时，先在胃的底部装上胃瘘，并连接到体外以便于胃液的收集。此类方法的优点是能够较好地反映器官在整体情况下的活动，但其缺点是实验条件较难掌握，也不便于分析其他因素对该器官的影响。

2. 人体生理研究

早期的人体生理研究，主要以调查和记录人体在不同环境中的生理参数，如身高、体重、血压、心率等。随着20世纪后期细胞生物学和分子生物学的快速发展和新型现代实验仪器的不断涌出和应用，生理学的研究手段有了进一步的提升、研究水平也得到了不断的发展，研究结果可谓是硕果累累。这些成果的取得为揭示人类生命活动的奥秘，使人们的生活质量向健康方向发展做出了重要贡献。

然而，人类作为进化最高级的动物，其功能活动的机制精确而复杂。因此，要想认知人体复杂的机能，还需要在伦理学的指导下，紧密结合临床医学、整合生理学、转化医学和仿生学等学科，并借助生物芯片、基因图谱、基因编辑、影像技术、计算机微电子技术和生物信息学等方法进行研究。

四、生活中的生理

人类的生活离不开生、老、病、死，而这个过程则伴随着机体细胞的发育、成熟、衰老和死亡。人类之所以能够长期生存于地球，是因为通过繁衍产生新个体，使得遗传信息代代相传。

人类的繁殖是有性生殖过程，经过两性生殖细胞——精子和卵子受精后形成胚胎，并附植于子宫进行发育而形成胎儿。但是随着社会的发展，不孕不育的发病率也随之增加，严重影响了患者的幸福指数。因此，人类辅助生殖技术也随着社会、科技的发展和需求应运而生。试管婴儿的出生率也在逐年显著增加（世界第一例试管婴儿生于1978年7月25日，我国第一例试管婴儿生于1988年3月10日），此外卵泡浆内单精显微注射、胚胎遗传学诊断、胚胎移植等技术的应用，不仅解决了人类不孕不育症的困扰，而且在某种程度上还实现了优生优育的目标。

随着机体的生长和发育，人类通过神经调节、体液调节和自身调节等方式来适应所处环境的变化。另外，机体的内环境（通常指血浆、组织液、淋巴液和脑脊液等细胞外液）也处于相对恒定的状态，从而为机体新陈代谢提供稳定的环境。如果内环境的理化条件发生了重大变化，且超过了机体调节、维持稳态的能力，则机体的正常功能会受到严重的影响。如脱水、发热、电解质紊乱、酸中毒、失血等都会导致内环境失衡，进而引起疾病，严重者会危及生命。

随着年龄增加，人体细胞内水分逐渐减少、细胞数量逐步下降，全身器官功能也随之降低，而且机体对内、外环境的变化的适应性也随之下降。这些退行性变化或衰退状态，常常表现为全身性、进行性和内在性的特点。当然，老化的速度也与个体的基因与保养有着密切的关系，所以注意保养、保持积极健康的心态对延缓衰老有着积极的作用。

以上所有过程都离不开人体生理学。值得一提的是，2019年全球爆发的新型冠状病毒肺炎（Corona Virus Disease 2019，COVID-19，简称新冠肺炎）让人们更加认识到健康的重要性。随着社会的发展和医学的进步，人体生理学和医学的紧密联系越来越被人们所认可。诺贝尔基金会设立的“诺贝尔生理学或医学奖”更进一步表明，人体生理学在人类医学中具有重要的地位和意义。所以无论是医疗工作者，还是其他从业人员，都需要全面认知人体生理，只有这样才能够更好地保持健康的体魄。

数字课程学习

教学视频 教学课件 在线自测

（张 成）

第二章

运动系统

运动系统（motor system）由骨（bone）、骨连结（bone union）和骨骼肌（skeletal muscle）组成（图 2–1），占人体体重的 60%～70%，构成了人体的基本轮廓。骨借骨连结形成骨骼，骨骼肌附着于骨并跨越关节，以关节为支点，收缩或舒张牵引骨改变位置而产生运动。骨是运动的杠杆，关节是支点，骨骼肌则是运动的动力。运动系统是机体进行各项运动的基础。运动系统还发挥支持、保护、储存、代谢和造血等功能。运动系统一旦发生障碍或损伤，会导致机体运动障碍、累及器官受损，甚至危及生命。

第一节　骨

骨是有活力的力学组织，骨与骨之间通过纤维结缔组织或软骨组织连接，共同形成骨支架，维持骨骼稳态、保护内脏器官、维持无机物稳态和造血功能。通过破骨细胞吸收骨，成骨细胞形成新骨，骨不断更新和修复，同时不断释放和储存各种离子。

一、骨的构造

骨主要由骨质、骨膜和骨髓构成。

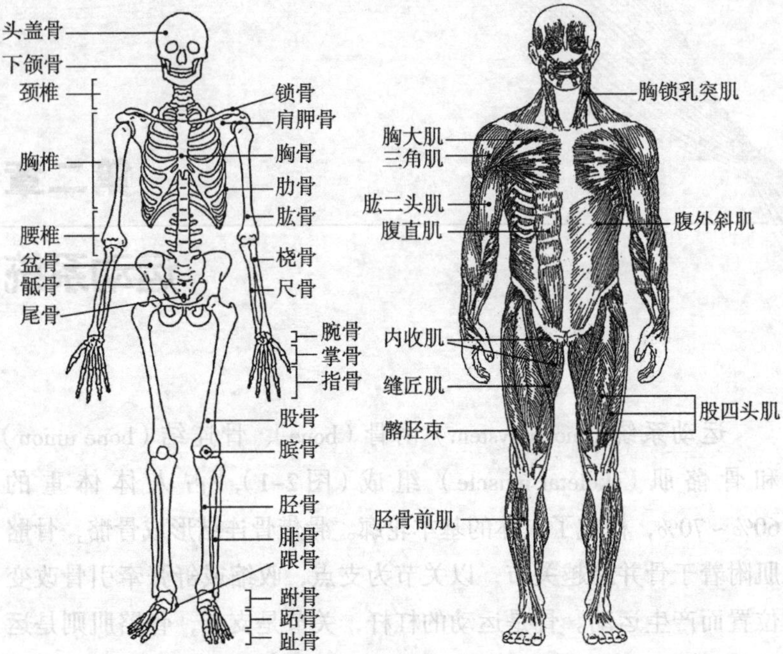

图 2–1　人体运动系统

1. 骨质（sclerotin）

骨质由骨组织构成，分为骨密质（compact bone）和骨松质（spongy bone）。骨密质占人体骨量的 80%，分布于骨的表面，由排列致密的同心圆结构（即哈氏系统）构成。其间中空管道为哈氏管（Haversian canal），与长骨平行走向，管内走行血管神经，给予长骨营养。哈氏管周围包裹骨板，骨板间隙还分布有骨细胞。长骨质地紧密，硬度强。骨松质则呈网状排列，占人体骨量的 20%，分布于长骨和短骨内部以及长骨两端，由骨小梁（trabeculae）交织排列而成，其间有大量空隙（图 2–2）。骨松质的密度和强度低于骨密质，但富有弹性，且骨小梁的排列与骨所承受的压力和张力方向一致，因而骨能更好地抵抗压力。每块骨的骨松质和骨密质的厚度及分布取决于该骨的形态、位置和功能。

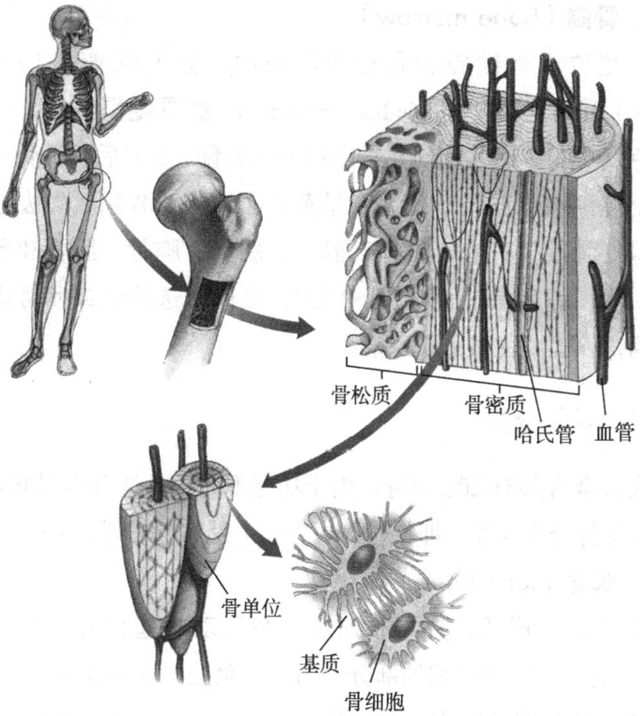

图 2-2 骨的组成
（引自 Solomon，2008）

2. 骨膜（periosteum）

骨膜覆盖于骨内外表面，由纤维结缔组织组成。骨膜分为骨外膜和骨内膜，骨外膜包裹于骨外侧，较厚；骨内膜衬于骨髓腔内面和骨松质腔隙内，较薄。骨外膜的外层厚而致密，形成许多胶原纤维束穿入骨质，附着于骨；骨外膜的内层为疏松的细胞层，含有成骨细胞和破骨细胞，具有产生新骨和破坏旧骨的功能。此外，骨内膜也含有成骨细胞和破骨细胞，具有成骨和破骨功能。骨膜富含血管、神经和淋巴管，对骨的营养、生成和感觉有重要作用。因此，在骨手术中应尽量保留骨膜，以免发生骨的坏死和延迟骨的愈合。

3. 骨髓（bone marrow）

骨髓位于骨髓腔和骨松质间隙内，分为红骨髓（red bone marrow）和黄骨髓（yellow bone marrow）。红骨髓呈红色，具有造血和免疫功能。胎儿和幼儿骨内均为红骨髓，5 岁后长骨骨干内的红骨髓逐渐被脂肪组织代替，呈黄色，即为黄骨髓，失去造血能力。但红骨髓仍存在于椎体、髌骨、肋骨、胸骨、肱骨和股骨的骨松质内，终生具造血功能。因此，临床常选胸骨或髂骨进行骨髓穿刺，以检测血液系统疾病。

二、骨的分类

成人全身共有 206 块骨，由于功能不同，骨具有不同形态，按形态可将骨分为 4 类，即长骨、短骨、扁骨和不规则骨（图 2–3）。

1. 长骨（long bone）

长骨呈长管状，分布于四肢，在运动中起杠杆作用。骨干（shaft）是长骨中间较细的部分，内有骨髓腔（medullary cavity）容纳骨髓。骨两端的膨大，称为骺（epiphysis），其表面覆有关节软骨，参与关节构成。骨干与骺相邻部分为干骺端（metaphysis），幼年时骺与骨干之间留有一层透明软骨骺软骨（epiphysial cartilage），其内的软骨细胞可不断分裂增殖并骨化，使骨的长度不断增长。成年后，骺软骨骨化，骨干与骺融为一体。

2. 短骨（short bone）

短骨一般呈立方形，具有多个关节面，成群地分布于身体的某些部位，如腕、足的后部。短骨体积小，连接牢固，主要起支持作用。

3. 扁骨（flat bone）

扁骨呈扁宽板状，围成腔支持和保护其内器官，如颅骨形成的颅腔，胸骨和肋围成的胸廓等。此外，扁骨也为骨骼肌附着提供了宽阔的附着面，如肩胛骨、髋骨等。

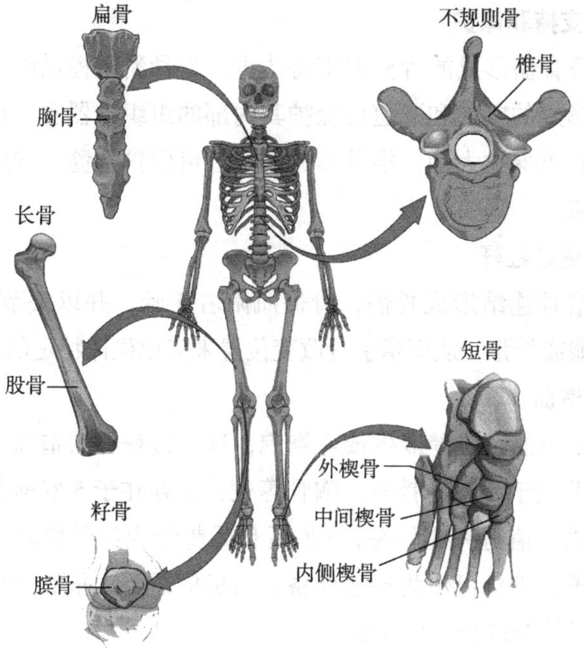

图 2-3　骨的形态分类

（引自 Molnar 与 Gair，2019）

4. 不规则骨（irregular bone）

形状不规则，功能多样，如椎骨、髋骨和上颌骨等。有些不规则骨内有含气的腔洞，称为含气骨（pneumatic bone），如蝶骨、筛骨等。此外，发生于某些肌腱内的扁圆形小骨，称籽骨（sesamoid bone），其体积较小，在运动中起减少摩擦和转变肌牵引方向的作用，髌骨是人体最大的籽骨。

三、骨的功能

骨有 4 个基本功能，即支持与保护功能、运动杠杆功能、造血功能和矿物质储备功能。

1. 支持和保护

全身骨骼形成的骨支架支持体重，为骨骼肌提供附着点，同时骨骼形成的空腔和通道可保护其内部的组织与器官。如颅骨围成的颅腔可保护大脑，椎骨形成的椎管可保护脊髓，胸廓可保护心脏和肺。

2. 运动杠杆

骨借骨连结形成骨骼，骨骼肌附着于骨，并以关节为支点，进行收缩或舒张，从而牵引骨改变位置来完成机体特定的运动。

3. 造血

骨髓内的红骨髓能生成血细胞，这一过程称为造血。造血过程主要发生于颅骨、骨盆、胸骨等处，也存在于5岁前儿童的长骨骨干内。值得一提的是，5岁后长骨骨干内红骨髓转变为黄骨髓，但黄骨髓仍可作为造血储备，当机体需要大量红细胞时，黄骨髓则可重新转变为红骨髓。

4. 矿物质储备

骨内储备的矿物质无机盐主要是碱性磷酸钙，赋予骨硬度和脆性，在胶原纤维附近沉积。这些矿物质不仅赋予骨硬度，而且能从骨中释放入血，作为重要的化学元素发挥作用。如钙离子，可维持血液的酸碱平衡，同时也是重要的细胞信号传导信使。随年龄增加，机体内骨储存的钙、磷酸盐和其他矿物质开始减少，骨密度也随之下降，严重的可导致骨质疏松，增加骨折风险。

四、骨的发生

骨发生于中胚层，来源于胚胎时期的间充质，骨发生过程有两种方式，即膜内成骨（intramembranous ossification）和软骨内成骨（cartilaginous ossification）。

1. 膜内成骨

间充质分化成富有血管的胚胎性结缔组织膜，膜上开始成骨的部位称骨化中心（ossification center）。该处间充质细胞先分化为骨原细胞，继而分化为成骨细胞，成骨细胞形成类骨质，再钙化即为骨组织。这些骨组织为针状或片状，互相连接成网，有许多腔隙，形成原始的骨松质。成骨过程由骨化中心向四周扩展，形成的骨质面积越来越大。其表面的间充质分化为骨膜，骨膜内的成骨细胞又在原始骨松质的表面造骨，使骨逐渐增厚增大。面颅骨和锁骨这类扁骨是以膜内成骨方式发生的。

2. 软骨内成骨

人体四肢骨、躯干骨都是软骨内成骨。以长骨为例，在将要形成长骨的部位，先由间充质分化成软骨组织，其中段软骨膜以膜内成骨的方式生成骨组织，环绕软骨中段形如领圈，称为骨领（bone collar）。骨领形成后，软骨细胞相继退化死亡。骨外膜的血管连同间充质细胞、成骨细胞、破骨细胞等穿过骨领，溶解钙化的软骨基质，成骨细胞在残存的钙化软骨基质表面形成类骨质，而后钙化成为骨质。随即骨领外表面成骨使骨干不断加粗，而骨领内表面不断被破骨细胞破坏，于是骨髓腔不断增宽，骨干在增粗的同时保持骨组织有适当的厚度。此后，骨两端软骨继续生长，骨化中心的成骨过程也从骨干向两端推移，使长骨不断加长。自中心向四周扩展，最终由骨组织代替软骨组织形成骨骺。正常情况下，骺板软骨的增生速度与软骨破坏及成骨速度保持平衡，因此骺板厚度相对恒定。到 17 ~ 20 岁，软骨失去增生能力，骺板完全被骨组织代替，骨骺与骨干完全融合，即骨骺闭合，至此长骨停止加长。在成人长骨的干骺端常显出一条骨化的骺板遗迹，称为骺线。

五、骨稳态的调节

自胚胎发育开始，破骨细胞就不断通过吸收和清除进行骨的塑形。在健康个体中，骨吸收伴随着新骨的沉积，这个过程称为骨的重塑形。在重塑过程中骨骼释放出无机物，并将损伤骨组织清除。机体通过骨塑形过程维持骨矿物质稳态及骨骼结构稳态。其中，骨矿物质稳态的维持处于优先地位，因为钙离子浓度降低会导致心律失常和猝死，而骨结构的短暂缺损通常并不会引发迅速而严重的后果。

机体通过化学和机械信号两种途径启动骨的重塑形过程。最主要的化学信号是甲状旁腺激素（PTH），当血清钙离子浓度降低时 PTH 被动员。雌激素也是重要的调节信号，其作用主要是保证破骨细胞和成骨细胞同时发挥作用。一旦雌激素减少，破骨细胞活性将高于成骨细胞，一段时间后将导致骨量减少，甚至骨质疏松，这一现象常发生于更年期骨质疏松症。此外，睾酮也可以通过调节破骨细胞的功能影响骨代谢，但其作用机制尚不明确。

骨骼信号则以物理应力形式刺激骨重塑形。骨沉积发生于负重较多的部位，这个过程被称为沃尔夫定律（Wolff's Law）。骨沉积可以由骨细胞表面的应力受体直接引发，也可以由负重导致的骨变形（如弯曲）形成的电位引发。沃尔夫定律的逆向原理也适用于骨的重塑：在没有应力的部位骨将会被吸收。因此骨失用会导致明显的骨丢失。例如，骨折后进行制动一段时间后，即使未发生骨折的骨组织也会变得脆弱。骨的重塑需要信号分子、营养和能量。因此，骨的重塑只发生在血供丰富的区域。如果骨的某个部位发生梗死（没有血供），则此处不会发生骨重塑。

六、骨中重要矿物质及维持矿物质平衡的调节因子

1. 骨中重要矿物质

（1）钙

钙是一种重要矿物质，对维持骨的结构强度具有重要作用。在机体内钙还参与酶活性、神经传递和肌肉收缩等重要功能。钙也是细胞内重要的第二信使和凝血级联反应中的辅助因子。因此，

钙离子浓度必须严格调控。体内钙含量的99%是以羟基磷灰石形式存储于骨内。体内只有1%的钙不在骨内，而主要位于体液中。细胞外液中将近50%的钙与蛋白质或阴离子形成复合体。其他50%以游离钙的形式存在，并具有生物学活性。钙通过肠道吸收进入体内，并通过肾小管重吸收。这两个过程控制着循环中钙离子水平。然而，因为骨基质分解可以释放钙以满足其他生理需求，身体内大多数即时钙需求通过骨吸收方式提供。所以，需要通过肠道吸收食物中的钙来补充并更新骨骼钙贮备。

（2）磷

磷也主要储存于机体骨组织中。在体内磷主要以磷酸盐形式存在，在能量产生中发挥着关键作用。60%的磷由肠道吸收，通过维生素D激活后吸收率可达90%。尿的排泄也能帮助维持磷平衡。骨的重塑形也能调节血清磷浓度。

2. 维持矿物质平衡的调节因子

影响钙平衡的因素主要有甲状旁腺激素（PTH）、维生素D和降钙素（详见第八章）。肠道、肾和骨骼三个部位都可以根据新陈代谢需要调节及改变钙的正常交换率。当血清钙离子浓度下降时，肾增加钙的重吸收。同时，骨骼也通过重吸收矿化的骨基质来动员骨骼内的钙以帮助调节血清钙水平。

七、骨的损伤与修复

骨是人体承担力学功能的器官。最常见的骨损伤为骨折，是在外力作用下，中断了骨的完整性及连续性。另外，如果骨本身有疾患，会在轻微外力的作用下出现骨折，即病理性骨折。骨折后局部会出现肿胀、疼痛、功能障碍等临床症状。因骨的支撑作用丧失造成肢体畸形、骨折部位异常活动，搬动患肢时会出现骨擦音、骨擦感。X线、CT等检查可进一步明确骨折的部位及形态。

影响骨修复过程的因素众多。既有年龄和健康状况等全身性因素，也有血供、局部软组织损伤程度等局部因素。在这些因素中，骨折断端的血供对骨折愈合至关重要，为骨折愈合中的首要因素。因此减少对血供的破坏就成了骨折治疗过程中的重点，也导致了骨折临床治疗理念的一些新变化。譬如，过去主张骨折后的固定方式是坚强固定，广泛地剥离显露软组织，对骨外膜剥离多，这些治疗方式对断端血供破坏很大。现在则主张采用生物学固定，无需加压，从而减少对断端骨血供的影响。自体骨和异体骨是当前骨损伤修复广泛采用的植入材料。自体骨易被患者接受，但会造成患者的二次损伤和疼痛；异体骨取材方便，但存在免疫排斥和疾病传播等生物安全性风险。因此，人工骨组织修复材料越来越受到临床青睐，包括高分子陶瓷材料、金属材料以及仿生纳米骨等复合材料，仿生骨生物医用修复材料的应用将是今后骨损伤修复领域的发展趋势。

八、与骨相关的典型病例

◎ 骨质疏松症（osteoporosis）

骨质疏松症是一种全身性骨骼疾病，表现为骨量减少、骨脆性增加和易于骨折。在骨质疏松症患者中，骨折最常见的部位是腕部、脊柱和髋关节。骨质疏松症是一种骨重塑异常疾病，特点是骨吸收与骨形成失衡，即长时间破骨细胞吸收的骨量多于成骨细胞生成的骨量，这种失衡造成骨密度和机械强度下降。这种骨量缺乏造成骨质疏松骨骼在整体结构上出现了明显的异常。

原发性骨质疏松症进一步分为绝经后骨质疏松症和老年性骨质疏松症。在老年性骨质疏松症中，肾产生的活性维生素 D 随着年龄增加而减少，这可能是造成骨丢失的原因。继发性骨质疏松症指由于其他疾病造成骨质丢失，例如激素的不平衡、恶性肿瘤、胃肠道疾病或者由于使用皮质类固醇激素。虽然骨质疏松症主要发生在女性，但是老年性和继发性骨质疏松症在男性中并不罕见。

流行病学调查显示，中国在50岁以上人群中，约有7 000万人患有骨质疏松症。仅椎体压缩性骨折，50岁以上的妇女总患病率达15%，且呈增龄性增高，80岁以上达到36%～39%。50岁以上妇女中有40%～50%在其一生中遭遇过与骨质疏松症相关的骨折。这种情况对我国的公共健康造成巨大的负担。虽然男性骨质疏松症的发病率仅为女性的一半，60岁男性在此后人生中发生骨折的概率也接近30%。

骨质疏松症引起的髋部骨折危害性极大。髋部骨折最严重的后果之一是造成患者丧失自理能力。只有不到一半髋部骨折患者能在骨折后6个月内恢复到受伤之前的活动水平，进一步提高的极为少见。大约25%的患者能恢复到骨折前的功能状况，25%的患者至少需要家庭护理一段时间。3%～4%的50岁以上的髋部骨折患者在住院治疗期间死亡，髋部骨折后1年内死亡率增加了20%～25%。尽管椎体压缩性骨折较少获得关注，但在医学上也是极具危害性。椎体压缩性骨折患者在骨折后2～3个月内有严重的背部疼痛，70%的患者将因持续性、慢性背部疼痛而使活动受到限制。这些看似无害的骨折与骨折后5年内增加15%的死亡率有关。骨质疏松症的危险因素包括酗酒、吸烟、低体重、长时间静坐、低钙及低维生素D摄入、使用糖皮质激素及患引起骨钙进行性丢失的疾病。

骨是一种代谢活跃的组织，骨重建贯穿于生命整个过程。在正常的青年成年人中，由于成骨细胞的骨生成速度超过破骨细胞的骨吸收速度，骨量的累积一直持续到30岁左右。大概在30岁时，骨吸收速度开始超过骨生成速度，骨开始出现微量流失。随着女性停经和雌激素水平下降，破骨细胞的骨吸收速度与成骨细胞的骨形成速度不均衡，造成骨加速丢失。骨松质是椎体和股骨颈内主要的骨存在形式，特别容易发生骨质疏松。这是因为骨松质比骨密质具有更高的表面积体积比：骨重建只发生在骨表面。

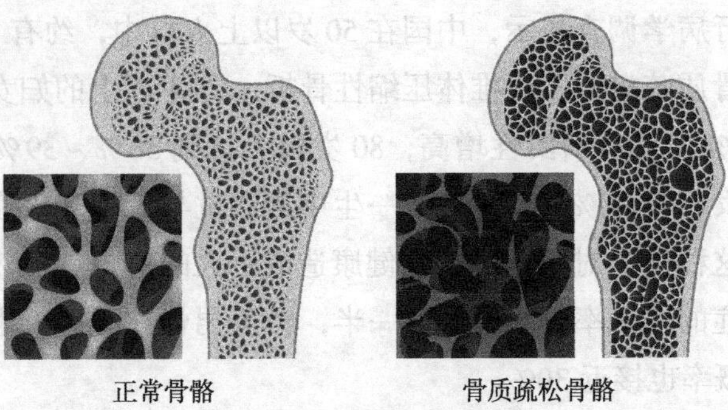

图 2–4 正常和骨质疏松症患者的骨松质

这种骨丢失和超微结构变形造成骨结构强度丢失（图 2–4)。骨质疏松症是一种“悄无声息”的疾病，因为骨丢失的发展毫无迹象和征兆，直至发生骨折。

骨折常常是骨质疏松症的首发临床表现，典型表现为妇女绝经后的头 10 年内发生桡骨远端骨折和胸椎压缩性骨折。在年纪更大的老年人中，髋部骨折更为常见。通常，在骨质疏松症患者身上引起髋部骨折的损伤机制不足以导致正常骨骼发生骨折。

对于骨质疏松症的诊断，目前最为可靠的是双能量 X 线 – 骨密度测量仪（dual energy X–ray absorptiometry，DEXA)，使用该仪器能够在骨折发生前识别出那些可能发生与骨质疏松症相关骨折的个体。X 线检测灵敏性低，由于不同部位的骨矿物质密度不一致，因此，外周骨密度分析仪检测易导致假阴性结果的出现。

骨质疏松症的预防应始于青年时期生活方式和饮食结构的调整，包括维持正常的体重，摄入足够的钙（1 000 ~ 1 500 mg/d）和维生素 D（800 U/d)，避免吸烟和过度饮酒，适度增加体育锻炼。此外，对骨量已明显减少的老年人，必须采取预防跌倒的措施来减少骨折风险。目前，可以使用雌激素、选择性雌激素受体调节剂、二磷酸盐和降钙素等药物进行骨质疏松症的治疗。其中，雌

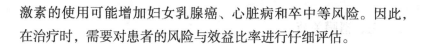

激素的使用可能增加妇女乳腺癌、心脏病和卒中等风险。因此，在治疗时，需要对患者的风险与效益比率进行仔细评估。

第二节 骨 连 结

骨与骨之间通过纤维组织、软骨或骨相连，称为关节或骨连结。按骨连结的方式，可分为纤维连结（纤维关节）、软骨和骨性连结（软骨关节）以及滑膜关节三大类。

一、纤维连结

骨与骨之间借纤维结缔组织相连，形成纤维连结。无间隙，连结牢固，不活动或仅有少许活动。这种连结可有两种形式：韧带连结和缝。韧带是连结两骨且富有弹性的较长的纤维组织，如椎骨棘突之间的棘间韧带，胫、腓骨下端的胫腓骨间韧带等。缝则是两骨之间很薄的纤维结缔组织，无活动性，如颅骨的冠状缝、矢状缝。随着年龄增长，缝可骨化，成为骨性结合。

二、软骨和骨性连结

骨与骨之间借软骨相连，形成软骨连结，兼有弹性和韧性，可缓冲震荡，其强度不如纤维连结。这种连结可有三种形式：①透明软骨结合：两骨间借透明软骨连结，形成透明软骨结合，如幼儿的蝶骨和枕骨之间的蝶枕结合。②纤维软骨结合：两骨间借多量纤维软骨连结，形成纤维软骨结合。多位于人体中线，坚固性强而弹性低，如椎间盘和耻骨联合等，此纤维软骨一般终身不骨化。③骨性结合：两骨之间通过骨组织连结，形成骨性结合（synostosis）。此类骨组织一般由纤维结缔组织或透明软骨骨化而成，如髂骨、耻骨、坐骨之间髋臼处的骨性结合。

三、滑膜关节

滑膜关节常简称关节（articulation），是骨连结的最高分化形式，相对骨面间无直接连接，仅借其周围的结缔组织相连结，具有滑膜腔隙，充以滑液，因而一般具有较大活动性。

1. 滑膜关节的基本构造

滑膜关节由关节面（articular surface）、关节囊（articular capsule）和关节腔（articular cavity）组成（图 2-5）。关节面构成关节各相关骨的接触面，每个关节至少包括两个关节面，一般一凸一凹，凸者为关节头，凹者为关节窝。关节面上覆盖有关节软骨，多由透明软骨构成，表面光滑，深部与关节面紧密相连。关节软骨厚度为 2 ~ 7 mm，其厚薄因不同关节和年龄而异，即使同一关节，不同部位，其厚薄亦不相同。关节软骨富有弹性，表面光滑，覆盖有少量滑液，能承受压力和吸收震荡，减轻运动时的

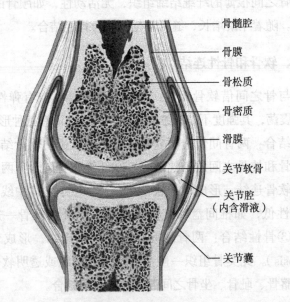

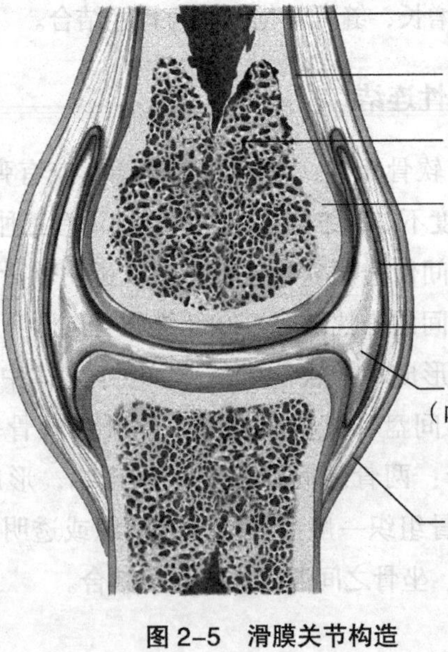

图 2-5　滑膜关节构造

震荡和冲击。关节软骨不含血管、淋巴管和神经，只能通过表面覆盖的滑液和关节滑膜层血管渗透获得营养。

关节囊为纤维结缔组织膜构成的囊，附着于关节面周缘骨面上与骨膜融合，密闭关节腔。可分为内、外两层。纤维膜为外层，由致密纤维结缔组织构成，富有血管、淋巴管和神经。纤维膜的某些部分增厚成为韧带，可增强关节稳定性，限制关节过度运动。纤维膜的厚度和韧带的强弱与关节的运动和负重有关，如下肢各关节的负重大，其关节囊纤维膜厚而紧张，上肢各关节运动灵活，其纤维膜薄而松弛。

滑膜为内层，由光滑、薄而柔润的疏松结缔组织膜构成，衬贴于纤维膜内面，其边缘附着于关节软骨周缘，包被着关节内除关节软骨、关节唇和关节盘以外的所有结构。滑膜富有血管、淋巴管和神经，可以产生滑液。滑液为透明蛋白样黏液，呈弱碱性，为关节提供了液态环境，且保持一定的酸碱度，保证关节软骨的新陈代谢，并增加滑润，减少摩擦。

关节腔为关节面和关节囊的滑膜层共同围成的密闭腔隙。腔内含少量滑液，以减少关节活动时关节面之间的摩擦。关节腔内为负压，可维持关节的稳定性。

2. 滑膜关节的分类

滑膜关节可按构成关节的骨数、关节面形态、运动轴数目以及运动方式分类。

单轴关节只有一个运动轴，仅能沿此轴作一组运动，包括屈戌关节和车轴关节。前者只能在冠状轴上作屈伸运动，如手指间关节；车轴关节的关节头多为圆柱状，可沿垂直轴作旋转运动，如桡尺近、远侧关节和寰枢正中关节等。

双轴关节有两个相互垂直的运动轴，关节可沿此二轴作两组运动，也可进行环转运动。包括椭圆关节和鞍状关节。椭圆关节关节头呈椭圆形，可沿冠状轴作屈、伸运动，沿矢状轴作收、展运动，并可作环转运动，如桡关节、腕关节；鞍状关节的两关节面都呈鞍状，可沿两轴作屈、伸、收、展和环转运动，如拇指腕掌关节。

多轴关节具有3个相互垂直的运动轴，可作各种方向的运动，包括形球窝关节和平面关节。球窝关节关节头呈球形、较大，关节窝浅小，如肩关节，可作屈伸、收展、旋转和环转运动；平面关节的关节窝接近平面，但仍具有一定弧度，可作多轴性滑动，如肩锁关节和腕骨间关节等。

3. 滑膜关节的血管、淋巴管及神经

关节的动脉主要来自附近动脉的分支，在关节周围形成动脉网，其细支直接进入关节囊，分布至纤维层和滑膜层。关节囊的纤维膜和滑膜也有淋巴管网。但值得注意的是，关节软骨既无血管也无淋巴管。

来自运动该关节的骨骼肌的神经分支，称为关节支，分布于关节囊和韧带。承受较大重量或运动范围较大的关节，其神经分布也较丰富。关节软骨无关节支。

四、与骨连结相关的典型病例

◎ 类风湿关节炎

类风湿关节炎（rheumatoid arthritis，RA）是一种以慢性、进行性关节侵蚀性破坏为主要表现的全身性自身免疫性疾病，主要病理特征是骨关节滑膜慢性持续炎症侵袭，造成下层软骨组织、骨结构及周围组织的破坏（图2-6）。目前认为感染、性激素、遗传、环境及精神状态等因素均与RA发生有关。RA全球发生率为0.5%～1%，最常发生于40～60岁，其中接近1/3是女性。临床上，RA发生于抗体抗原反应，随着时间推移，RA患者可因关节外异常而逐渐残疾。RA患者还会出现全身性异常，如疲劳、体重减轻或贫血。另外，RA经常需要强有效的药物，因而受到药物并

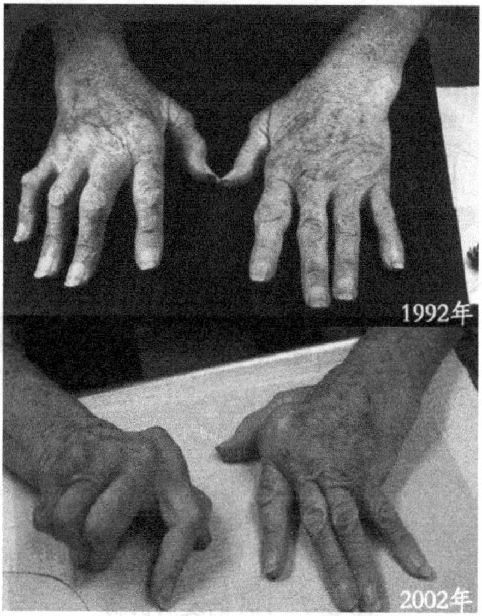

图 2-6 由于滑膜炎破坏腱鞘导致手指尺偏

发症的潜在威胁。RA 的早期症状表现为僵硬，随着病情发展，可导致关节面完全破坏。这种损害由滑膜增生本身造成，滑膜增生并向关节腔侵蚀，增生的滑膜和反应性白细胞释放出酶，对关节产生破坏作用。RA 也影响关节内韧带，导致关节不稳和变形等特征性改变。

RA 的确切病因尚未完全阐明。其可能原因是某一抗原暴露于易感宿主，产生抗体后，这种抗体对滑膜产生免疫反应（图 2-7）。RA 的放射学特征表现为边缘破坏、内外侧对称地关节间隙变窄。RA 常同时具有关节外表现，最常见为关节附近的皮下结节。类风湿结节包含肉芽组织和炎性白细胞。类风湿滑膜炎破坏腱鞘。RA 患者的手，由于肌腱受到破坏，不再与手指相连，导致手指发生尺偏。在一些 RA 患者，心、肺或血管也会发生炎症。RA 患者的关节破坏程度受多种因素影响包括多种细胞毒素和特异性基质溶解酶。这些因子产生于滑膜巨噬细胞和入侵的 T 淋巴细胞。这些

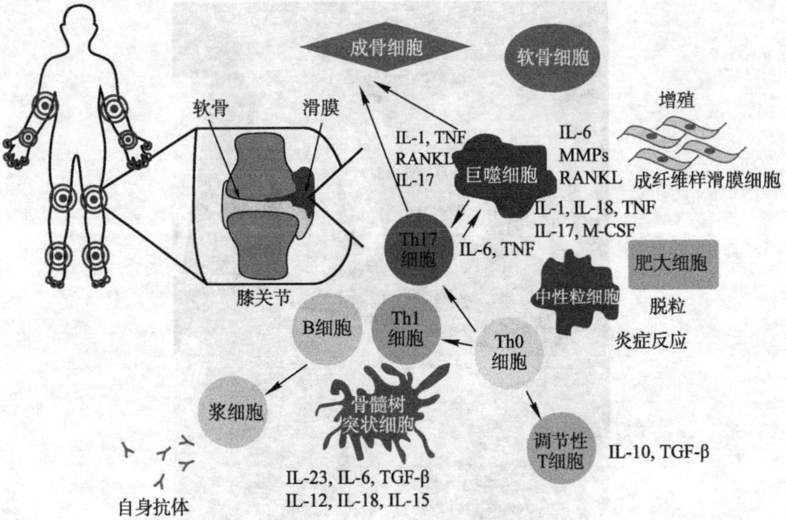

图 2-7　RA 的发病机制

IL：白介素；TNF：肿瘤坏死因子；MMP：金属水解酶；RANKL：核因子 κB 受体激活因子；M-CSF：巨噬细胞集落刺激因子；TGF-β：转化生长因子 β

细胞的激活也是导致关节外病变的原因。

RA 患者的临床表现取决于疾病所处的阶段。疾病的表现因人而异，而且在同一患者的不同阶段也有不同。RA 的起始症状类似于非特异性炎症的急性期，如出现全身不适和关节痛。其特征性表现是弥漫性关节无力及肿胀。伴随着至少超过 1 h 的晨僵。普遍接受的标准是：这些症状至少持续 6 周才能下 RA 诊断（短暂性炎症可能有其他良性病因）。RA 患者具有关节无力、发热、肿胀及活动时疼痛。当疾病长期持续时，将出现特征性体征，如因伸肌腱鞘的破坏，导致手指尺偏及腕关节桡偏、手指屈曲或伸直畸形等。

临床诊断可通过炎性因子和类风湿因子的结果为判断依据。目前，RA 没有有效的预防方法。在治疗方面，可以使用甲氨蝶呤减缓 RA 患者的关节破坏进程。同时也可以使用免疫抑制药物如环保霉素等抑制肿瘤坏死因子（tumor necrosis factor，TNF）或白介素 -1（interleukin-1，IL-1）的表达和活性。

第三节 骨 骼 肌

肌肉组织依据其结构功能可分为三类：骨骼肌、平滑肌和心肌。骨骼肌分布于头颈、躯干和四肢；平滑肌分布于内脏的中空性器官和血管壁；心肌是心脏的基本结构单位。

骨骼肌，顾名思义即主要附着在骨骼上的肌肉，也可附着于软骨、筋膜和皮肤。骨骼肌是通过与骨骼、关节和韧带协同作用，完成人体自主运动的肌肉。又因其在光学显微镜下具有平行排列的横纹状结构，所以也被称为横纹肌（图 2-8）。骨骼肌具有收缩迅速有力、持久性差、易疲劳的特点。骨骼肌的收缩舒张一般可由意志支配，又称为随意肌。

人体的骨骼肌共有 600 多块，占体重的 40% 左右。骨骼肌由细长的肌细胞（肌纤维）组成，通过将化学能转化为机械能的过程，使肌纤维收缩，来完成机体的各种运动。机体每一块肌肉都有一定的形态和构造，又有一定的血管供应，受一定的神经支配，具有一定的功能，所以每块肌都是一个器官。

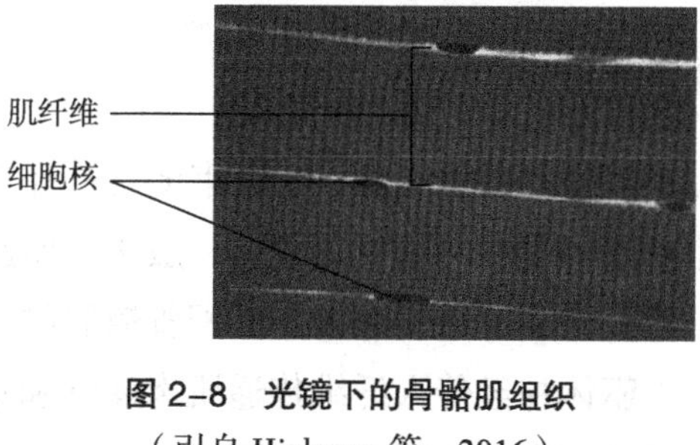

图 2-8 光镜下的骨骼肌组织

（引自 Hickman 等，2016）

一、骨骼肌的形态和构造

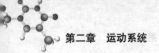

每块骨骼肌都由中间的肌腹和两端的肌腱构成。肌腹主要由肌纤维（肌细胞）组成，色红、柔软，具有一定的收缩和舒张功能。整个肌外面包有结缔组织的肌外膜。由肌外膜发出若干纤维隔进入肌内将其分割为较小的肌束，包被肌束的结缔组织称为肌束膜。肌束内每条肌纤维还包有一层薄的结缔组织膜，为肌内膜。血管、神经和淋巴管等沿着这些结缔组织深入肌内。骨骼肌可根据肌纤维内 ATP 酶的活性，分为红肌（Ⅰ型）和白肌（Ⅱ型）。白肌又进一步分为 3 个亚型，即Ⅱa 型、Ⅱb 型和Ⅱc 型。红肌主要由红肌纤维组成，富含肌红蛋白（含铁），而呈现红色，较细小，收缩较慢，供能效率低，但作用持久，主要能量代谢方式是有氧氧化，主要用于长时间中小强度运动时收缩产生能量输出，因此也叫慢肌。白肌主要由白肌纤维组成，不含或含肌红蛋白少，而颜色较浅，较宽大，收缩较快，能迅速完成特定的动作，但作用不持久，主要能量代谢方式是无氧酵解，主要用于短时间大强度运动时收缩产生能量输出，故又称快肌。每块肌肉大都含有这两种纤维。一般来讲，保持身体姿势的肌肉含红肌纤维多，而快速完成动作的肌肉则含白肌纤维较多。大多数人红白肌纤维比例各占 50%，故速度和耐力比较均衡。

二、骨骼肌的血管和神经

骨骼肌代谢旺盛，血供丰富。血管束多与神经伴行，沿肌间隔、筋膜间隙行走但肌腱的血供较少，一般来自肌腹，但较长的肌腱可在其中段或止端有血管进入。支配骨骼肌的神经有躯体神经及内脏神经。躯体神经传入纤维传递肌肉痛觉和本体感觉，后者主要感受肌纤维的舒缩变化，在调节肌的活动中起重要作用。骨骼肌的收缩受躯体神传出纤维（运动神经）支配。一个运动神经元的轴突及其分支所支配的全部骨骼肌纤维合起来称为一个运动单位，运动单位是肌收缩的最小单位。在正常清醒的人体中，每块肌肉都有少量的运动单位在轮流收缩，使肌保持一定的张力，称肌张力。肌张力对维持身体的姿势起着重要作用。此外，神经纤维对肌纤维也有营养性作用，可由末梢释放某些营养物质，促进糖原及蛋白质合成。神经损伤后，肌内糖原合成减慢，蛋白质分解加速，肌肉逐渐萎缩，称为肌营养性萎缩。

三、骨骼肌收缩的基本机制

1. 骨骼肌纤维的组织结构

骨骼肌纤维一般为细长圆柱形，长度一般与所在骨骼肌的长度一致，直径 10 ~ 100 μm。骨骼肌纤维的肌膜，由肌细胞膜和细胞外的基膜构成，两者之间可见一种多突起的细胞，称肌卫星细胞（muscle satellite cell），来源于发生时未融合的成肌细胞，在生长的肌组织中较多，成年时减少。这些细胞是骨骼肌组织中的肌干细胞，参与骨骼肌的再生和修复。损伤时如基膜完整，肌卫星细胞可分化形成新的肌纤维。

肌细胞的肌浆主要由肌原纤维（myofibril）构成，同时还含有肌红蛋白（myoglobin）、线粒体、糖原颗粒和少量的脂肪。肌原纤维构成肌纤维的收缩装置，其他成分共同构成肌纤维收缩的供能系统。

肌原纤维在肌细胞内纵向平行排列，呈细丝状，是肌肉收缩的主要成分。电镜下可见肌原纤维由粗、细肌丝构成，两种肌丝沿肌原纤维长轴规律地穿插排布使肌原纤维具有周期性横纹的特点，即明带、暗带沿长轴相间分布。明带（light band）也称为 I 带；暗带（dark band）又称为 A 带。由于各条肌原纤维的明暗带都相应的排列在同一平面上，因此在肌纤维的纵切面上呈现出明暗相间的横纹。暗带中央有一条较明亮的区域，称为 H 带。H 带中央有一条深色的暗线，称为M线。明带中央可见一条暗线，称Z线。两条相邻Z线之间的一段肌原纤维称为肌节（sarcomere），即由暗带及其两端各1/2的明带构成（图2–9）。肌节是肌纤维结构和功能的基本单位（图2–10）。

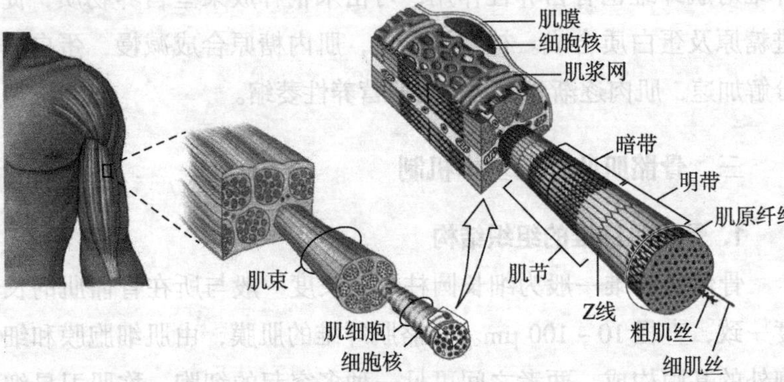

图2–9　骨骼肌结构
（引自Hickman等，2016）

2. 骨骼肌的超微结构

构成肌原纤维的粗、细肌丝沿长轴排列。粗肌丝（thick myofilament）位于肌节中部，贯穿暗带全长，中央借M线固定，两端游离。细肌丝（thin myofilament）一端附着于Z线上，另一端平行分布于粗肌丝之间，以游离末端止于H带的外侧缘。因此，明带仅由细肌丝构成，H带仅含粗肌丝，H带以外的暗带则由粗、细肌丝共同构成（图2–10）。横断面上观察，每个粗肌丝的周围排列有6根细肌丝，而一条细肌丝的周围则有3根粗肌丝（图2–9）。粗肌丝由大量平行排列、集合成束的肌球蛋白（myosin）分子构成，细肌丝由肌动蛋白和调节蛋白构成，调节蛋白分为两种，即原肌球蛋白（tropomyosin）和肌钙蛋白（troponin）。

3. 骨骼肌的收缩机制

骨骼肌的收缩机制一般用肌丝滑动原理（sliding filament

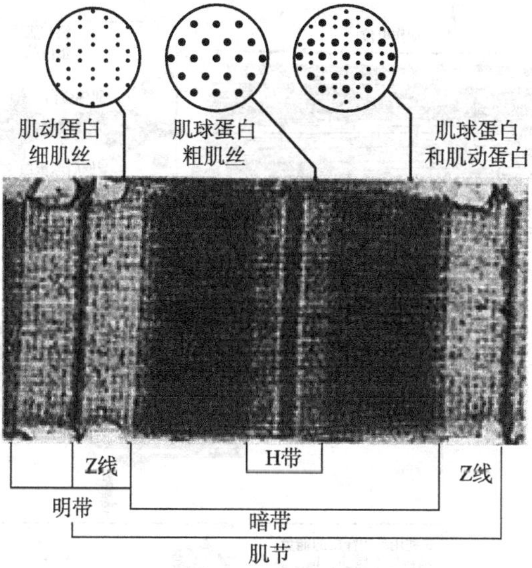

图 2-10 肌节的超微结构

mechanism）解释，即肌节为肌肉收缩和舒张的基本单位，肌肉的缩短和伸长系肌节内粗肌丝与细肌丝间相互滑行所致，粗、细肌丝本身的长度并不改变（图 2-11）。主要过程（图 2-12）：①肌肉舒张状态下，肌节中位于粗肌丝横桥上的 ATP 酶分解与之结合的 ATP，并与 ADP 和无机磷酸结合，释放的能量部分用于复位收

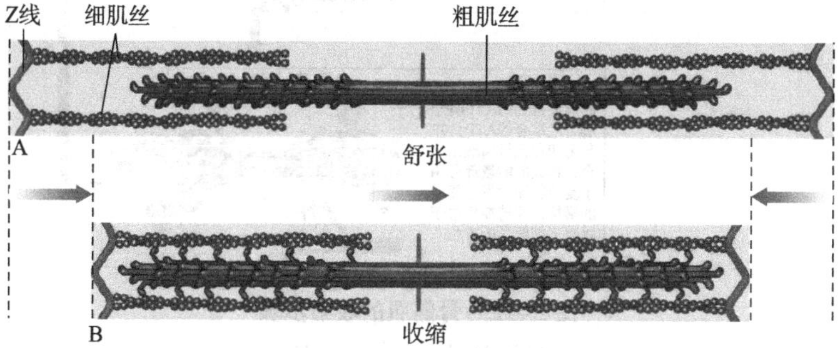

图 2-11 肌丝滑动原理

A. 模式图；B. 电镜照片

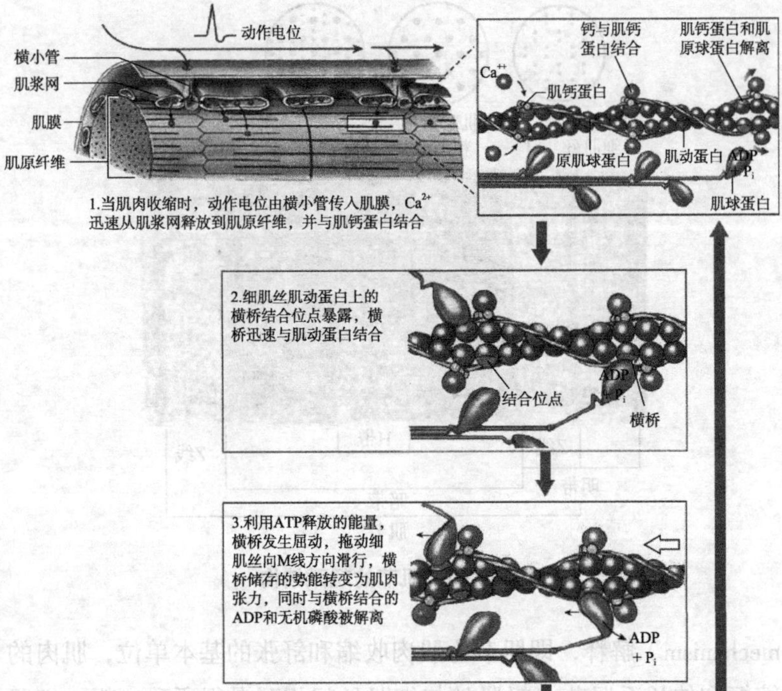

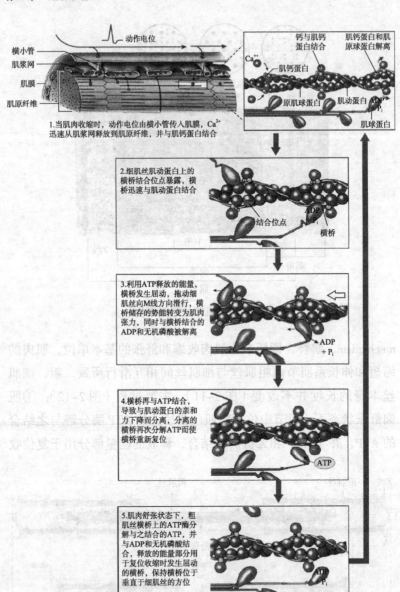

图 2-12　骨骼肌的收缩步骤

（引自 Hickman 等，2016）

缩时发生屈动的横桥，保持横桥位于垂直于细肌丝的方位。②胞质中 Ca^{2+} 浓度升高，Ca^{2+} 与肌钙蛋白结合，暴露出细肌丝肌动蛋白上的横桥结合位点，横桥迅速与肌动蛋白结合；③横桥发生屈动，拖动细肌丝向 M 线方向滑行，横桥储存的势能转变为肌肉张力，同时与横桥结合的 ADP 和无机磷酸被解离；④横桥再与 ATP 结合，导致与肌动蛋白的亲和力下降而分离，分离的横桥再次分解 ATP 而使横桥重新复位，重复上述过程。滑行原理最直接的证明是，肌肉收缩时相邻 Z 线（细肌丝附着处）互相靠拢，肌节中明带（仅含细肌丝）长度随之缩短，暗带长度无变化，但暗带中央 H 带（仅含粗肌丝）相应地变窄。这只能说明，细肌丝在肌肉收缩时也没有缩短，只是更向暗带中央 M 线移动，和粗肌丝之间出现了更大程度的重叠。

4. 神经与骨骼肌的运动

骨骼肌属于随意肌，受躯体运动神经的直接控制和支配，只有在支配骨骼肌的神经纤维产生兴奋时，才能产生收缩活动。同时，骨骼肌收缩功能的实现还依赖于多个亚细胞生物网络系统的协调活动。

四、骨骼肌的发生与衰老

骨骼肌细胞由中胚层中的肌原细胞分化而来。这些纺锤形细胞分裂并融合成长的多核的肌管，进一步分化成为肌纤维。在这个阶段，许多收缩性蛋白出现，其中一些以胚胎样异构体存在。经过 7 周持续发育，肌肉及肌腱等组织结构可以辨认。肌肉进一步发生分化，包括形成结构蛋白和代谢蛋白、细胞外基质的组装和神经支配。

研究表明，神经肌肉接头的形成是通过相互诱导的方式进行。神经元诱导肌纤维形成突触后膜，而肌纤维诱导运动性轴突末梢形成突触前膜。最近更多的研究表明，包绕轴突末梢的施万细胞在神经肌肉接头形成和维系上起重要作用。在儿童时期，肌纤维和肌腱长度均可延长。发生延长的部位位于肌腱接头，并非发生于近肌腹部位。肌小节在大小上保持不变。在成长过程中，额外的一些单元被加入纤维中。成年后，肌腱单位在肌腹部位以同样的机制进行延长。

随着年龄的增长，肌肉的大小和力量都会减小，称为骨骼肌减少症。这是一个普遍性现象。其涉及机制复杂，由肌源性及神经源性因素共同作用引起。老年人肌纤维的再生速度变得更加缓慢，这是由生物化学、激素、细胞因子发生变化导致的结果。这种年龄相关性的退变也可能由睾酮水平降低导致，常发生于老年人。睾酮可加速肌肉内蛋白质合成，减少其分解。

五、与骨骼肌相关的典型病例

1. 肌营养不良（muscular dystrophy）

肌营养不良，又称为肌无力，是一组非炎症性、以进行性加重的肌无力和支配运动的肌肉变性为特征的遗传性疾病群。肌营养不良症包括先天性肌营养不良症如 Duchenne、Becker 等多种类型。临床上主要表现为不同程度和分布的进行性加重的骨骼肌萎缩和无力，也可累及心肌。

以迪谢内肌营养不良（Duchenne muscular dystrophy，DMD）发病率最高，在男性中约为 1/5 000，是一种 X 染色体隐性遗传的神经肌肉疾病，由抗肌萎缩蛋白（dystrophin）缺乏或功能不足引起。DMD 多发于年轻男孩，表现为行走时腿脚不灵、活动技能降低、腰椎前凸及肌肉无力。髋部伸肌常先受累。肌肉活检表现为局灶性肌肉坏死及结缔组织内炎症细胞浸润，抗萎缩蛋白缺失以及血清磷酸肌酸激酶（creatine phosphokinase，CK）水平为正常值的 10 倍以上。这些典型患者到 10 岁将失去自主行为能力，常于 20 岁之前死于心肺并发症。

贝克肌营养不良（Becker muscular dystrophy，BMD）病理生理机制与DMD相似，也是由抗肌萎缩蛋白基因突变导致的抗肌萎缩蛋白功能异常引发的疾病。但BMD抗肌萎缩蛋白结构和功能完整性高于DMD，因此BMD临床症状略轻。患者同样有肌营养不良的组织学特征，然而他们可以在无需呼吸支持的情况下活过20岁。

目前临床对DMD和BMD尚无有效治疗药物。但未来，抗肌萎缩蛋白靶向的基因疗法如基因替代治疗、外显子跳跃、基因组编辑、终止密码子通读等有望应用于临床治疗中。

2. 横纹肌溶解（rhabdomyolysis，RM）

RM是多种因素导致的横纹肌细胞损伤、细胞膜完整性受损、细胞内容物漏出的一种临床综合征，严重时危及患者生命，其死亡率在8%~18%，在合并肾损伤时死亡率可高达59%。目前已发现的RM的病因超过200种，包括直接肌肉损伤、过量运动、电解质异常、药物、毒性、遗传因素、自身免疫性等。其中，遗传相关病因40余种，如磷酸肌酸激酶缺陷，肉毒碱软酰基转移酶Ⅱ缺乏等。

各种病因引起的RM，都有共同发病途径，即细胞膜被直接破坏与能量耗竭引起细胞内钙超载。细胞内长期钙水平升高可导致肌原纤维持续收缩，消耗ATP；破坏细胞内电解质平衡，激活血管活性分子和磷脂酶A2蛋白酶，导致肌纤维、细胞骨架和膜蛋白分解，氧化应激反应增强；活化的中性粒细胞通过进一步激活蛋白酶和释放自由基放大损伤，最终导致持续的肌溶解反应。同时，细胞破坏后胞内大量内容物，如乳酸、磷酸盐、尿酸、硫酸盐等释放到血液，导致机体内环境紊乱。

多数患者表现为无症状或发烧、恶心、呕吐等非特异性症状，血清中仅细胞内容物含量增加。严重RM患者出现为肌肉疼痛、乏力及深色尿，血清中CK升高，伴有肌红蛋白尿。RM早期并发症发生在发病 24~48 h，表现为电解质紊乱、代谢性酸中毒、高尿酸血症等。晚期并发症在 24~48 h 后，其中急性肾损伤（acute kidney injury，AKI）是 RM 最严重的晚期并发症，发生率为 4%~33%。AKI 发生与肌红蛋白尿、氧化应激及肾缺血有关。RM 患者受损肌细胞释放的酸性物质使尿液酸性增加，使肌红蛋白更易与 Tamm-Horsfall 蛋白质形成沉淀阻塞肾小管，导致肾功能急性受损；大量肌红蛋白释放大量游离铁，导致氧化应激反应，引发肾脏损伤；肌细胞损伤后释放的炎性因子，导致毛细血管通透性增加及局部组织渗出增加，导致循环血量减少；RM 还可激活交感神经系统、抗利尿激素和肾素-血管紧张素系统，促进血管收缩，引起肾缺血。

治疗 RM 应首先去除病因，如停止引起肌肉损伤的药物、控制感染、降温等，并给予纠正电解质紊乱、碱化尿液、甘露醇等治疗以预防 AKI 的发生。当发生 AKI 时，需进行持续性肾脏替代治疗。

思考题

1. 骨骼如何对全身矿物质稳态进行调节？
2. 总结骨骼肌收缩的机制。
3. 缺钙时为什么会更易引起腿抽筋的现象？

数字课程学习

教学视频　教学课件　在线自测　思考题解析

（郭　萌）

第三章

血　液

血液（blood）是由不同功能的血细胞和液体状基质组形成的流体组织，在心血管系统内不停地流动，起着运输物质和沟通各部分组织液的作用。血液各种功能的实现有赖于血浆及不同血细胞的共同参与。生理情况下血液各组分及理化特性保持相对恒定。当全身各器官发生疾病时，常出现血液的成分或性质发生特征性的变化，故临床血液检查对于血液系统和非血液系统疾病的诊断均具有重要价值。

第一节　血液的组成和理化特性

一、血液的组成和血量

血液是一种由血浆（plasma）和血细胞（blood cell）组成的流体组织，在心血管系统内周而复始地循环流动。

通过离心分离，细胞较重沉到下部，血液即分成血浆和有形成分（细胞成分）两部分。有形成分又可分为上层的白细胞和血小板，以及下层的红细胞。血浆中，水分约占92%，蛋白质占6.5%~8.5%，小分子物质约占2%。小分子物质包括电解质、营养物质、代谢产物和激素等。血浆蛋白是血液中许多蛋白质的总称。

用盐析法可将血浆蛋白分为白蛋白（albumin）、球蛋白（globulin）和纤维蛋白原（fibrinogen）三类（图 3–1）。

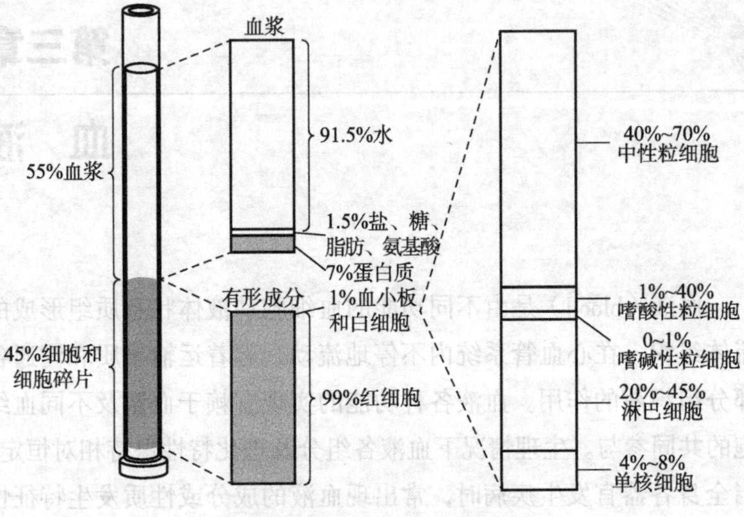

图 3–1 全血中的主要成分
（引自王盼等，2011）

我们把红细胞在全血中所占的容积分数称为红细胞比容（hematocrit ratio）或红细胞压积（PCV），机体内血液的总量称为血量（blood volume）。通常大部分血液在心血管系统内流动，称为循环血量（circulating blood volume）；少部分滞留在肝、肺、脾、皮下静脉丛等贮血库中，称为储备血量（reservoir blood volume）。在剧烈运动、情绪激动或应激（急）状态时储备血量可释放出来，补充循环血量的相对不足，以满足机体的需要。血量的相对稳定是维持人体正常血压和器官血液供应的必要条件。

二、血液的理化特性

1. 血液的密度

血液的密度（比重）主要取决于红细胞与血浆的容积比；红

细胞的密度主要和血红蛋白的浓度有关；血浆的密度主要和血浆蛋白的浓度有关。正常人血液的密度（g/m^3）为1.050～1.060，血浆的密度为1.025～1.030，红细胞的密度为1.090～1.111。

2. 血液的黏滞性

由于液体内部的分子摩擦阻力，使液体表现为流动缓慢、黏着的特性，称为黏滞性（viscosity）。血液或血浆的黏滞性通常是指与水相比的相对黏滞性，其中，血液的黏滞性为水的4～5倍，血浆为水的1.6～2.4倍。血液的黏滞性主要取决于红细胞的数量及其在血浆中分布的状态，而血浆的黏滞性则取决于血浆蛋白的含量以及血浆中所含液体量。血液黏滞性的大小，对于血管中血流的阻力具有一定的影响，当血流速度缓慢时，红细胞可叠连或聚集成团，使血液黏滞性增大，血流阻力增加，从而影响血液循环。适当补充水分和加强运动可以减少血液黏滞性而促进血液循环。

3. 血浆的渗透压

在正常情况下，细胞内液的渗透压（osmotic pressure）与血浆的渗透压基本相等。人类的血浆渗透压为770 kPa（7.6个大气压，5 790 mmHg）。血浆渗透压主要（约99.5%）来自血浆中的晶体物质（如电解质，其中80%来自Na^+和Cl^-），称为晶体渗透压（crystal osmotic pressure）；只有一小部分（约0.5%）由血浆蛋白形成，称为胶体渗透压（colloid osmotic pressure）。在血浆蛋白中，白蛋白（清蛋白）的分子量远小于球蛋白，而分子数量远大于球蛋白，故血浆胶体渗透压主要来自白蛋白。

由于晶体物质中绝大部分不易透过细胞膜，所以血浆晶体渗透压对于维持细胞内外的水平衡和细胞的正常形态至关重要；而血浆蛋白一般不能透过毛细血管壁，所以血浆胶体渗透压对于维持血管内外的水平衡起到重要作用。

通常将与血浆渗透压相等的溶液称为等渗溶液（isoosmotic solution），如在人类为0.9% NaCl溶液（生理盐水）或5%葡萄糖溶液（质量百分数，后同）；而高于或低于血浆渗透压的溶液分别称为高渗或低渗溶液（hyperosmotic/hypoosmotic solution）。

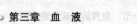

4. 血浆的pH

正常人血浆的pH 7.35～7.45。血浆的pH之所以能保持相对稳定，主要取决于血液中由各种弱酸和相应弱酸强碱盐所组成的既能抗酸又能抗碱的缓冲系统。如在血浆中有$NaHCO_3/H_2CO_3$、Na_2HPO_4/NaH_2PO_4、蛋白质钠盐/蛋白质等缓冲对；在红细胞内有血红蛋白钾盐/血红蛋白、氧合血红蛋白钾盐/氧合血红蛋白、K_2HPO_4/KH_2PO_4、$KHCO_3/H_2CO_3$等缓冲对。在诸多的缓冲对中，以$NaHCO_3/H_2CO_3$（在人类通常为20∶1）最为重要，缓冲能力最强，因此，将血液中$NaHCO_3$的含量（或浓度）称为碱贮（alkali reserve）。当血浆pH低于7.35时，称为酸中毒；高于7.45时，称为碱中毒。血浆pH低于6.9或高于7.8时都将危及生命。

当人类机体剧烈运动时，肌肉产生的大量乳酸（HL）进入血液，由于上述缓冲系统的作用，乳酸进入血液后即解离，并释放出大量的H^+，H^+与血浆中的碳酸氢盐结合形成碳酸，后者进一步分解为水和二氧化碳，二氧化碳由呼吸器官（如肺）排出体外，缓冲体内产生的过多的酸，使血浆pH能保持相对稳定，其反应过程如下：

$$HL + NaHCO_3 \rightarrow NaL + H_2CO_3 \rightarrow NaL + H_2O + CO_2\uparrow$$

三、血液的机能

1. 维持内环境稳定

血液通过血细胞和血浆中的各种成分，可以实现营养、运输、参与体液调节、防御保护、维持酸碱平衡和体温恒定等功能。其中运输是血液的基本功能，其他功能几乎都与此有关。这些功能的实现使血液成为维持机体内环境稳态的重要系统。

2. 营养功能

血浆中的蛋白质起着营养储备作用。机体内的某些细胞，特别是单核巨噬细胞系统（monocyte-phagocyte system，MPS），能胞饮完整的血浆蛋白，并由细胞内酶将其分解为氨基酸，氨基酸再经扩散进入血液，随时供给其他细胞合成新的蛋白质。

3. 运输功能

血浆白蛋白和球蛋白是许多激素、离子、脂质、维生素及代谢产物的载体，而红细胞中的血红蛋白是 O_2 和 CO_2 的载体，因此血液能将机体所需的 O_2、营养物质和激素等运送到全身各部分的组织细胞，并将组织细胞的代谢产物如 CO_2、尿素、尿酸、肌酐等运送至肺、肾、皮肤和肠腔而排出体外，使机体的新陈代谢得以顺利进行。血液中的水分可以吸收机体产生的热量，通过血液运输将其运送到体表散发，以维持体温恒定。

4. 参与体液调节

体内各内分泌腺分泌的激素，由血液运送而作用于相应的靶细胞，改变其活动。所以血液与机体的体液调节功能密切相关。

5. 防御和保护功能

血液中的白细胞对外来细菌和异物及体内坏死组织等具有吞噬、分解作用；淋巴细胞（lymphocyte）和血浆中的各种免疫物质（免疫球蛋白、补体和溶血素等）都能对抗或消灭毒素或细菌；血浆内的各种凝血因子、抗凝物质和纤溶系统物质等参与凝血－纤溶生理性止血过程。所有这些都表明血液对机体具有防御和保护作用。

第二节 血细胞的形态和功能

红细胞、白细胞及血小板都起源于造血干细胞，成熟的各类血细胞在血液中存在的时间从几小时（如中性粒细胞，neutrophil）

到几个月不等（如红细胞）。而适应这种特性的骨髓造血干细胞，以自我更新和增殖的方式，保障了血细胞的补充，以保持血液各有形成分的动态平衡。正常人每天分别生成 2.0×10^{11} 个红细胞、1.0×10^{11} 个血小板和 1.0×10^{11} 个粒细胞。

一、血细胞的生成

血细胞的生成过程称为造血（hemopoiesis）。个体的不同发育阶段，造血的部位发生规律性变迁。人类的造血组织主要起源于中胚层，胚胎早期造血部位为卵黄囊，然后转为肝、脾造血，胚胎发育到 5 个月之后逐渐变为骨髓造血，胎儿出生后完全变为骨髓造血，但在造血需要增加时，肝、脾可再参与造血以补充骨髓造血功能的不足。

人类各类血细胞均起源于造血干细胞，根据造血细胞在发育过程中的功能与形态特征，可以把造血过程分为干细胞阶段、定向祖细胞阶段和前体细胞阶段 3 个阶段（图 3-2）。

二、红细胞生理

1. 红细胞的形态、数量及功能

红细胞（erythrocyte 或 red blood cell，RBC）是人类血液中数量最多的血细胞。人的成熟红细胞通常呈双凹圆盘形，直径为 7 ~ 8 μm，并没有细胞核。我国成年男性血液中红细胞的数量为（4.0 ~ 5.5）$\times 10^{12}$/L，女性为（3.5 ~ 5.0）$\times 10^{12}$/L。若血液中红细胞数量和血红蛋白浓度低于正常，称为贫血（anemia）。

红细胞的主要功能是通过血红蛋白（hemoglobin，Hb）运输 O_2 和 CO_2，并对机体所产生的酸、碱物质起缓冲作用。血红蛋白的含量通常以每升血液中含有的克数表示（g/L），因人的年龄、性别和营养状况而异。血红蛋白只有在红细胞内才能发挥作用，一旦红细胞破裂，血红蛋白逸出，即丧失其作用。近年来还发现，

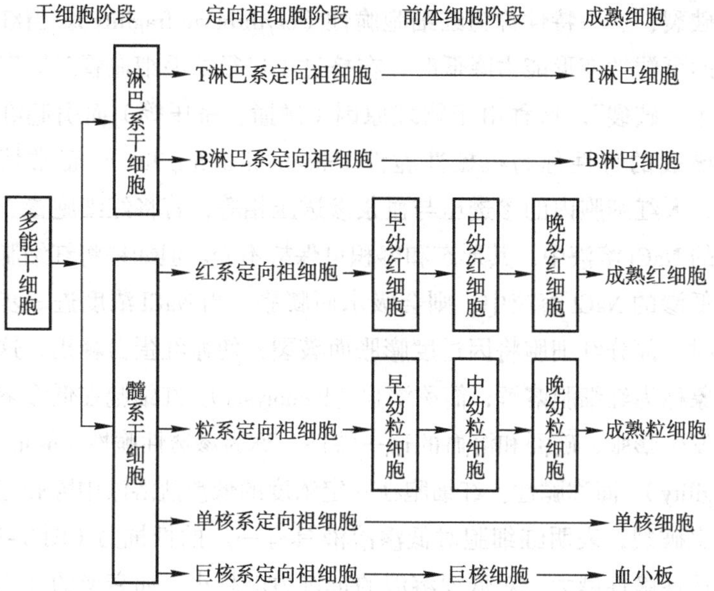

图 3–2　血细胞生成模式图

（引自朱妙章，2009）

红细胞表面存在补体 C3b 受体，可吸附抗原补体形成免疫复合物，由吞噬细胞消灭，因此，红细胞还具有免疫功能。

2. 红细胞的可塑性变形和渗透脆性

红细胞在挤过口径比它小的毛细血管和血窦孔隙时会发生卷曲变形，通过后又恢复原形，称为可塑性变形（plastic deformation）。影响这一特性的因素包括：①红细胞表面积 / 体积的比值大小与可塑性变形能力成正比，故双凹圆盘形红细胞的变形能力远大于球形红细胞。②红细胞膜的流动性、弹性与可塑性变形能力成正比，故衰老的红细胞可塑性变形能力降低。③红细胞内黏度与可塑性变形能力成反比，故引起细胞内黏度增高的因素（如血红蛋白变形或浓度增高）可引起可塑性变形能力降低。

在受到碰撞、挤压或周围内环境发生改变时，红细胞容易发生破裂，这一特性称为红细胞脆性（erythrocyte fragility）。当红细胞的可塑性变形能力降低时，在挤过小口径的毛细血管时即容易发生“破裂”，这种由于物理原因（碰撞、挤压等）而引起红细胞破裂的特性称为机械性脆性（mechanical fragility）。正常情况下，人红细胞内的渗透压与血浆渗透压相等，若将红细胞置于等渗的 NaCl 溶液中，其形态和容积可保持不变。但如果将红细胞置于低渗的 NaCl 溶液中，则会吸水而膨胀，当 NaCl 浓度进一步降低时，部分红细胞将因过度膨胀而破裂，使血红蛋白释出，这一现象称为红细胞溶解，简称溶血（hemolysis）。红细胞在低渗溶液中发生膨胀、破裂和溶血的这一特性，称为渗透性脆性（osomotic fragility），简称脆性。红细胞在一定浓度的低渗盐溶液中膨胀但不一定破裂，表明红细胞对低渗溶液具有一定的抵抗力（图 3–3）。渗透性脆性越大，对低渗溶液的抵抗力就越小，如衰老的红细胞比初成熟的红细胞渗透性脆性大，对低渗溶液抵抗力小，容易破裂。临床上常常通过测定红细胞的脆性来了解红细胞的生理状态，或作为某些疾病诊断的辅助方法。

由于不同物质的等渗溶液不一定都能使红细胞的体积及形态保持正常，因此将能使悬浮于其中的红细胞保持正常体积和

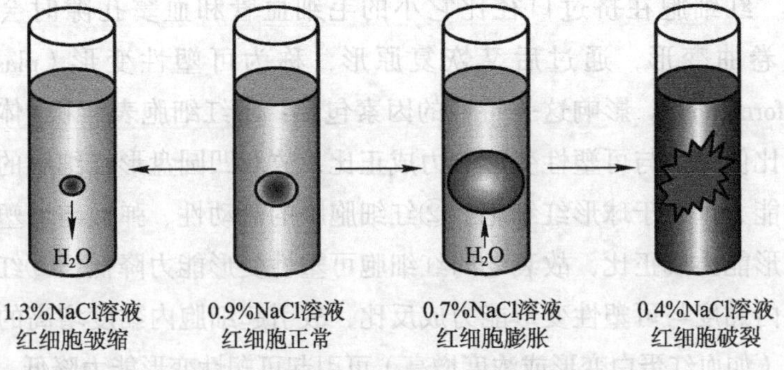

图 3–3　红细胞的渗透性脆性和渗透抵抗力

（引自杨秀平等，2016）

形态的盐溶液，称为等张溶液（isotonic solution）。其中，张力（tonicity）是指溶液中不能自由透过细胞膜的颗粒所造成的渗透压。例如，NaCl 和葡萄糖不能自由透过细胞膜，故 0.9%NaCl 溶液和 5% 葡萄糖溶液既是等渗溶液，又是等张溶液；而尿素能自由通过细胞膜，故 1.9% 的尿素溶液虽然是等渗溶液，但可使红细胞发生溶血，故不是等张溶液。

3. 红细胞的悬浮稳定性

红细胞的质量密度虽然比血浆大，但由于红细胞与血浆之间的摩擦力使红细胞在流动的血浆中能够保持悬浮状态而不易下沉，这一特性称为红细胞的悬浮稳定性（suspension stability）。在离体静置的抗凝血中红细胞则由于密度较大而下沉，通常以红细胞在第 1 小时末在血沉管中下沉的距离表示红细胞沉降的速度，称为红细胞沉降率（简称血沉，erythrocyte sedimentation rate，ESR）。ESR 越小表示红细胞的悬浮稳定性越大。生理情况下，ESR 因性别、生理状况（妊娠）而异；病理情况下，如急性感染、风湿、结核时可使红细胞叠连（erythrocyte rouleaux formation），总表面积与容积之比减小，与血浆摩擦力减小，导致下沉速度加快。

促使红细胞发生叠连的因素主要取决于血浆性质，而不在红细胞本身。血浆中球蛋白，特别是纤维蛋白原及胆固醇增多时，能促使红细胞叠连，从而使红细胞沉降加速；而白蛋白、卵磷脂含量增多时，可使红细胞沉降减慢。

4. 红细胞生成、生成调节及破坏

正常人的红细胞数量之所以只在一定范围内波动，是红细胞生成与破坏之间保持动态平衡的结果。当红细胞破坏增加时，红细胞生成也增加，说明红细胞处于不断更新之中。

（1）红细胞的生成及促成熟因素

人类红细胞的发育成熟，是一个连续而又分阶段的过程：由造血干细胞分化而成的红系定向祖细胞在促红细胞生成素

（erythropoitin，EPO）的作用下，增殖分化为原红细胞，一个红系祖细胞可生成约 16 个原红细胞。原红细胞具有促使血红蛋白合成的 mRNA，并开始大量摄取铁；然后经早幼红细胞（嗜碱性成红细胞）、中幼红细胞（多染性成红细胞）、晚幼红细胞（正成红细胞），脱去细胞核，细胞体积由大逐渐变小，血红蛋白从无到有，逐渐增多，发育成网织红细胞释放到血液中，在循环系统中最后发育成成熟的红细胞（图 3-4）。整个发育过程历时 6 ~ 7 d，其中有 5% ~ 10% 的幼红细胞凋亡（apoptosis），不能进入血液循环。

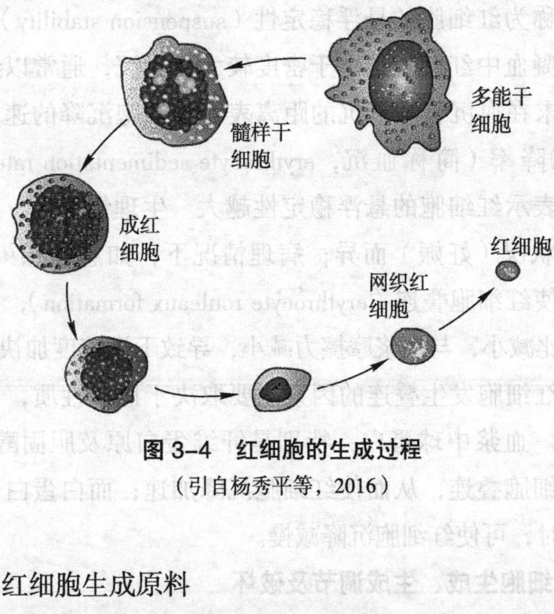

图 3-4 红细胞的生成过程

（引自杨秀平等，2016）

（2）红细胞生成原料

红细胞的生成除要求骨髓造血功能正常外，还必须有造血原料和促红细胞发育成熟的物质。蛋白质、铁、维生素 B_{12}、叶酸和铜离子等是影响红细胞生成的重要因素。其中，蛋白质和铁是合成血红蛋白最为重要的原料，若体内含量不足会使血红蛋白合成不足，出现营养性贫血，主要表现为小细胞性贫血；维生素 B_{12} 和叶酸是合成核苷酸的辅助因子，通过促进 DNA 的合成在细胞分裂和血红蛋白合成中起重要作用，缺乏时可导致红细胞分裂和成熟障碍，使红细胞停留在幼稚期，发生巨幼红细胞性贫血；铜离子是合成血红蛋白的激动剂。此外，红细胞的生成还需要氨基酸、微量元素锰、锌、钴和维生素 B_2、B_6、C、E 等。

（3）红细胞生成的调节

红细胞生成的调节主要为体液性调节。目前已证实有爆式促进因子和促红细胞生成素两种调节因子（糖蛋白）分别调节着两个不同发育阶段的红系祖细胞的生长发育过程。

除以上两种调节因子以外，雄性激素、促肾上腺皮质激素、糖皮质激素以及促甲状腺素和甲状腺素等都对红细胞生成起调节作用。

（4）红细胞的破坏

人的红细胞无核，不能合成新的蛋白质而对其自身结构进行修补，所以红细胞比其他组织具有更大的更新率。人的红细胞平均寿命为 120 d，每天约有 0.8% 的红细胞主要因衰老而被破坏。红细胞的寿命还受机体营养状况的影响，例如，食物中缺乏蛋白质时，红细胞生存的期限缩短。衰老红细胞主要是在肝、脾和骨髓中被巨噬细胞吞噬，一小部分在血流的冲击下破裂。

三、白细胞生理

1. 白细胞的数量和分类

白细胞（leukocyte 或 white blood cell，WBC）为无色有核的血细胞，其体积比红细胞大，但密度和数量却比红细胞小或少。根据其细胞质中有无特殊的嗜色颗粒，将其分成粒细胞（granulocyte）和无粒细胞（agranulocyte）。粒细胞又依据所含颗粒对染色剂的反应特性，被区分为中性粒细胞（红色和蓝色）、嗜酸性粒细胞（eosinophil）（红色）和嗜碱性粒细胞（basophil）（蓝色）；无粒细胞则可分成单核细胞和淋巴细胞。

人在不同的生理状态下，白细胞数目波动较大，如运动、寒冷、消化、妊娠及分娩时白细胞增加。但各类白细胞所占的比例相对恒定。此外，在机体失血、剧痛、急性炎症、慢性炎症等病理状态下，白细胞也会增多。在正常人血液中，白细胞数量为（4.0～10.0）$\times 10^9$ 个 /L。

2. 白细胞的生理特性与功能

除淋巴细胞外，所有白细胞都能伸出伪足作变形运动得以穿过血管壁，称为血细胞渗出（diapedesis）。白细胞具有趋向某些化学物质游走的特性，称为趋化性（chemotaxis）（图 3–5）。体内能够引起白细胞趋化作用的物质，称为趋化因子（chemokine），包括机体细胞的降解产物、抗原抗体复合物、细菌和细菌毒素等。白细胞可按着这些物质的浓度梯度游走到这些物质的周围，把异物包围起来并吞入胞质内，称为吞噬作用（phagocytosis）。

白细胞还可以分泌多种细胞因子通过旁分泌、自分泌途径参与炎症和免疫调节，主要包括白细胞介素（interleukin，IL）、干扰素（IFN）、肿瘤坏死因子（TNF）和集落刺激因子（CSF）等。白细胞的渗出、趋化、吞噬和分泌等生理特性是其执行防御功

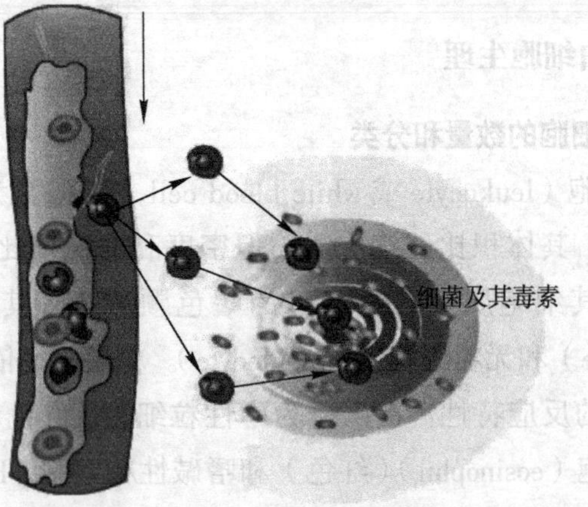

图 3–5 白细胞的渗出

（引自杨秀平，2016）

能的基础。

（1）中性粒细胞（neutrophil）

中性粒细胞具有活跃的变形能力、高度的趋化性和很强的吞噬及消化细菌的能力，是吞噬外来微生物和异物的主要细胞。当局部受损组织发生炎症反应并释放化学物质时，中性粒细胞能被趋化物质所吸引，向细菌所在处集中，并将其吞噬，靠细胞内的溶酶体将细菌和组织碎片分解，随后细胞死亡便形成脓肿。另外，中性粒细胞还参与淋巴细胞特异性免疫反应的初期阶段。

（2）嗜酸性粒细胞（eosinophil）

细胞内含有溶酶体和一些特殊颗粒，具有吞噬能力，但因缺乏溶菌酶而没有杀菌能力。主要作用是：① 限制嗜碱性粒细胞和肥大细胞在速发性过敏反应中的作用。② 参与对寄生虫的免疫反应。嗜酸性粒细胞能释放颗粒利用其中的碱性蛋白酶和过氧化物酶等物质对寄生虫进行消化和分解。所以，有寄生虫感染和过敏反应时，血液中的嗜酸性粒细胞增多。嗜酸性粒细胞趋化因子能吸引嗜酸性粒细胞聚集到过敏反应区，以限制嗜碱性粒细胞在变态反应中的作用。

（3）嗜碱性粒细胞（basophil）

细胞本身不具备吞噬能力，但可增加毛细血管通透性和释放肝素、组胺、嗜酸性粒细胞趋化因子 A 和过敏性慢反应物质等多种生物活性物质。嗜碱性粒细胞释放的肝素具有抗凝血作用，有利于保持血管的通畅，使吞噬细胞能够顺利到达抗原入侵的地方将其破坏。释放的组胺、过敏性慢反应物质可增加毛细血管的通透性，局部水肿，并可使支气管平滑肌收缩，从而引起荨麻疹、哮喘等变态反应。

（4）单核细胞（monocyte）

单核细胞本身的吞噬能力很弱，但当它渗出血管，进入肝、脾和淋巴结等组织后，即转变为体积大、溶酶体多、吞噬能力最强的巨噬细胞，称为单核巨噬细胞系统（MPS），可以吞噬消灭病原体、异物，识别和杀伤肿瘤细胞，识别和消除衰老的细胞及组织碎片。此外，MPS可在免疫反应的初期阶段，把它所带抗原物质的一部分呈递给淋巴细胞，激活淋巴细胞并启动特异性免疫应答。MPS还能在抗原或多种非特异性因子的刺激下分泌多种物质。

（5）淋巴细胞（lympphocyte）

主要参与机体的特异性免疫反应。根据淋巴细胞的发生、形态和功能等特点，可分为T淋巴细胞和B淋巴细胞两种。T淋巴细胞主要执行细胞免疫（cellular immunity）功能，B淋巴细胞主要执行体液免疫（humoral immunity）功能。

3. 白细胞的生成调节与破坏

白细胞的分化和增殖受多种血细胞生成素（hematopoietin）或造血生长因子（hematopoietic growth factor，HGF）的调节。一些造血生长因子在体外能刺激造血细胞形成集落，又称为集落刺激因子（colony stimulating factor，CSF），如粒细胞集落刺激因子（G-CSF）、巨噬细胞集落刺激因子（M-CSF）、粒-巨噬细胞集落刺激因子（GM-CSF），能刺激中性粒细胞、单核细胞的生成。GM-CSF还能刺激造血干细胞和祖细胞的增殖和分化。另外，白细胞介素能够调节淋巴细胞的生长和成熟，转化生长因子β和乳铁蛋白等可以抑制白细胞的生成。

若有细菌侵入，粒细胞在吞噬活动中会因释放的溶酶体酶过多而发生“自我溶解”，与被破坏的细菌和组织碎片共同构成脓液。正常情况下，白细胞可因衰老而死亡，大部分被肝、脾的巨噬细胞吞噬和分解，小部分经消化管和呼吸道黏膜排出。

四、血小板生理

1. 血小板的形态

血小板（platelets）是从骨髓中成熟的巨核细胞胞质裂解脱落

下来的具有生物活性的细胞质碎块，形状不规则，没有细胞核，体积较小，仅为红细胞的 1/4 ~ 1/3。正常人血液中的血小板数量为（100 ~ 300）$\times 10^9$/L。血小板在维持血管壁的完整性和生理止血过程中起重要作用。

2. 血小板的生理特性

血小板的主要功能与其生理特性是密切相关的，现将血小板的生理特性分述如下：

（1）粘附

正常情况下，血小板不能粘附于完整的血管内皮细胞表面。但当血管内皮损伤而暴露胶原组织时，血小板和损伤内皮基质中的胶原纤维紧密连接。

（2）释放

血小板受刺激后，将颗粒中的 ADP、5- 羟色胺（5-HT）、儿茶酚胺、Ca^{2+}、血小板因子 3（PF_3）、血栓烷 A_2（thromboxane, TXA_2）等活性物质向外释放的过程，称为血小板释放（platelet release）或血小板分泌（platelet secretion）。

（3）聚集

血小板彼此之间互相粘着、聚合成团的过程，称为血小板聚集（platelet aggregation）。许多生理因素（如 ADP、肾上腺素、组胺、5- 羟色胺、胶原、凝血酶和 TXA_2 等）和病理因素（如细菌、病毒、药物、免疫复合物等）都能引起血小板的聚集，分别称为生理致聚剂和病理致聚剂。

（4）收缩

指血小板内的收缩蛋白发生的收缩过程。血小板内存在类似于肌肉的收缩蛋白系统，包括肌动蛋白、肌球蛋白和血栓收缩蛋白等，可导致血凝块回缩、血栓硬化，有利于止血过程。

（5）吸附

血小板能吸附血浆中多种凝血因子于表面。血管一旦破损，大量血小板粘附、聚集于破损部位，破损局部凝血因子浓度则因此升高，促进并加速凝血过程。

3. 血小板的生理功能

血小板的主要功能是维持血管内皮的完整性，参与生理性止血和血液凝固过程。

（1）参与生理性止血

生理性止血（hemostasis）是指小血管受损出血后数分钟内出现血流自行停止的过程。生理性止血主要包括3个过程（图3–6）：①受损伤局部的血管收缩：当小血管受损时，首先由于神经调节反射性引起局部血管收缩，继之血管因内皮细胞和粘附于损伤处的血小板释放缩血管物质（5–HT、ADP、TXA_2、内皮素等），使血管进一步收缩封闭创口。②血栓的形成：血管内膜损伤，暴露内膜下组织，激活血小板，使血小板迅速粘附、聚集，形成松软的止血栓堵住伤口，实现初步止血。③纤维蛋白凝块形成：血小板血栓形成的同时，激活血管内的凝血系统，在局部形成血凝块，加固止血栓，起到有效止血作用。机体对大血管出血一般不能有效控制，如果是小血管出血，主要依靠血管收缩和形成纤维蛋白凝块而止血；如果是毛细血管出血，则主要依靠血小板的修复而止血。

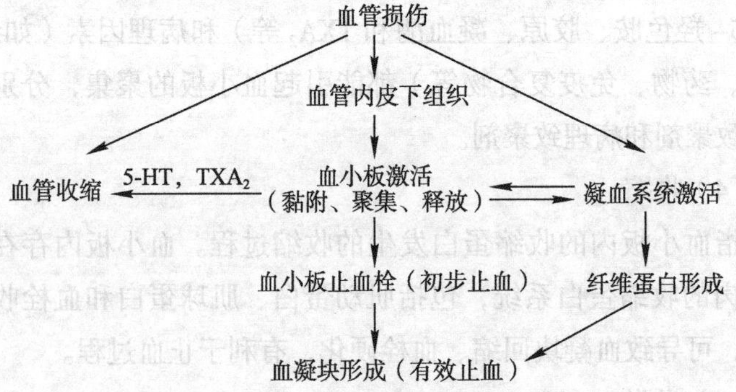

图3–6 生理性止血过程示意图

（引自杨秀平等，2016）

（2）参与凝血

血小板内含有多种与血凝有关的因子，对凝血过程具有极强的促进作用。

（3）保持血管内皮的完整性

血小板可以融入血管内皮细胞，对保持内皮细胞完整或对内皮细胞修复有重要作用（图 3–7）。此外，血小板还能释放一种血小板生长因子（platelet-derived growth factor，PDGF），促进血管内皮细胞、成纤维细胞和平滑肌细胞的增殖，有利于受损血管的修复。当血小板减少时，血管脆性增加，可出现出血倾向。

4. 血小板生成调节和血小板的破坏

血小板的生成主要受糖蛋白血小板生成素（thrombopoietin，

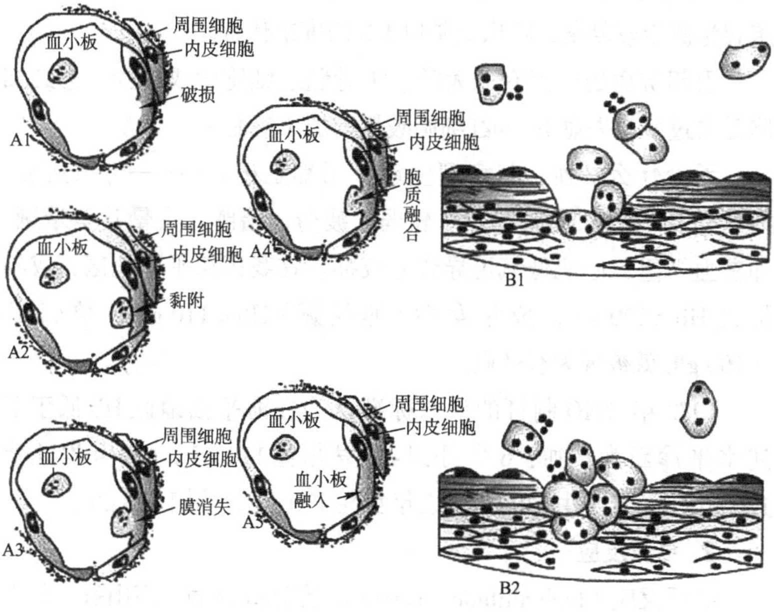

图 3–7　血小板融入毛细血管内皮细胞示意图

（引自杨秀平等，2016）

A1：毛细血管破损；A2：血小板粘附于毛细血管破损处；A3：血小板膜消失；A4：胞质融合；A5：血小板融入内皮细胞；B1～B2：血小板融入毛细血管内皮细胞放大示意图

TPO）的调节。TPO能刺激造血干细胞向巨核系定向祖细胞分化，并特异地促进巨核祖细胞增殖和分化，以及巨核细胞的成熟、裂解与释放血小板。体内TPO的产生部位尚不清楚，推测可能由肾或肝产生。

血小板在血液中的平均寿命为10 d左右，但只在最初的2～3 d具有正常的生理功能。年轻的血小板往往在发挥生理功能时被消耗，而衰老的血小板则在脾、肝和肺等组织中被吞噬。

五、与血细胞相关的病例

1. 贫血

贫血（anemia）是指人体外周血红细胞容量减少或血红蛋白（Hb）减少，低于正常范围下限的一种常见的临床症状。由于红细胞容量测定较复杂，临床上常以Hb浓度来代替。

引起贫血的原因有三大类：①骨髓红细胞生成减少；②红细胞丢失过多（失血）；③红细胞破坏增加（溶血）。

无论什么贫血，其病理生理作用都是相同的——低氧血症。症状包括嘴唇和皮肤苍白、软弱、疲劳、嗜睡、头晕甚至晕厥。如贫血严重，心肌低氧可导致心绞痛。在我国海平面地区，成年男性Hb < 120 g/L，成年女性（非妊娠）Hb < 110 g/L，孕妇Hb < 100 g/L就被视为有贫血。

1972年WHO制订的诊断标准认为在海平面地区Hb低于下述水平诊断为贫血：6个月到< 6岁儿童110 g/L，6～14岁儿童120 g/L，成年男性130 g/L，成年女性120 g/L，孕妇110 g/L。

2. 高原反应

高原反应（high altitude reaction），亦称高原病、高山病，是人体急速进入海拔3 000 m以上高原暴露于低压、低氧环境后产生的各种不适，是高原地区独有的常见病。常见的症状有头痛、头晕、失眠、食欲减退、疲倦、呼吸困难、意识度下降等。高原病根据发病急缓分为急性高原反应和慢性高原反应两大类，高原性肺水肿和高原性脑病是急性高原反应临床上最常见的两种危重情况。如果出现高原性肺水肿和高原性脑病，吸氧和下降海拔异地治疗是有效的治疗措施。如果去高原地区可提前准备好预防和治疗高原反应药物以及携带氧气罐。

3. 白血病

白血病是造血系统恶性肿瘤的一种，其特点为异常白细胞及其幼稚细胞增殖失控、分化障碍、凋亡受阻，而停滞在细胞发育的不同阶段。在骨髓或其他造血组织中异常增生并浸润至肝、脾、淋巴结等各种组织，使正常造血功能受到明显抑制并产生相应的临床症状。

白血病是世界范围内较多见的恶性肿瘤，我国白血病发病率为 3/100 000 ~ 4/100 000，男性多于女性。白血病指的是一大类疾病，包括急性白血病和慢性白血病，在我国，急性白血病比慢性白血病多见。血病临床表现主要为骨痛（尤其是胸骨），肝、脾、淋巴结肿大等，还可浸润中枢神经系统、皮肤黏膜、呼吸系统、生殖系统等。正常造血受抑制可表现为贫血、出血和发热等。

白血病病因至今尚不完全清楚，病毒可能是主要的诱发因子，但还有许多因素如物理因素、化学因素、遗传因素或药物和其他血液疾病等有关。白血病患者一经确诊，应尽早治疗。

第三节　血液凝固与纤维蛋白溶解

在正常情况下，机体的凝血与抗凝、凝血与纤溶对立统一，相互配合，经常处于动态平衡状态，既能防止出血或渗血，又能保证血管内血流的畅通。当它们之间的平衡遭到破坏，将会导致纤维蛋白形成过多或不足，从而引起血栓形成或出血性疾病。

一、血液凝固

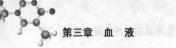

血液凝固（blood coagulation）是指血液由流动的液体状态转变成不能流动的凝胶状态的过程，简称血凝。在凝血过程中，由于血浆中的可溶性纤维蛋白原转变为不溶的纤维蛋白，并交织成网，将血细胞网罗在内，形成血凝块。血液凝固后 1 ~ 2 h，血块发生回缩，同时析出淡黄色的液体，称为血清（serum）。血清和血浆的区别是血清去除了纤维蛋白原和少量参与凝血的血浆蛋白，增加了血小板释放的物质。血液凝固是一系列复杂的酶促反应过程，需要多种凝血因子的参与。

1. 凝血因子

血浆与组织中直接参与血液凝固的物质，统称为凝血因子（coagulation factor 或 clotting factor）。国际凝血因子命名委员会根据凝血因子发现的先后顺序，用罗马数字命名为 FⅠ ~ FXⅢ。在这些凝血因子中，①除 Ca^{2+}（F Ⅳ）与血小板磷脂外，其余的凝血因子均为蛋白质；②除 FⅢ（又称组织因子，tissue factor，TF）存在于组织中外，其他凝血因子均存在于血浆中，并多数由肝合成，其中 FⅡ、FⅦ、FⅨ、FⅩ的生成必须有维生素 K 的存在，被称为维生素 K 依赖性凝血因子。

2. 凝血过程

早在 20 世纪 60 年代，Mac Farlane、Davies 和 Ratnoff 几乎同时提出了凝血过程的瀑布学说（waterfall theory）。经典的瀑布学说认为，凝血过程是一系列蛋白有限水解酶相继被激活的过程。血液凝固基本过程大体可分为 3 个阶段（图 3-8）：第Ⅰ阶段是凝血因子 FⅩ被激活成 FⅩa 并形成凝血酶原激活物（prothrombin activator）；第Ⅱ阶段是在凝血酶原激活物的作用下，凝血酶原（prothrombin，FⅡ）被激活成凝血酶（thrombin，FⅡa）；第Ⅲ阶段是在凝血酶作用下，纤维蛋白原（fibrinogen，FⅠ）转变成纤维蛋

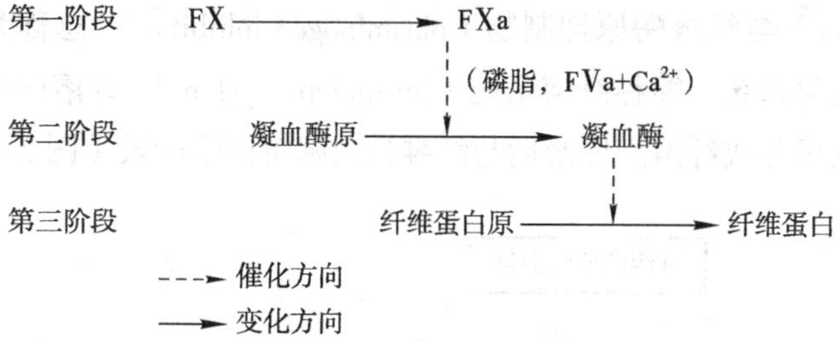

图 3-8　凝血过程的三个阶段

（引自王玢等，2011）

白（fibrin，FⅠa）。

由于凝血是一系列凝血因子相继酶解、激活的过程，每步酶促反应均有放大效应，整个凝血过程呈现出强烈的放大现象。例如，1 分子 FⅪa 最终可产生上亿分子的纤维蛋白。所以，整个凝血过程实质上是由一系列凝血因子参与的瀑布式酶促反应的级联放大。

3. 抗凝系统

体内的生理性凝血过程在时间和空间上都受到严格的控制。这与血管内皮的光滑完整（使凝血因子不易激活且血小板不易粘附聚集）、血液的循环流动（使已经激活的凝血因子被稀释或清除）有关。此外，更为重要的是在体内还存在着抗凝系统（anticoagulant system）。现已证明，抗凝系统包括细胞抗凝系统（如肝细胞及网状内皮系统对已激活的凝血因子、组织因子以及可溶性纤维蛋白单体的吞噬）和体液抗凝系统（如丝氨酸酶抑制物、蛋白质 C 系统、组织因子途径抑制物和肝素）。

二、纤维蛋白溶解

凝血过程中形成的纤维蛋白被降解液化的过程，称为纤维蛋白溶解（fibrinolysis），简称纤溶。参与纤溶的物质有：纤溶酶原（plasminogen）、纤溶酶（plasmin）、纤溶酶原激活物（plasminogen activator）与纤溶酶原抑制物（plasminogen inhibitor），总称为纤维蛋白溶解系统，简称纤溶系统（fibrinolytic system）。纤溶的基本过程大致可分成纤溶酶原激活与纤维蛋白降解两个阶段（图 3-9）。

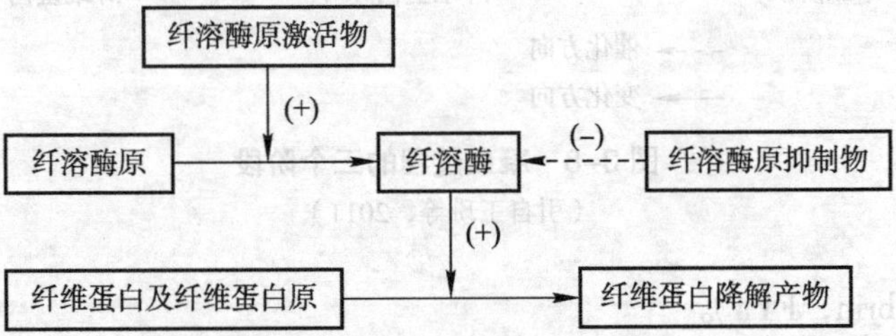

图 3-9 纤维蛋白溶解系统

（引自杨秀平等，2016）

三、与凝血相关的病例

1. 血友病

血友病为一组遗传性凝血功能障碍的出血性疾病，其共同的特征是活性凝血活酶生成障碍，凝血时间延长，终身具有轻微创伤后出血倾向，重症患者在没有明显外伤的情况下也可发生“自发性”出血。血友病包括血友病 A（或称血友病甲）、血友病 B（或称血友病乙）及血友病 C（遗传性 F Ⅺ缺乏症）。血友病 A 或血友病 B 是由于 FⅧ或 FⅨ促凝活性减少导致凝血活酶生成障碍，凝血时间延长，终生具有轻微创伤后异常出血倾向。血友病 A 和血友病 B 是 X 连锁隐性遗传疾病，表现为女性传递，男性发病，女性患者在临床上少见。出血及出血所致压迫症状或并发症是血友病的主要临床表现。可出现皮下和肌肉出血、关节腔出血或深部组织出血。血友病大部分是血友病 A，血友病为遗传病，目前无法根治，主要通过预防来避免患者出血。治疗主要为局部止血治疗和替代疗法改善病情。另外，血友病患者应尽量避免外科手术。血友病可因反复输血出现病毒感染、血栓、溶血等，对患者造成严重危害。经积极治疗，多数血友病患者病情一般可获得改善，预后较好。

每年的4月17日为“世界血友病日”。为了纪念世界血友病联盟发起人——加拿大Frank Schnabel对于血友病患的贡献，以及唤起大众对于血友病的正确认知，自1989年起，特别选中他的生日4月17日作为“世界血友病日”。

2. 为何女性月经血经常不凝固?

机体内绝大多数组织都含有组织纤溶酶原激活物可以激活纤溶酶原，其中以子宫、肾上腺、前列腺、甲状腺、肺、肾等器官含量较高。这些器官受损伤时释放大量组织纤溶酶原激活物到血液中，使纤维蛋白酶原转变为纤维蛋白溶酶，这可以说明为什么妇女月经流出的血液经常是不凝固的，以及进行子宫、前列腺、甲状腺、肺部外科手术时病人出血不易凝固。

第四节 血型与输血

所谓血型（blood group）是指血细胞膜上存在的特异性抗原的类型。红细胞、白细胞和血小板均有血型，但通常所说的血型仅指红细胞血型。但随着对血型本质的深入研究，对血型的认识从狭义走向广义。除了以红细胞膜的抗原结构差异为依据进行分类外，还可以根据血清或血浆中所含蛋白质的多态性和同工酶以及白细胞表面的抗原来分类，分别称为蛋白质型血型、酶型血型和白细胞型血型。

一、红细胞凝集与血型

正常情况下，红细胞均匀分布于血液中，但如果将血型不相容的两个个体的血液滴在玻片上混合，红细胞即出现聚集成团的现象，称为红细胞凝集（agglutination）（图3-10）。红细胞凝集的

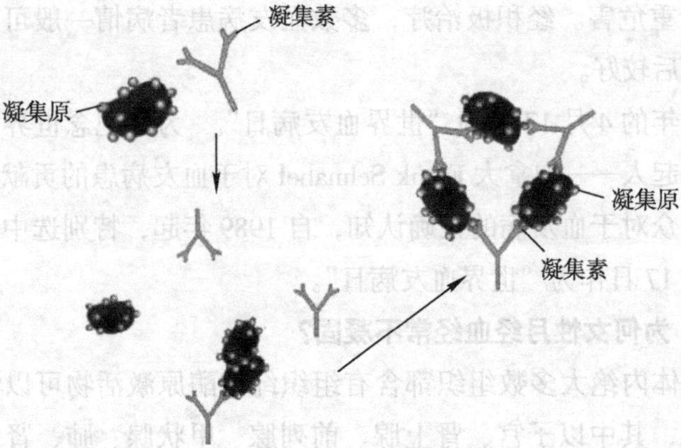

图 3–10 红细胞的凝集反应
（引自杨秀平等，2016）

本质是抗原 – 抗体反应。镶嵌在红细胞膜上的特异性糖蛋白或糖脂在凝集反应中起抗原作用，称为凝集原（agglutinogen）。血浆中能与红细胞膜上的凝集原起反应的特异性抗体（γ– 球蛋白）称为凝集素（agglutinin）。1995 年，国际输血学会认可的血型系统有 23 个，抗原 193 种。其中绝大数多数的抗原的抗原性很弱，在输血中不会产生明显反应。其中与临床输血关系最为密切的为红细胞血型中的 ABO 血型系统和 Rh 血型系统。

1. 人类 ABO 血型系统

在 ABO 血型系统中，根据红细胞膜上有无凝集原 A 或（和）B，可将血液分为 4 型：红细胞膜上只含凝集原 A 的为 A 型，只含凝集原 B 的为 B 型，两种凝集原都有的为 AB 型，两种凝集原都没有的为 O 型。在同一个体的血清中不含有同它本身红细胞上的抗原相对应的抗体 – 凝集素。其中，A 型血中只有抗 B 凝集素，B 型血中只有抗 A 凝集素，AB 型血中没有任何凝集素，O 型血中两种凝集素均有（图 3–11）。其中 A 型有 A_1 和 A_2 两个亚型，AB 型也有 A_1B 和 A_2B 两个亚型。在 A_1 型红细胞膜上含有 A 与 A_1 凝集原，A_2 型红细胞膜上仅含有 A 凝集原，因此在 A_1 型血清中只含有抗 B 凝集素，而 A_2 型血清中既含有抗 B 凝集素又含有抗 A_1 凝集素，因而输血时必须注意血液亚型的区别（表 3-1）。

检查 ABO 血型的方法是：将玻片上分别滴入抗 A、抗 B、抗

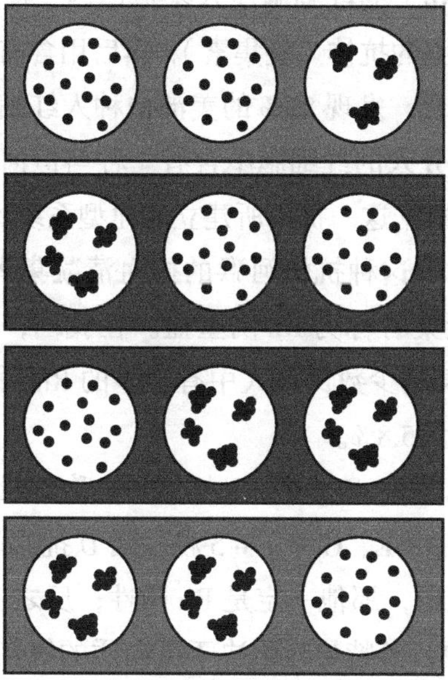

图 3-11 ABO 血型鉴定

（引自杨秀平等，2016）

表 3-1 ABO 血型系统凝集原和凝集素

血型		红细胞膜上的凝集原（抗原）	血清中的凝集素（抗体）
A 型	A_1	$A+A_1$	抗 B
	A_2	A	抗 B+ 抗 A_1（占 10%）
B 型		B	抗 A
AB 型	A_1B	$A+A_1+B$	无
	A_2B	A+B	抗 A_1（占 25%）
O 型		无 A，无 B	抗 A+ 抗 B

A-抗 B 的鉴定血清，然后加入一滴受检者的红细胞悬液，使之混合后观察是否出现凝集现象。

2. Rh 血型系统

在寻求新血型的过程中，Landsteiner 和 Wiener 于 1940 年将恒河猴（Rhesus，Rh）的红细胞注入家兔体内，使家兔的血清中产生抗恒河猴红细胞的抗体（凝集素）。然后用含有这种抗体的血清与人的红细胞混合，发现 85% 的美洲白种人红细胞可被这种血清凝集。说明大部分人的红细胞中含有一种与恒河猴的红细胞凝集原相同的抗原。根据这一抗原所建立的血型系统称为 Rh 血型系统。凡是红细胞能被这种抗恒河猴的抗血清凝集者，称为 Rh 阳性血型，不能被凝集者称为 Rh 阴型血。在我国，99% 的汉族人为 Rh 阳性，只有某些少数民族人中有较多的 Rh 阴性，如苗族为 12.3%，塔塔尔族为 15.8%。

Rh 血型系统已发现 40 多种 Rh 抗原（也称 Rh 因子），其中与临床关系最密切是 D、E、C、c、e 5 种。因 D 抗原的抗原性最强，如果一个人有 D 抗原，那他一定是 Rh 阳性；反之，他就是阴性。Rh 抗原为蛋白抗原，其特异性取决于蛋白质的氨基酸序列。控制 Rh 血型的等位基因位于 1 号染色体上。

在 ABO 血型系统中，从出生几个月后开始，在人血清中一直存在着 ABO 系统的凝集素，即天然抗体，属于 IgM，不能通过胎盘。但 Rh 血型系统不同于 ABO 血型系统，Rh 抗原只存在于红细胞上，出生时已发育成熟。而这种抗体属于 IgG，相对分子质量小，能够通过胎盘。在人的血清中不存在 Rh 的天然抗体，只有当 Rh 阴性的人在接受 Rh 阳性的血液后，通过体液免疫才能产生抗 Rh 抗体。

二、血型及其应用

1. 输血

输血（transfusion）是一项相当重要的治疗措施。健康人一次输出 200~300 mL 血液对自身健康并无显著的影响。输血后组织液能在 1~2 h 内进入血管补充至正常量。红细胞和血红蛋白的恢复要慢一些，一般需要 3~4 周。不恰当的输血，可造成红细胞凝集，继而发生溶血，并伴有过敏反应，称为输血反应（transfusion reaction）。输血反应严重时，可出现休克，甚至危及生命。因而，在输血时必须注意输血安全，遵循输血原则。

2. 检查血型

必须保证供血者与受血者的 ABO 血型相符，即坚持输同型血。对于需要反复输血的患者和生育年龄的妇女，还必须使供血者与受血者的 Rh 血型相符，以免当 Rh 阴性受血者接受 Rh 阳性血液后产生抗 Rh 抗体。Rh 阴性受血者在初次接受 Rh 阳性血液后一般并不发生凝集反应，但当再次接受 Rh 阳性血液的输入时，就将发生凝集反应。当母体怀 Rh 阳性胎儿时，胎儿的 Rh 抗原可随胎盘脱落或血管破裂而进入母体，使母体产生抗 Rh 抗体。当母体再度怀孕，抗 Rh 抗体可通过胎盘进入胎儿血内，使 Rh 阳性胎儿的红细胞发生凝集，造成死胎、流产、新生儿先天性溶血和黄疸。

3. 紧急情况下的输血

当无法得到同型血时，也可以输入 O 型血，但必须注意缓慢和少量输血。因为 O 型血人的血细胞上虽无 A 抗原和 B 抗原，不会被受血者的血清抗体所凝集，但 O 型血人的抗 A、抗 B 抗体若未被受血者的血浆足够稀释，受血者的红细胞也会与其反应，发生广泛的凝集反应。同样的道理，以往把 AB 型血的人称为“万能受血者”，认为 AB 型血的人可以接受 ABO 血型系统中任一血型供血者的血，这种做法应该谨慎对待。因此只能在紧急情况下，谨慎地进行少量的异型输血，输血速度也不宜太快，以确保随供血者血浆内的抗体能在受血者的血液中被有效的稀释，并在输血过程中密切观察受血者的情况，一旦发生输血反应，必须立即停止输注。

4. 交叉配血试验

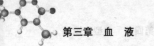

为了保证输血安全，即使已知 ABO 血型相同，还必须分别将供血者的红细胞与受血者的血清以及受血者的红细胞与供血者的血清进行混合，观察有无凝集反应，这一检验称为交叉配血试验（cross-match test）。由于交叉配血试验主要是检测受血者的血浆中有没有使供血者的红细胞发生凝集的抗体，因此把供血者的红细胞与受血者的血清进行配合试验称为交叉配血试验的主侧，再将受血者的红细胞与供血者的血清进行配合试验，检查有无红细胞凝集反应称为交叉配血试验的次侧（图 3-12）。如果交叉配血的两侧均无凝集反应，即为配血相合，可进行输血。如果主侧有凝集反应，无论次侧反应如何，称为配血不合，不能进行输血。如果主侧无凝集反应，而次侧有凝集反应，只能在紧急情况下输血，输血实行少量缓慢输血，并密切观察，如果发生输血反应，则立即停止输入。为安全起见，即使是同型输血，输血之前也必须进行交叉配血试验。

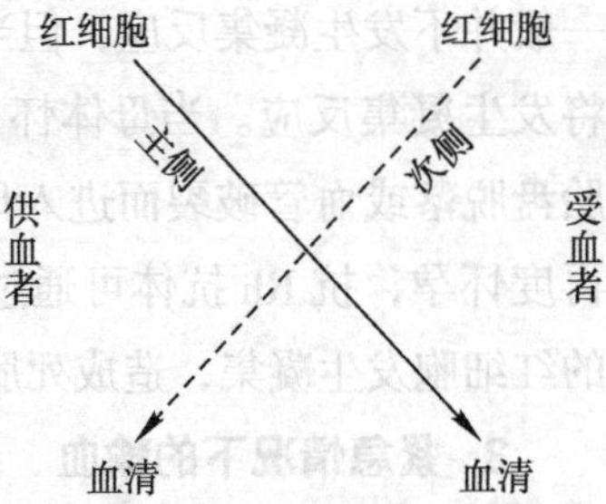

图 3-12　交叉配血试验示意图

（引自杨秀平等，2016）

5. 成分输血

随着医学和科学技术的不断进步，血液成分的分离技术不断提高，输血由原来的单纯输全血，发展到成分输血（transfusion of blood components）。成分输血是指把人血中的各种有效成分如红细胞、粒细胞、血小板或血浆加以分离，每次根据需要单纯输入。这样既能节约血源，提高疗效，又能减少不良反应。此外，异体输血可传播肝炎、艾滋病等，自身输血疗法正在迅速发展起来。

献血对身体健康有影响吗？

我们知道，一个健康成人，其体内血液量占体重的 7%～8%，即 60 kg 体重的人约有 4 500 mL 血液。在安静情况下，大部分血液在心血管中快速流动，称为循环血量，另有约 10% 的血液在肝、脾、肺和皮下一些静脉丛中缓缓流动，称为储备血量。当机体劳动或剧烈运动时，由于交感神经兴奋，小静脉收缩，可使储备血量加入到循环血量中，以满足机体的需要。

由此可见，正常情况下，机体有 400 ~ 500 mL 的血液储备，以备不时之需。若一次失血量少于总血量的 10%，即可由储备血量加入循环血量中，机体的血液循环功能不会受明显影响，动脉血压可保持正常。而且，机体有很强的代偿功能。失血后约 1 h，由于组织液中水分和无机盐进入血液，使血液总量得以迅速恢复，同时，肝脏等加速合成血浆蛋白，仅用一天时间，血浆蛋白的含量也会恢复正常，红细胞和血红蛋白恢复虽然较慢，但一般也只需一个月左右即可正常。而且，定期少量献血还可以刺激造血器官，加速造血过程。因此，为了挽救他人生命，必要时献血 200 ~ 400 mL，对献血者本人的身体健康并无明显影响。而且，能够为他人献血，这本身就是身体健康的证明，是值得献血者自豪的事情。在我国义务献血者越来越多，不少城市义务献血的血液已能基本满足当地医院输血的需要。当然，为了献血者本人的身体健康，每次献血量不应超过本人总血量的 10%，重复献血间隔时间一般为 3 个月。当身体不适，或正从事强体力劳动，女子在月经期或妊娠时以及 60 岁以上老人，不宜献血。总之，只要遵循科学规律，献血对身体健康是无害的。

思考题

1. 影响红细胞生成的因素有哪些？如何对因治疗贫血？
2. 血液中有哪些抗凝物质？它们如何发挥作用？
3. 输血的原则是什么？血型相合为何还要做交叉配血试验？

数字课程学习

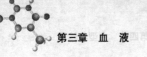

教学视频　教学课件　在线自测　思考题解析

（翁 强）

第四章

血液循环及血压

循环系统（circulation system）是由心脏和血管组成的相对封闭的系统，包括血液循环（blood circulation）和淋巴系统（lymphatic system）（图 4-1）。血液循环由心脏和血管构成，心脏

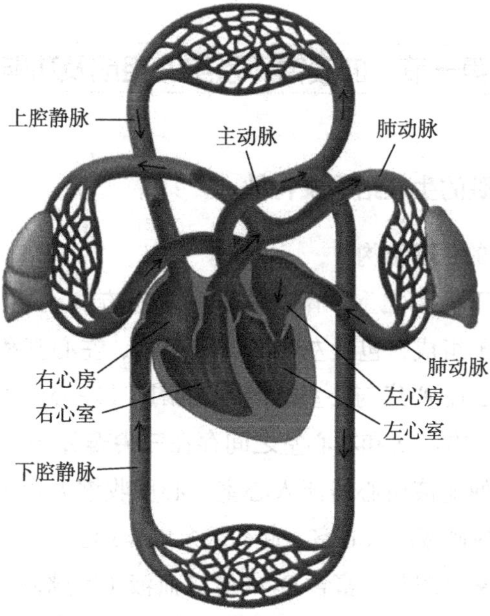

图 4-1　血液循环系统示意图

（仿自 Widmaier 等，2003）

是推动血液流动的动力器官，而血管是血液流经的管道，其又分为动脉、毛细血管和静脉。在心脏和血管、淋巴管内瓣膜的作用下，血液随着心脏的跳动沿单一方向周而复始的流动。血液循环的主要功能是完成体内物质的运输（如营养物质、代谢产物、激素、O_2和CO_2等），实现机体的体液调节（如运输激素及生物活性物质至靶细胞），保证机体新陈代谢正常进行，维持机体内环境理化特性相对稳定和实现血液的防卫功能等。循环功能一旦发生障碍，则会导致机体新陈代谢紊乱、器官受损，甚至危及生命。淋巴系统则由淋巴管和淋巴器官组成，经外周淋巴管收集组织液后形成的淋巴液，顺着淋巴管向心方向流动并汇入静脉血液。循环系统的各种功能均受神经、体液调节，并与呼吸、消化、泌尿、内分泌、神经系统功能相互协调，从而保持机体内环境稳定来适应内、外环境的变化。

第一节　血液循环系统的组成及功能

一、心脏的生理结构及特性

1. 心脏的生理结构

心脏位于横隔之上，两肺之间（偏左方），主要有心肌细胞（cardiac cell）组成，包括左心房、右心房、左心室和右心室四个腔室（图4-2）。心房与心室之间存在瓣膜（左心房和左心室之间存在二尖瓣，右心房和右心室之间存在三尖瓣），这些瓣膜可防止血液倒流，使血液由心房流入心室。心房收缩力较弱，但其收缩可帮助心房内血液流入心室，起初级泵的作用。

当左心室收缩时，富含O_2的鲜红血液（动脉血）射入到主动脉，后经各级动脉分支到达全身各部的毛细血管，进行组织内物质交换和气体交换，随后血液转变为含有组织代谢产物及较多CO_2

的暗红色静脉血，再经各级静脉汇入上、下腔静脉并流回右心房。这种由左心将血液泵入主动脉进行循环的过程称为体循环，也叫大循环。此类循环的主要特点是流经范围广、路程长，以动脉血滋养全身各组织、器官，并将机体代谢产物和 CO_2 运回心脏。

回流至右心房的静脉血（CO_2 较多），最终在右心室收缩作用下泵入肺动脉，并经肺泡周围的毛细血管网进行气体交换（即 CO_2 由肺呼出体外，O_2 经肺泡进入血液），因此暗红色的静脉血变为鲜红色的动脉血（O_2 多，CO_2 少），经由各级肺静脉最后汇入左心房。上述路径的血液循环称肺循环，又称为小循环。肺循环的特点是流经肺、路程短，主要是使静脉血转变成含氧丰富的动脉血。

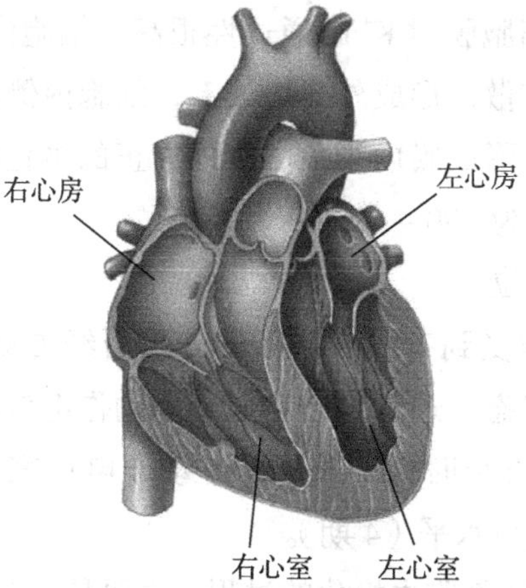

图 4–2　心脏结构示意图

（仿自 Jane B. Reece，2011）

2. 心肌细胞的生物电现象

心脏之所以能够进行收缩泵血，是与心肌细胞膜电位（membrane potential）直接相关。心肌细胞膜电位与骨骼肌细胞类似，也是由跨膜离子流形成的。根据心肌细胞兴奋发生（动作电位去极化速率）和传导的速度，可将心肌细胞分为快反应细胞

（fast response cell）和慢反应细胞（slow response cell）。快反应细胞包括心房肌、心室肌、房室束、左右束支和浦肯野细胞，其动作电位除极化速率快，兴奋产生和传导也快，称为快反应动作电位（fast response action potential）。慢反应细胞包括窦房结（P）细胞、房室交界区的一些细胞，其动作电位除极化速率较慢，兴奋发生和传导也慢，称为慢反应动作电位（slow response action potential）。

心肌细胞的动作电位具有持续时间长、复极化过程较复杂、上升支与下降支不对称等特征。心肌细胞（以心室肌细胞为例）动作电位的形成机制如下：

（1）静息电位

静息电位的形成机制与神经、骨骼肌细胞的相似。在静息状态下，心室肌细胞膜对 K^+ 的通透性很高，细胞内的 K^+ 顺着顺浓度梯度向膜外扩散，形成外向电流 I_{kl}，细胞内侧面聚集着带负电的大分子物质，形成膜内为负、膜外为正的极化状态。人的心室肌细胞静息电位为 –90 ~ –80 mV。

（2）动作电位

心室肌细胞受到有效刺激后，先后历经去极化、复极过程，并恢复至静息状态。通常将心室肌细胞动作电位产生的过程分为0、1、2、3、4 五个时期（图 4–3）。动作电位完成复极化后，膜电位处于静息电位水平（4 期）。

0 期是心室肌细胞去极化的过程，主要是 Na^+ 通道开放后引起 Na^+ 内流而产生的；1 期又称快速复极初期，心肌细胞膜电位在去极化达到顶峰后，由 +30 mV 迅速下降至 0 mV，该过程是 K^+ 迅速外流形成的；2 期是平台期，此期膜电位恢复很缓慢，基本停滞于接近于 0 mV 水平。平台期的形成主要是由于同时存在的 Ca^{2+} 缓慢持久地内流和少量 K^+ 缓慢外流处于平衡状态的结果。3 期是快速复极末期，膜内电位由平台期 0 mV 逐渐下降至 –90 mV，从而完成复极化过程。此期复极化速度较快，主要是由于 Ca^{2+} 内流停

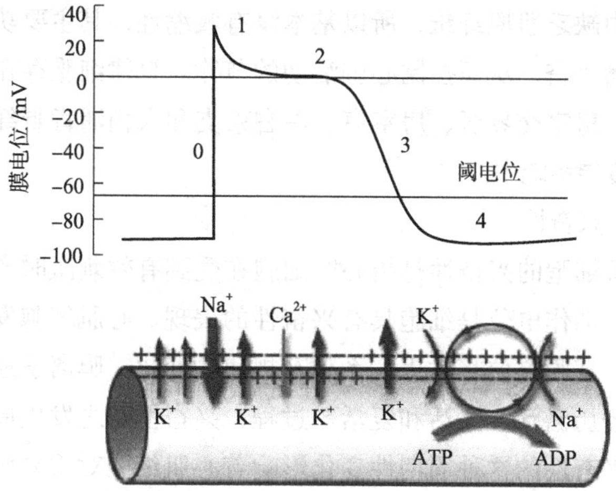

图 4-3　心室肌细胞动作电位和主要离子流示意图

止，K^+ 外流进行性增加。随后心室肌细胞的膜电位恢复到静息电位水平，但膜内外离子的分布尚未恢复，此期为 4 期（静息期）。Na^+-K^+ 泵将去极化时内流的 Na^+ 泵出细胞，把复极化时外出的 K^+ 泵回细胞。Ca^{2+} 通过与 Na^+ 交换出细胞，称为 Ca^{2+}-Na^+ 交换。这样使细胞内外离子分布恢复到静息状态水平，从而保持心肌细胞正常的兴奋性。

3. 心肌细胞的生理特性

整体来讲，心肌细胞具有兴奋性、自动节律性、传导性和收缩性等特点，而且这些特性与心肌的电活动密切相关。心肌细胞可分成两大类：一类是构成心房和心室壁的普通心肌细胞，又称为工作细胞（working cell）。这类细胞具有兴奋性（excitability）、传导性（conductivity）、收缩性（contractivity），但不具有自律性（autorhythmicity），故称为非自律细胞。另一类是一些特殊分化的心肌细胞，组成了心脏的特殊传导系统（cardiac conduction system）。这类心肌细胞不仅具有兴奋性和传导性，而且具有自动节律性，故称为自律细胞（autorhythmic cell）。这一类心肌细胞由于胞质中缺乏肌原纤维，所以基本没有收缩性，其主要功能是产生和传播兴奋，从而控制心脏活动的节律。自律细胞存在于包括窦房结、房室交界区、房室束、左右束支和末梢浦肯野纤维等心脏特殊传导系统中。

（1）兴奋性

心肌细胞的兴奋性是指心肌细胞在受到有效刺激时产生兴奋的能力，动作电位是细胞具有兴奋性的表现。心肌细胞发生一次兴奋后，其膜电位将发生一系列有规律的变化，膜离子通道由备用状态经历激活、失活和复活等过程，兴奋性随之发生周期性的变化。兴奋性的这种周期性变化影响着心肌细胞对重复刺激的反应能力，对心肌的收缩反应和兴奋的产生及传导过程具有重要的作用。心肌兴奋性的变化可分为绝对不应期（absolute refractory period，ARP）、有效不应期（effective refractory period，ERP）、相对不应期（relative refractory period，RRP）和超常期（supranormal period，SNP）等。

（2）自律性

心肌细胞能够在无外来刺激的情况下，自动地发生节律性兴奋的特性，称为心肌的自动节律性（autorhythmicity），简称自律性。心脏的自律性来源于心脏的特定部位，即起搏点（pacemaker）。由于窦房结自律性最高，成为心脏活动的主导起搏点，称为正常起搏点（normal pacemaker）。以窦房结为起搏点的心脏节律性活动，称为窦性心律（sinus rhythm）。其他部位的自律细胞，如房室结、房室束、浦肯野细胞等，在正常情况下受窦房结控制不表现自身的节律性，只起着兴奋传导的作用，只有在正常起搏点失效后才可能表现自身节律，所以称为潜在起搏点（latent pacemaker）。窦房结对潜在起搏点通过抢先占领和超速驱动抑制两种方式来控制，这种超速驱动压抑的生理意义在于当发生一过性的窦性频率减慢时，潜在起搏点的自律性不会立即表现出来，故有利于防止异位搏动。

（3）传导性

窦房结位于右心房与上腔静脉交界处，为扁平椭圆形结构，其中大部分细胞为自律性的 P 细胞（pale cell，即苍白细胞，又称 pacemaker cell），是整个心脏的起搏点。在正常情况下，窦房结产生的兴奋通过心房肌传播到整个右心房和左心房，尤其是沿着三条由心房肌纤维构成的优势传导通路（preferential pathway），将窦房结的兴奋迅速传到房室交界，经房室束和左、右束支传到浦肯野纤维网，引起心室肌兴奋，再直接通过心室肌将兴奋由内膜侧向外膜侧心室肌扩布，引起整个心室的兴奋。

值得注意的是，房室交界区是兴奋由心房进入心室的唯一通道，且该区域存在房室延搁（atrioventricular delay，约 0.15 s），从而保证心室在心房收缩完毕后才开始收缩，避免产生房室收缩重叠的现象，有利于心室充盈和射血。

（4）收缩性

心肌细胞收缩原理与骨骼肌收缩相似，在受刺激时首先发生动作电位，然后通过兴奋收缩偶联，引起肌丝滑行，从而使整个肌细胞收缩。但是心肌细胞的结构和电生理特性又有别于骨骼肌，因此，心肌的收缩有它自己的特点。

① 不发生强直收缩：由于心肌细胞的有效不应期很长（约 300 ms，相当于整个收缩期和舒张早期），在此期内给予心肌细胞任何刺激都不能发生第二次兴奋和收缩（图 4–4）。因此，心肌与骨骼肌不同，不会发生完全强直收缩，从而始终保持收缩和舒张规律性的交替活动，确保心脏泵血功能。

② 期前收缩和代偿间歇（图 4–5）：在正常情况下，窦房结产生的每一次兴奋都是在前一次兴奋的不应期之后才传导到心房肌和心室肌，因此，心脏是按窦房结发出的兴奋进行节律性收缩活动的。如果在心室的有效不应期之后，心肌受到人为的刺激或来

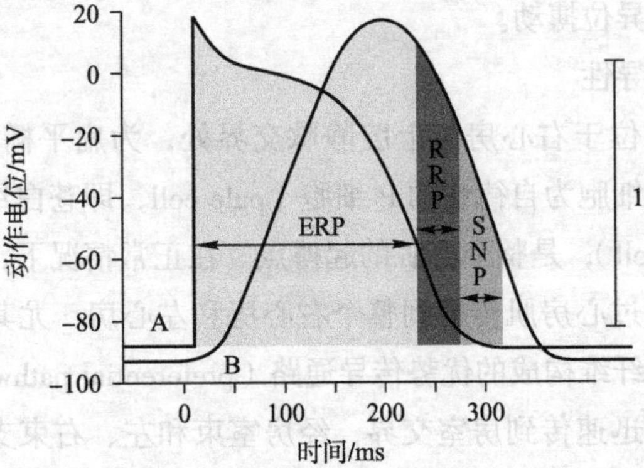

图 4–4　心室肌动作电位期间兴奋性的变化及其与机械收缩的关系

A：动作电位；B：机械收缩；ERP：有效不应期；RRP：相对不应期；SNP：超常期

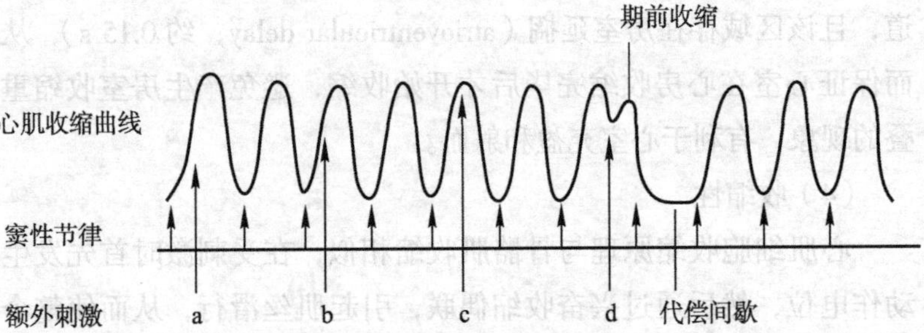

图 4–5　期前收缩与代偿间歇

自窦房结以外的病理性刺激时，心室可产生一次正常节律以外的收缩，称为期前收缩（extrasystole）。引起期前收缩的兴奋称为期前兴奋。期前兴奋也有其有效不应期，当紧接着期前收缩后的窦房结的兴奋传到心室时，正好落在期前兴奋的有效不应期内，因而此次窦房结兴奋不能引起心室兴奋和收缩，形成一次兴奋“脱漏”，必须等到下次窦房结的兴奋传来，才能发生收缩。所以在一次期前收缩之后，往往有一段较长的心脏舒张期，称为代偿间隙（compensatory pause）。随后才恢复窦性节律。

运动、肾上腺素、洋地黄类药物等是常见的增加心肌收缩的因素；而低氧和酸中毒时则导致心肌收缩力降低。当心肌出现严重的收缩功能和（或）舒张功能不全时，则会出现心力衰竭现象。此外，兴奋 - 收缩偶联功能失常、胚胎基因表达、钙应用蛋白改变及心肌细胞死亡都会引发心力衰竭。

4. 心电图

心电图（electrocardiogram，ECG）是将引导电极置于机体一定部位后，心电图机记录心脏电位变化的波形，其反映心脏兴奋的产生、传导和恢复过程中的生物电变化。心电图产生的原理是窦房结兴奋后，可依次将兴奋传向心房和心室，并通过周围组织传导到全身，使身体各部位在每一心动周期中都发生有规律的电位变化。心电图与心脏的机械收缩活动无直接关系，其波形与电极放置的位置不同而发生变化，但共性是基本上包括一个 P 波，一个 QRS 波群和一个 T 波，有时在 T 波后，还出现一个小的 U 波（图 4-6，以标准Ⅱ导联为例分析人的心电图）。

P 波：P 波小而圆钝，代表两心房的去极化过程，其上升部分代表右心房开始兴奋，下降部分代表兴奋从右心房传播到左心房。P 波的宽度反映去极化在两个心房传播所需的时间。

P–R 间期：从 P 波开始到 QRS 波群起点的时段，代表心房兴奋开始至心室开始兴奋的时间，即兴奋由窦房结传到心室所需的时间，故也称房室传导时间。心率越快，P–R 间期越短。如果 P–R 间期延长，而 P 波并不加宽，则表示兴奋在房室间的传导发生了阻滞。

QRS 波群：QRS 波代表两心室去除化过程的电位变化，包括向下的 Q 波、陡峭向上的 R 波及向下的 S 波。正常 QRS 波群代表心室肌兴奋扩布所需的时间，其波幅远大于 P 波，这是因为心室组织肥厚。另外，因心室内兴奋传导速度较快，所以 QRS 波的时程短于 P 波。

S–T 段：QRS 波的终点到 T 波起点，称为 S–T 段，此段长短反映心室肌细胞动作电位平台期的长短。此时电位接近基线，代表心室各部分都处于动作电位的平台期（2 期），故各引导电极之间不存在电位差，在心肌缺血或损伤，可出现 S–T 段异常偏离基线。

T 波：代表两心室复极化的电位变化，相当于动作电位从“2”期末到“3”期。T 波时程明显长于 QRS 波，但该过程进行缓慢。T 波异常表示心肌缺血或损伤，如心肌急性缺血时，T 波会发生倒置现象。

U 波：心电图有时在 T 波之后可见到一个小的偏转，称为 U 波，方向一般与 T 波一致。一般推测 U 波可能与浦肯野纤维网的复极化有关。

Q–T 间期：从 QRS 波起点到 T 波结束，称为 Q–T 间期，代表

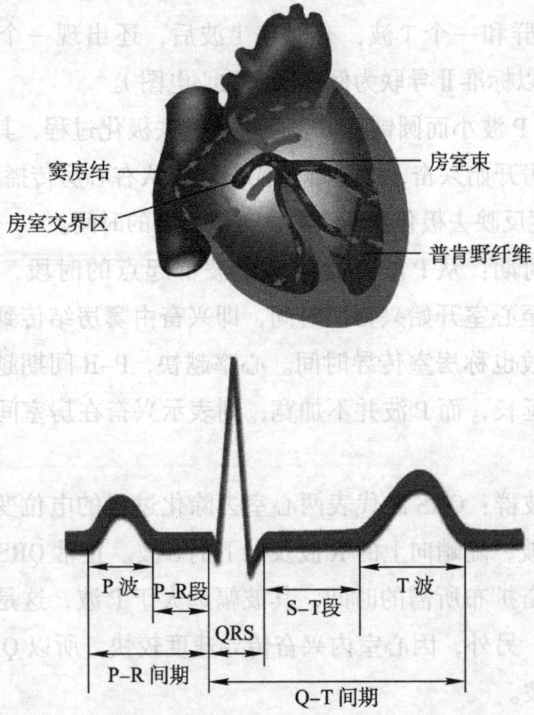

图 4–6　心肌兴奋的传导与正常心电图

心室开始兴奋去极化到完全复极化到静息状态的时间。Q–T 间期的时程与心率成反变关系，心率越快，Q–T 间期愈短。在某些病理情况（如弥散性心肌病变）或某些药物（如奎尼丁）的作用下，可延长 Q–T 间期。

心电图不是动作电位，它是整个心脏在心动周期中各心肌细胞活动的综合向量变化（表 4–1）。分析心电图主要看各波波幅的高低、历时长短及波形的变化和方向。

表 4–1　心电图的主要波形和时期

波形	意义	与心肌细胞动作电位的对应关系
P 波	反映左、右两心房去极化过程	心房肌动作电位的 0 期
QRS 波群	反映左、右两心室去极化过程	心室肌动作电位 0 期
T 波	反映心室复极化过程的电变化	心室肌动作电位 2 期末和 3 期
P–R 间期	代表窦房结产生的兴奋从心房传至心室所需的时间	
Q–T 间期	代表心室去极化和复极化全过程所需的时间	心室肌动作电位 0—4 期
S–T 段	代表心室肌细胞全部处于动作电位平台期，各部分间无点位差的时期	心室肌动作电位 2 期

二、心脏泵血功能

1. 心动周期

心房或心室每收缩和舒张一次，构成一个机械活动周期，称为心动周期（cardiac cycle），包括收缩期（systole）和舒张期（diastole）。由于推动血液流动主要靠心室的舒缩活动，故常以心室的舒缩活动作为心脏活动的标志，把心室的收缩期称为心缩期，心室的舒张期称为心舒期。

一般将心房开始收缩作为每个心动周期的起始。在一个心动周期中，首先两心房短期收缩后进入舒张状态，此时两心室同时进入收缩期，射血结束后心室进入舒张期，紧接着心房又发生收缩并进入下一个心动周期。心动周期可以作为分析心脏机械活动的基本单位，其长度与心率成反比关系，如成年人平均心率以75次/min计算，则每一心动周期约为0.8 s（秒）；其中心房收缩期约为0.1 s，舒张期约为0.7 s；心室收缩期约为0.3 s，舒张期约为0.5 s（图4–7）。

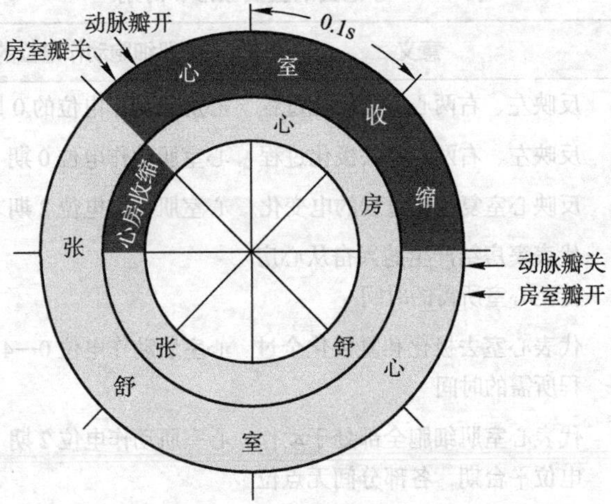

图4–7　心动周期中房室舒缩关系

由此可见，心房和心室各自按一定时程进行收缩与舒张交替活动，而心房和心室两者的活动又依一定的次序先后进行，从而保证血液充盈和心脏持续泵血。左、右心房或心室的活动几乎是同步的。如果心率增快，心动周期时程整体缩短，其中以舒张期缩短最为明显。因此当心率增快时，心肌工作的时间相对延长，休息时间则相对缩短，不利于心脏持久的活动。

2. 心脏泵血

每一个心动周期，心脏射血一次。射血时，心脏通过自身自动节律性舒缩活动，使心瓣膜产生相应的规律性开启和关闭，从而推动血液在封闭的循环系统中沿单一方向周而复始循环流动。左、右心泵的活动基本相似，以左心为例，根据心室内压力、容积的改变、瓣膜开闭和血流情况，将一个心动周期过程划分为心房收缩期、心室收缩期和心室舒张期（图 4–8）。

通过对心动周期中心脏内压力、容积、瓣膜启闭以及血流方向等变化过程的分析，可理解心脏的泵血机制。心室肌的收缩和舒张，是造成房内压力变化，从而导致心房和心室之间以及心室和主动脉之间产生压力梯度的根本原因；而压力梯度是推动血液

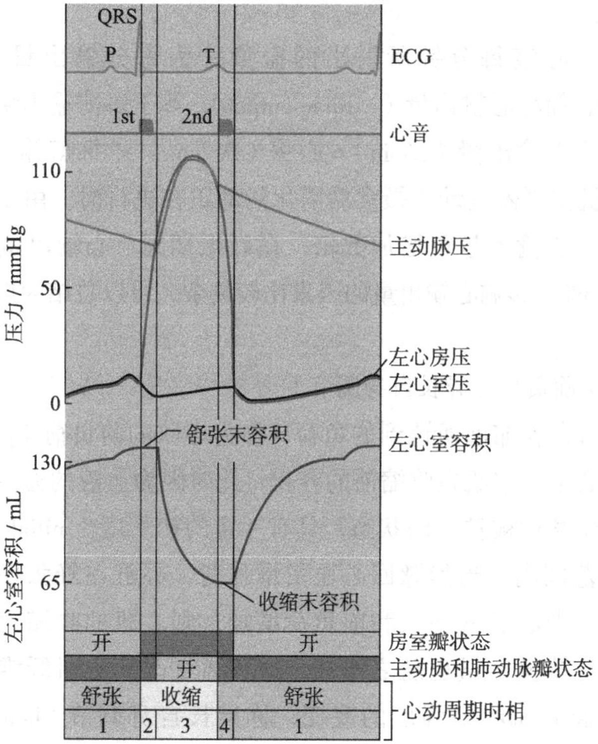

图 4–8 心动周期各时相中心脏（左侧）内压力、容积的变化及与心电图的关系（仿自 Widmaier 等，2003）。

在相应腔室之间流动的主要动力。血液的单向流动则是在瓣膜活动的配合下实现的。此外，瓣膜的启闭对于室内压力的变化起着重要作用，如果没有瓣膜的配合，就不能实现等容收缩期和等容舒张期的室内压力大幅度升降。

3. 影响心输出量因素

在一个心动周期中，心室射血后并未将全部血液射出心室，其中心室收缩后所射出的血量，称为每搏输出量（简称搏出量，stroke volume），而射血后剩余的血液称为收缩末期容量。正常机体的心脏在静息状态下射血分数（搏出量 / 心室舒张末期容积 ×100%）为 40%～50%，经过锻炼后，心肌射血能力强，其射血分数也随之增加。

一侧心室每分钟所射出的血量称为每分输出量（minute volume），简称心输出量（cardiac output），等于每搏输出量与心率的乘积［心输出量（L/min）= 心率（次 /min）× 每搏输出量（L/次）］。机体剧烈运动或摄食后消化活动正在进行时，由于新陈代谢增强，心输出量可增加数倍；在妊娠期间，心输出量可提高 45%～85%。影响心输出量的因素比较复杂，可以总结为以下几个方面：

（1）前负荷（异长自身调节）

心肌在收缩前所遇到的负荷，称为心肌的前负荷（preload）。它反映的是心室肌在收缩前的容积，此时因为血液的充盈使得心室肌处于某种被拉长的状态，具有一定的初长度（initial length）。在一定范围内，当静脉回心血量增加时，心脏在舒张期充盈度就越多，即心肌的初长和前负荷增加，则心肌的收缩力量也就越强，每搏输出量也随之增加。这种通过改变心肌纤维的初长度而引起心肌收缩强度的改变，称异长自身调节（heterometric autoregulation）。影响心室充盈量的因素包括：静脉回流血量、心室射血后剩余血量、心室壁顺应性和心包内压。正常情况下，心包有助于防止心室过度充盈，如果出现心包积液，心包内压增高则会妨碍心室充盈，从而减少搏出量。

（2）后负荷

心肌射血时，需要克服大动脉血压，因此大动脉血压是心室收缩时遇到的阻力或负荷，称为心肌的后负荷（after load）。在心率、心肌初长度和心肌收缩能力都不变的情况下，如果大动脉血压增加，则会延长等容收缩期、缩短射血期，最终导致每搏出量暂时减少；反之，大动脉血压降低则有利于心室射血。如果大动脉血压持续高于正常，心室肌将因长期高强度收缩活动而逐渐出现心肌肥厚的病理变化，最后可导致泵血功能减退。如果高血压疾病引起心脏病变时，可先后出现左心室肥厚、扩张甚至衰竭。

（3）心肌收缩能力

在其他条件未变的前提下，心肌收缩能力（cardiac contractility）增加，则意味着每搏出量也随之增加。这种不依赖于前、后负荷的变化，通过调节心肌本身收缩强度和速度来改变每搏输出量的机制，称为等长自身调节（homeometric autoregulation）。影响心肌收缩里的因素非常多，包括心肌细胞中 Ca^{2+} 浓度，肌球蛋白 ATP 酶活性等。老年人或甲状腺功能低下的患者，因为肌球蛋白分子结构发生改变，ATP 酶活性降低，故心肌收缩能力减弱。

（4）心率

不同年龄、不同性别和不同生理情况下，机体心率也不相同。在安静状态下，新生儿心率可达 130 次 /min 以上，随着年龄增长逐渐减慢，至青春期接近成年人的心率。正常成年人的心率 60 ~ 100 次 /min。一般来讲，女性的心率比男性稍快，经常参加体力劳动和体育锻炼的人，心率较慢。此外，同一个人在安静或睡眠时心率较慢，运动或情绪激动时心率较快。

如果心率过快，则心动周期缩短，而心室舒张期缩短更为明显，从而使心室充盈不足，导致每搏输出量和每分输出量都减少。

此外，心率太慢则会引起心室舒张期过长，如再增加心室舒张持续时间也不会相应提高每搏输出量，因而心输出量随心率减慢而下降。由此可见，过快或过慢的心率都会使每分输出量减少。

4. 心音

心音（heart sound）是心肌收缩引起心脏瓣膜启闭及血液冲击心室壁和大动脉壁而产生的声音，可用听诊器（stethoscope）或耳朵置于胸壁适当位置（左上方）进行听诊。每个心动周期中，通常可以听到两个声音，分别为第一心音和第二心音。

（1）第一心音

第一心音主要是心室腔中的血液在心室收缩的作用下，冲击并关闭房室瓣，同时引起与其相连的腱索和心室壁振动而产生的声音。第一心音是心室收缩期开始的标志，其特点是音调较低，持续时间较长，响度较大，类似“扑”音，主要反映心室收缩力量的强弱，心肌收缩能力越强，第一心音也越响。房室瓣的病变会导致第一心音发生改变。

（2）第二心音

第二心音的发生是由于心室舒张，使心室内压低于主动脉血压，引起半月瓣突然关闭，以及主动脉基部和心室壁振动而发出的声音。第二心音特点是音调较高，持续时间短，响度较低，似于“通”音，主要反映动脉瓣的功能，其响度可反应主动脉或肺动脉压力的高低。第二心音发生在心舒早期，标志心室舒张期的开始，又称为心舒音。当吸气时，由于静脉血回流加速和血流量大，肺动脉瓣关闭较迟，而发生第二心音分裂。而呼气时，由于静脉血回流减速和血流量小，左右半月瓣可同步关闭，而不发生第二心音的分裂。

如果心功能及瓣膜发生异常，则心音也随之发生变化，如心室肌肥厚导致心室收缩力增加，从而引起第一心音增强；心肌炎患者的心肌收缩力减弱，使得第一心音出现低沉现象；此外，瓣膜缺损或狭窄而闭锁不全时，则可产生湍流而发出杂音。所以临床上通过检查第一心音判断房室瓣的功能状况，第二心音检查半月瓣的功能状况。

（3）第三心音

在某些健康的儿童和青年人可听到第三心音，发生在心室快速充盈期，是一种低频，低振幅的心音，这是由于心室充盈期末，血流突然减速减慢，使得心室壁和瓣膜发生振动而产生的。第三心音也叫舒张早期音或快速充盈音。

（4）第四心音

第四心音，也称心房音（因音频太低，用听诊器听不到），是与心房收缩有关的一组心室收缩期前的振动。只有在异常强烈的心房收缩和左心室壁顺应性下降时，才会产生第四心音。

三、与心脏相关的典型病例

1. 冠心病

冠状动脉是向心脏供应血液的唯一血管，在某些病理情况下（动脉粥样硬化或动力性血管痉挛），因动脉发生器质性狭窄或阻塞而引起心肌缺血、缺氧（心绞痛）或心肌坏死（心肌梗塞），该类疾病统称为冠心病，亦称缺血性心脏病。随着社会的发展，全国心血管病总死亡率逐年升高，而主要诱因就是冠心病。冠心病是猝死的主要病因，需要积极预防心脏发生恶性室性心率失常导致的心搏骤停或猝死，必要时需植入自动复律除颤器。此外，冠心病患者需改变生活方式，并通过服用阿司匹林、氯吡格雷（如存在阿司匹林不耐受或禁忌患者）或他汀类药物药物进行防治。

2. 窦性心律不齐

窦性心律是人体心脏节律的来源，正常成年人窦性心律每分钟为 60 ~ 100 次。窦性心律不齐是常见的心律失常类型，表现为窦性心搏周期快慢不一，差别超过 0.12 s 以上。窦性心律不齐在少儿及青年人群中比较常见，此年龄段的人群可能由于自主神经平衡方面的调节尚未完善和健全，在稳定性上体现出较弱的一面，进而对窦房结自律性带来一定的影响，随之出现窦性心律不齐的现象。这种现象随着年龄（31～55 岁）和窦性心律（70 次 /min）的增加而逐步减少或消失。对于老年人群，由于身体机能低下、心肌功能减退，如同时服用洋地黄、β 受体阻滞剂等药物也将导致窦性心律不齐的发生。窦性心律不齐的老年患者，在发病期极易出现一些并发症，如心肌缺氧、缺血等；如处于急性发病期或病情发展后期，患者极易发生心肌梗死或心力衰竭，甚至引起死亡。

3. 肥厚型心肌病

肥厚型心肌病是一种心肌肥厚为特征的心肌疾病，具有高猝死风险的常染色体显性遗传性心肌病，所以在一个家族中会发现多个成员同时患病，且男性发病率多于女性。心肌病变主要表现为心室和（或）室间隔不对称肥厚、心室腔变小、心室肌顺应性降低等，该类疾病临床表征差异极大，如无症状或劳力性呼吸困难、胸痛、心悸、晕厥，甚至表现出危及生命的心力衰竭和猝死等。肥厚型心肌病在任何年龄段都会发病，也是青少年和运动员心源性猝死最常见的原因之一。此外，继发性的肥厚型心肌病也比较常见，它是高血压引起的左室向心性、弥漫性肥大，不伴有左室血夜流出受阻。肥厚型心肌病治疗目标是减轻症状，降低左室流出道压差，保留左室功能，以及延长生存期，临床上常用 β 受体阻滞剂降低心率及心肌耗氧量来改善心室充盈。

第二节　血压形成的机制及分类

一、血管的种类与功能

血管的主要功能是运输血液，从而保证各器官功能正常运行。

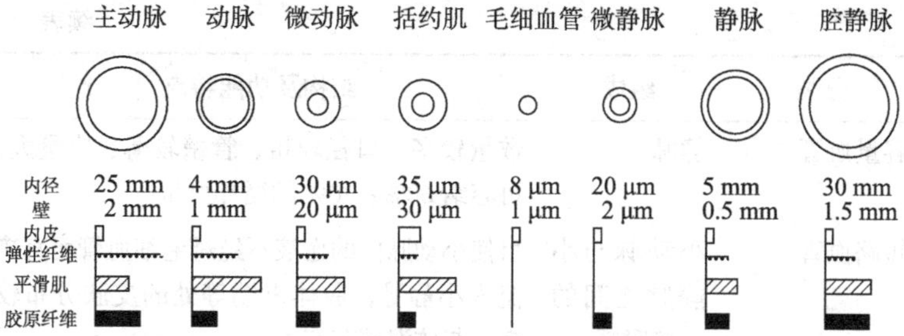

图 4-9　各类血管的内径、管壁厚度及管壁四种基本组织的相对比例示意图

血管包括动脉、毛细血管和静脉，各类血管因成分（图 4-9）及其在血管系统中所处的部位及结构不同，故具有不同的功能特点。从生理功能上可将血管分为弹性贮器血管、分配血管、阻力血管、交换血管、毛细血管前括约肌、容量血管和短路血管等（表 4-2）。

表 4-2　血管的分类及特点

分类	组成	结构及功能特点
弹性贮器血管	主动脉和肺动脉主干及最大分支	弹性纤维丰富、管壁厚，有较大的弹性及可扩张性，可缓冲血压的骤然变化，使间断血流转变为连续血流，有“外周心脏”作用。血压高、血流快
分配血管	中等大小动脉	平滑肌含量较高，将血液运送、分配至各器官组织。血压高、血流快
毛细血管前阻力血管	小动脉、微动脉	富含平滑肌，可调节局部血管的口径和血流阻力。血压高、血流快、阻力大
毛细血管前括约肌	真毛细血管起始部	平滑肌环绕，控制毛细血管的启闭，决定某一时间内毛细血管开放的数量
交换血管	真毛细血管	管壁薄（只有一层内皮细胞），通透性高，是血液和组织液间物质交换的场所。血压低，血流慢
毛细血管后阻力血管	微静脉	管径小，对血流有一定阻力，改变毛细血管压和体液在血管内和组织间隙内的分配情况

续表

分类	组成	结构及功能特点
容量血管	静脉	数量较多、口径较粗、管壁较薄、容量大，可容纳 60% ~ 70% 的循环血量
短路血管	小动脉与小静脉之间的直接联系	可使小动脉内的血液不经过毛细血管而直接流入小静脉，肢体末端等处的皮肤分布较多，与体温调节有关

二、血压

血压（blood pressure）是指血管内的血液对单位面积血管壁的侧压力，也即压强，其国际标准计量单位为帕（Pa）或千帕（kPa），生活中人们习惯用水银检压计来测量血压，单位是毫米汞柱（mmHg），1 mmHg = 0.133 kPa。形成血压的条件包括心脏射血、心血管系统中充盈的血液和外周阻力，其中外周阻力主要由小动脉和微动脉形成。如果不存在外周阻力，心室射出的血液将全部流向外周，不会引起对血管壁的侧压力。

1. 动脉血压和动脉脉搏

（1）动脉血压

动脉血压（arterial blood pressure）一般指主动脉血压，这是因为在大动脉中血压降落幅度较小，临床上常以肱动脉血压代表主动脉血压。动脉血压包括收缩压（systolic pressure）和舒张压（diastolic pressure），随着心室的收缩和舒张发生有规律的波动。收缩压又称为高压，是主动脉内血压在心室收缩射血时快速上升并达到最高值。舒张压又称低压，是心室舒张末期主动脉内的血压降为最低值。收缩压与舒张压之差，称为脉搏压，简称脉压（pulse pressure）。整个心动周期中各瞬间动脉血压的平均值，称为平均动脉压（mean arterial pressure）。由于心室收缩期比舒张期短，故平均动脉压值接近于舒张压，约等于舒张压加 1/3 脉压。

（2）动脉血压的测量方法

① 直接测量法：在动物实验中，将导管的一端直接插入动脉，另一端连接压力换能器来检测血压变化。此法能精确测出心动周期每一瞬间的血压数值，但因其具有一定的技术要求和创伤性，所以临床上难以普及。

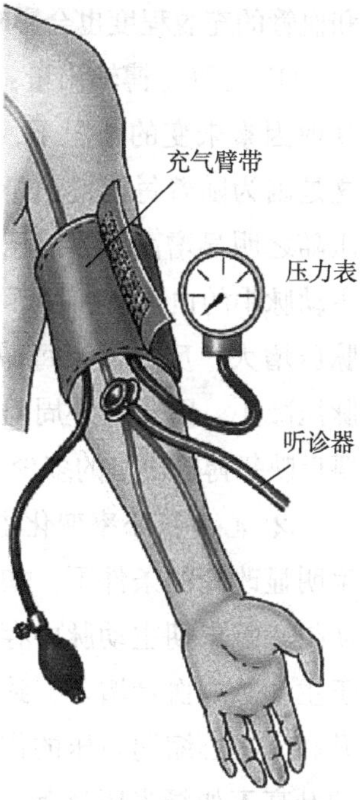

图 4–10 血压测量示意图

② 间接测量法：被测者可采取坐位或卧位进行（上臂的中点与心脏保持同一水平位）。待机体放松、呼吸平稳与情绪稳定后，将袖带裹于左上臂距肘窝 3 cm 上方处且松紧适度，之后在压脉带下方、肘窝上方找到肱动脉搏动处，将听诊器置于动脉上方（图 4–10）。随后向压脉带充气加压，同时注意倾听声音变化，在声音消失（压力升高后阻断了肱动脉血流）前再加压 30 mmHg，然后以每秒 2 ~ 3 mmHg 的速度缓慢放气，仔细倾听听诊器内血管音的一系列变化。声音先是从无到有、由低到高，而后突然变低，最后完全消失。当徐徐放气时，第一次听到的血管音（袖带内压力稍低于收缩压时，血流快速通过受压迫的肱动脉，形成湍流撞击血管壁而产生的声音，即 Korotkoff 音）代表收缩压。最后声音消失之前的血管音（袖带内压力等于或稍低于舒张压时，血管完全开放，血流恢复正常，听诊音消失）代表舒张压。

（3）影响动脉血压的因素

动脉血压的变化是综合因素作用的结果，由于心室射血和外周阻力是形成动脉血压的主要因素，因此凡是影响心输出量和外周阻力的因素都能影响动脉血压。此外，主动脉、大动脉的弹性和血管的充盈程度也会影响动脉血压。

① 心脏每搏输出量：心脏每搏输出量主要调节收缩压。假设其他因素未变的情况下，每搏输出量增加会引起动脉血压升高。这是因为随着每搏输出量增大，血管壁所受血液张力增大，收缩压随之明显增高。收缩压升高后血流加速，致使舒张期末存留于主动脉中的血量增加并不多，故舒张压升高不如收缩压升高明显，脉压增大。反之，当每搏输出量减少时，则主要使收缩压降低，脉压减小。因此在外周阻力和心率的变化不大时，收缩压高低主要反映每搏输出量的多少。

② 心率：心率变化主要影响舒张压的变化。在其他因素未发生明显改变的条件下，如果心率加快则会缩短心室舒张期，从而使得心舒末期主动脉中存留于的血量增多，导致舒张压升高。由于主动脉中血量增多，致使心缩期主动脉内血量也增加、心缩压升高。在心缩期高压的作用下，血流加速流向外周，因此收缩压的升高不如舒张压显著，脉压减小。反之，心率减慢时，舒张压降低的幅度比收缩压降低的幅度大，故脉压增大。

③ 外周阻力：外周阻力主要影响舒张压变化。当外周阻力增加时，收缩压和舒张压都有所升高。心舒期内血液流向外周的速度减慢，因而舒张压明显升高；心缩期内，在心室收缩的作用下仍有大量的血液流向外周，这就意味着收缩压虽升高，但并不明显。由此可见，舒张压主要反映外周阻力的大小。对于原发性高血压病人，主要是由于外周阻力过大使舒张压升高。

④ 主动脉和大动脉的弹性贮器作用：大动脉管壁的弹性贮器作用主要是缓冲动脉血压波动，即减小脉博压变化，该缓冲作用在短时间内不会有明显的变化。随着年龄的增加，血管壁中胶原纤维增生并逐渐取代平滑肌与弹性纤维，大动脉的弹性降低，导致血管壁可扩张性减小，因此，收缩压升高，舒张压降低，脉压增大。

⑤ 循环血量和血管容量的关系：在正常情况下，循环血量和血管系统容量相适应，血管系统有足够血液充盈，从而产生一定的循环系统平均充盈压，这是形成动脉血压的前提。失血后，循环血量明显减少，如果经神经体液调节，血管的收缩不能适应减少的血量，则血压下降；同样，如血量并无减少，而血管扩张致血管容量增大，血液仍不能充盈血管，血压也要下降。

以上对影响动脉血压的各种因素的讨论，都是在假设其他因素不变的前提下，分析某一因素变化时对动脉血压的影响。实际上，在整体内，某一因素的改变，往往导致其他因素的变化。因此，血压的变化往往是多种因素相互作用的综合结果。但总有一个因素可能是主要的。如过敏性休克时，血压下降的主要原因是血管扩张，体循环平均充盈压和外周阻力下降；急性心肌梗死时血压下降，主要是由于心输出量下降。因此，在某种生理情况下动脉血压的变化，往往是各种因素相互作用的综合结果。

血压因年龄、性别以及生理状态不同而有所不同。一般来说，幼年血压较低，随着年龄的增长，血压逐渐增高，到成年时血压都处于稳定状态。男性的血压比女性高；剧烈运动、情绪紧张时，血压明显升高；环境温度过低时血压稍有升高；反之，血压有所下降。

（4）动脉脉搏

当心室收缩射血时，动脉管腔随着动脉内压力的极速升高而迅速膨大；当心室舒张时，动脉压降低，动脉管弹性回缩并恢复原状。动脉管随着心室收缩和舒张而发生的这种周期性起伏，称为动脉脉搏，简称脉搏（arteril pulse）。脉搏起源于主动脉，靠动脉管壁的传播而做波形的扩布，用手指也可摸到身体浅表部位的动脉搏动。当脉搏波运行至微动脉末端时，由于沿途阻力的作用而逐渐减弱、消失。由于动脉脉搏与心输出量、动脉弹性、外周阻力、主动脉瓣功能等都有密切联系，因此脉搏可在一定程度上反映心脏、血管的功能状态。例如脉搏速率反映心室收缩频率、脉搏的节律反映心室收缩节律、脉搏的强弱相对反映每搏输出量的多少。

检查脉搏一般选择比较接近体表的动脉。中医通过分析脉搏部位（深、浅）、速率（快、慢）、强度（有力、无力）、节律（整齐与否、有无歇止）和形态等方面，来分辨疾病的原因、推断疾病的变化、识别病情的真假、判断疾病的预后等。

用脉搏描计器记录下来的脉搏波（图 4-11）可分为两支，一为上升支（anacrotic limb），波形较陡，中途无停顿，代表心室收缩时动脉管的骤然扩张；一为降支（catacrotic limb），波形缓慢下降，代表心舒期脉搏波的变化。在降支中途常有小波出现，此波为降中波（dicroticwave），降中波前有一个小凹，为降中峡（dicrotiz notch）。降中波和降中峡的出现是由于心室收缩结束后开始舒张，主动脉中的血液随着管壁的回弹反向流向心脏，并冲击已关闭的半月瓣形成的。在临床上，如先天性主动脉瓣关闭不全的心脏病病人，就没有降中波的出现。

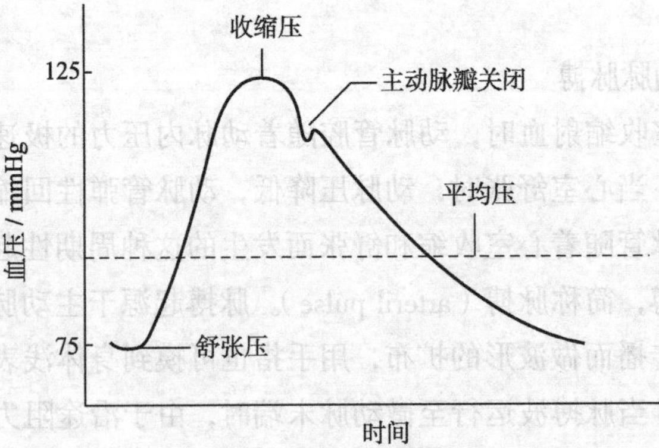

图 4-11　正常颈总动脉脉搏波形

（仿自 Widmaier 等，2003）

2. 静脉血压和静脉回心血量

（1）静脉血压

静脉血压可分为外周静脉压（peripheral venous pressure）和中心静脉压（central venous pressure）。前者是外周各器官静脉的血压；后者是胸腔内大静脉和右心房的血压，其高低取决于心脏的射血能力和静脉回心血量之间的相互关系。如果心脏射血能力较强，能及时地将回心血液射入动脉，中心静脉压就较低，反之中心静脉压就升高。另一方面，如果静脉回流加快，中心静脉压也会升高。当血量增加、全身静脉收缩或因微动脉舒张而使外周静脉压升高等情况，中心静脉压都会升高。可见中心静脉压是反映心血管功能的又一重要指标。

（2）静脉回心血量

静脉回心血量不仅取决于外周静脉压和中心静脉压之差，而且还受静脉对血流的阻力。影响静脉回流最主要的因素有：

① 循环系统平均充盈压：该指标主要反映血管系统内血液充盈程度。根据临床病例及实验数据得知，当循环系统平均充盈压升高时（例如血量增加或容量血管收缩），外周静脉压也随之升高，静脉回心血量同步增多。反之，在血量减少或容量血管舒张等情况下，体循环系统平均充盈压降低，静脉回心血量也相应减少。

② 心肌收缩力：心肌收缩力不仅影响心脏射血，而且也影响静脉血回心速度和血量。如果心肌收缩力强，射血分数就较大，心室内剩余血量减少，心舒期心室内压就较低，从而对心房和大静脉血液的抽吸力量增加，回心血量也随之增加；反之，心肌收缩力减弱，回心血量也随之下降。例如，右心衰竭时，由于右心室射血能力明显减弱，心舒期中血液淤积在右心房和大静脉，致使右心室内压较高和中心静脉压升高，回心血量减少。临床上，患者表现出颈外静脉怒张、肝充血肿大，下肢浮肿等体征。当左

心衰竭时，左心房压和肺静脉压升高，则引起肺循环高压，血液淤积于肺部，造成肺淤血和肺水肿。

③ 骨骼肌的挤压作用：骨骼肌收缩时可挤压肌肉内和肌肉间静脉，从而使静脉血回流加快；另一方面，因静脉内有静脉瓣膜存在，使静脉内的血液只能向心脏方向流动而不发生倒流。当机体腿部进行节律性舒缩活动时（如跑步、走路），骨骼肌和静脉瓣膜共同对静脉回流起着“泵”的作用，称为“静脉泵”或“肌肉泵”。当肌肉收缩时，将静脉内血液挤向心脏，当肌肉舒张时，静脉内压力下降，有利于毛细血管内血液流入静脉。正常人长时间站立（如教师）或处于坐位（如出租车司机）时，由于下肢静脉缺乏肌肉挤压导致血液淤积，从而出现下肢水肿的现象。

④ 体位改变：静脉血回流速度可因体位改变而出现明显改变。这是因为静脉血管管壁薄，血管的可扩张性大，受重力的影响较大。卧位时静脉血回流容易，而站立位时心脏以下的容量血管易扩张，可容纳更多血液，使得回心血量减少。正常情况下，这些变化可通过神经、体液和自身调节方式，使血管收缩、心率增快、动脉血压及时恢复。如果是体弱多病老人或长期卧床病人，从平卧位突然转向站位时，则可能会出现昏厥现象。这是因为此类人群的静脉管壁紧张性较低、可扩张性较大，同时腹壁肌和骨骼肌收缩力减弱，从而导致肌肉对静脉的挤压作用减弱，大量血液积滞在下肢，回心血量过少而发生昏厥。

⑤ 呼吸运动：呼吸运动也会影响静脉回心血量，这是因为胸膜腔负压的原因。吸气时，胸腔容积增大、胸腔负压进一步增大，使胸腔内的大静脉和右心房更加扩张，有利于外周静脉血回流入右心房。同时，由于吸气时膈肌的后退，能压迫腹腔内脏血管而使腹腔内静脉血回流加快。可见，吸气动作对静脉回流也起着“抽吸”的作用。然而，呼气时胸腔负压减少，外周静脉血回心血量也相应减少。因此，呼吸运动通过“呼吸泵”的方式调节静脉

血液回流。

三、微循环与组织液

微循环（microcirculation）是指微动脉和微静脉之间的血液循环，微循环是实现血液和组织液之间物质交换的部分。此外，在微循环处通过组织液的生成和回流影响体液在血管内外的分布。

1. 微循环的组成

由微动脉流来的血流经过毛细管网之后，汇于微静脉。因此微动脉、毛细血管和微静脉一起构成了微循环（图4-12）。微循环的结构因器官组织不同而有所差异，典型的微循环的主要包括：微动脉、后微动脉、毛细血管前括约肌、真毛细血管、通血毛细血管、后微静脉、微静脉和动静脉吻合支等。

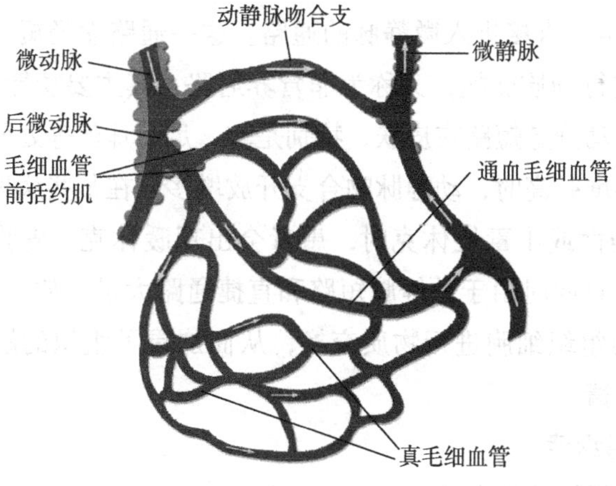

图4-12　微循环模式图

2. 微循环的血流通路

（1）迂回通路（circuitous channel）

迂回通路指血液由微动脉流经后微动脉、毛细血管前括约肌和真毛细血管网后，由微静脉流出。此通路中的真毛细血管，数量众多、迂回曲折、互相连通、交织成网，而且血管壁通透性好。血液流过此处时速度缓慢，有利于物质交换，故又称营养通路（nutrition channel）。

（2）直捷通路（thoroughfare channel）

指血液从微动脉（arteriole）流经后微动脉（metarteriole）和通血毛细血管（thoroughfare channel）后，由微静脉（venule）流出。这一通路常见于骨骼肌，其特点是经常处于开放状态，并因血管口径较大、弯曲较少、阻力小，所以血流快。该通路的主要功能是使一部分血液通过此通路快速流入静脉，从而避免血液过多地滞留在微循环内，保证静脉回心血量。另外，这类通路也有少量的物质交换。

（3）动静脉短路（arteriovenous shunt）

动静脉短路指血液由微动脉经动静脉吻合支（arteriovenous anastomosis）直接进入微静脉的通路。这一通路途径短、血流快，完全不进行物质交换，又称为非营养通路，其主要功能是参与体温调节。动静脉短路在皮肤，特别是掌、足、耳郭等处分布较多。当环境温度升高时，动静脉吻合支开放增多。在某些病理状态下，例如感染性或中毒性休克时，患者会出现暖休克（皮肤较温暖）现象，而且此时由于动静脉短路和直捷通路大量开放，大量的血液并未与组织细胞进行物质交换，从而加重了组织的缺氧状况，加重了病情。

3. 组织液

（1）组织液的生成

组织液是血浆经毛细血管壁滤过形成，并存在于组织细胞间隙中，其中各种离子成份与血浆相同，而且血浆蛋白含量相对较低。组织液是细胞赖以生存的内环境，其滤过动力取决于以下4个因素：毛细血管血压、组织液静水压、血浆胶体渗透压和组织液胶体渗透压（图4–13）。毛细血管血压和组织液胶体渗透

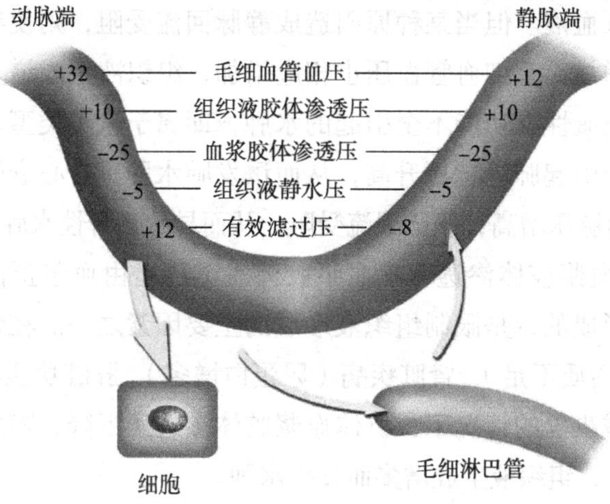

图 4-13　组织液生成与回流示意图

压是促进液体由毛细血管内向血管外滤过的力量，而血浆胶体渗透压和组织液静水压则是促进将液体自毛细血管外重吸收进入血管内的力量。生理学中将滤过力与吸收力之差，称为有效滤过压（effective filtration pressure），其关系可用下列公式表示：

有效滤过压 =（毛细血管血压 + 组织液胶体渗透压）-（血浆胶体渗透压 + 组织液静水压）

（2）影响组织液生成的因素

在正常情况下，机体中组织液生成和回流不断交替，保持动态平衡，故血量和组织液总量能维持相对稳定的状态。如果这种动态平衡遭到破坏使得组织液生成过多或重吸收减少，则组织间隙中就有过多的液体潴留而形成组织水肿。任何影响有效滤过压及毛细血管壁通透性变化的因素，都可以影响组织液的生成。

① 毛细血管血压：毛细血管血压的高低取决于毛细血管后阻力和前阻力的比值。当机体组织代谢水平增高时微动脉舒张，导致毛细血管前阻力降低，毛细血管后 / 前阻力比值增加，从而使得毛细血管血压升高，组织液生成增多，而多余的组织液则由淋巴

管回收入血液。但当某种原因造成静脉回流受阻，则使毛细血管后阻力增加，毛细血管血压也相应增加，组织液生成增多而形成水肿。充血性心功能不全引起的水肿，即属于这种类型。左心功能不全会引起肺静脉压升高，从而诱发肺水肿；右心衰竭可引起体循环静脉压增高，静脉回流受阻，从而导致全身性水肿。

② 血浆胶体渗透压：血浆胶体渗透压是由血浆蛋白尤其是白蛋白形成的，是限制组织液形成的主要因素之一。在营养不良（摄入蛋白质不足）、肾脏疾病（尿蛋白增多）、肝脏功能异常（合成蛋白减少）的情况下，机体血浆胶体渗透压下降，随之有效滤过压增大、组织液生成增多而发生水肿。

③ 淋巴回流：从毛细血管过滤出的液体，约10%将经淋巴管回流入血液，因此淋巴回流是否受阻可直接影响组织液的重吸收。对于丝虫病患者，其淋巴管被堵塞使得淋巴回流受阻，从而引起淋巴液滞留于组织间隙形成淋巴水肿。

④ 毛细血管壁的通透性：正常情况下，只有极少量的血浆蛋白滤入组织间隙（这些滤入组织间隙的蛋白质经淋巴液回流入血液），从而维持正常的血浆胶体渗透压。但在烧伤、感染或过敏等情况下，毛细血管壁的通透性异常升高导致部分血浆蛋白进入组织液，使得血浆胶体渗透压下降、组织液胶体渗透压升高，有效滤过压增大，结果导致织液生成增多而出现水肿。

四、与血管相关典型病例

1. 动脉粥样硬化

动脉粥样硬化是动脉及其分支的动脉管壁内膜及内膜下有脂质积聚（以胆固醇和胆固醇脂为主），形成黄色或灰黄色、呈粥样物质的斑块的疾病，同时可能伴有中层平滑肌细胞移行至内膜下、并增殖使其增厚。动脉粥样硬化在人体不同部位都有可能发生，临床上常见于脑动脉、主动脉、冠状动脉、颈动脉和肾动脉等。该病与高血压、高血脂、吸烟、糖尿病、肥胖、遗传因素、性别和年龄等因素密切相关。多个研究发现，冠状动脉及颈动脉粥样硬化与易感基因的多态性有关。值得注意的是，大动脉粥样硬化型脑梗死是脑梗死重要的病因，占20%～40%；而冠状动脉发生粥样硬化后，可能会出现冠状动脉血液供应急剧减少或中断，从而使得心肌会因急性缺血导致心肌坏死（冠状动脉中断供血20～30 min后，心肌细胞就会出现坏死现象，如持续时间更久则呈现凝固性坏死，并发生心肌溶解，从而形成肌溶灶）。

2. 血压异常

正常人的血压随内外环境变化在一定范围内波动。在安静状态下，我国健康成年人的收缩压为90～120 mmHg，舒张压为60～80 mmHg，脉压为30～40 mmHg。高血压是一种多发的慢性病，也是心脑血管病最主要的危险因素。根据2017年美国心脏协会/美国心脏病学会（AHA/ACC）相关规定，当收缩压在120～129 mmHg之间或舒张压在80～90 mmHg之间，被视为血压升高；当收缩压＞130 mmHg，舒张压≥80 mmHg则为高血压。高血压病在我国发病率高，而知晓率、治疗率及控制率较低。高血压可分为原发性和继发性两种，前者多归因于遗传因素，后者则由某些疾病，如肾脏病、肾动脉狭窄、原发性醛固酮增多症或嗜铬细胞瘤等引起。

对于低血压，目前尚无统一标准，一般将收缩压＜90 mmHg或舒张压＜60 mmHg划为低血压。低血压根据病因可分为生理性和病理性低血压；根据发病形式可分为急性和慢性低血压。生理性低血压一般发生于部分健康人群中，除血压偏低外并无其他异常现象。病理性低血压可分为原发性低血压和继发性低血压两种，前者多见于体质瘦弱的老人或女性等，后者则是由一些疾病，如大出血、急性心肌梗死、严重创伤、感染或过敏等原因所引起。此外，一些人可能会因体位发生改变（卧位或蹲位迅速改为站位）

而出现头昏、头晕、视力模糊、乏力、恶心、认识功能障碍和心悸等症状，这是因为发生了体位性低血压而导致的。这种现象的发生是由于体位的迅速该病，从而使得收缩压下降 > 20 mmHg 或舒张压下降 > 10 mmHg，同时伴有低灌注的现象，这类低血压称为体位性低血压，临床上往往表现为一过性。

3. 静脉曲张

人体静脉的主要功能是将血液运回至心脏，而这一过程是在“静脉瓣膜”的作用下实现的。当某些病理因素导致瓣膜发生关闭不全，则会使得血液倒流、淤滞，从而引起静脉压力增加，出现静脉迂曲、扩张等现象。除了脉瓣膜功能不全外，有些静脉曲张也会由其他疾病引起，如心脏病、下肢深静脉血栓形成后综合征、下肢动静脉瘘、静脉畸形骨肥大综合征等。身体多个部位的静脉均可发生曲张，如小腿、精索静脉、食管胃底及腹壁静脉等；此外，痔疮也属于静脉曲张。静脉曲张易发生于长时间站立工作的人群，如交通警察、教师或厨师等。此外，长期久坐的工作人员、肥胖者及孕妇都容易罹患此类疾病。据统计，下肢静脉曲张在欧美国家的发病率高达 20%～40%，而在我国约为 10%。

思考题

1. 心肌细胞兴奋性的周期变化有何意义？
2. 为什么长期站立过久可造成下肢水肿？
3. 机体是如何维持血压稳定的？

数字课程学习

教学视频　教学课件　在线自测　思考题解析

（张　成）

第五章

呼　吸

呼吸（respiration）是机体与外界环境之间的气体交换过程。在新陈代谢过程中，机体通过细胞线粒体氧化分解营养分子（如单糖、氨基酸、脂肪酸），为机体组织细胞的活动提供能量来源，并在不断消耗 O_2 的过程中又产生大量 CO_2。由于 O_2 和 CO_2 不能够在体内大量储存，机体必须不断从外界环境中摄入 O_2，并及时排出 CO_2，才能维持内环境稳态。一旦呼吸停止，代谢活动即将中断，生命亦将终结。因此，呼吸是维持人体正常新陈代谢和基本生命活动不可或缺的关键元素。

呼吸包括外呼吸、气体运输及内呼吸三个连续过程（图 5-1）。外呼吸（external respiration）包括肺泡与外界环境（肺通气）、肺泡与肺毛细血管之间（肺换气）的气体交换过程，亦称肺呼吸；内呼吸（internal respiration）是指机体细胞与其周边的毛细血管之间的气体交换过程，又称组织呼吸；气体的运输则是连接外呼吸与内呼吸的纽带与桥梁，是指 O_2 和 CO_2 在血液中的运输。上述三个环节在呼吸过程中同时开展、协作运行，且与机体血液循环紧密衔接，从而保证机体细胞及时获取 O_2 同时排出 CO_2，满足生命活动的需求。呼吸实现的根本动力是呼吸运动（respiratory movement），呼吸运动受到了中枢神经系统的随意性和自主性双重调节，可以有效的适应外界环境的变化以满足机体自身的代谢需求。

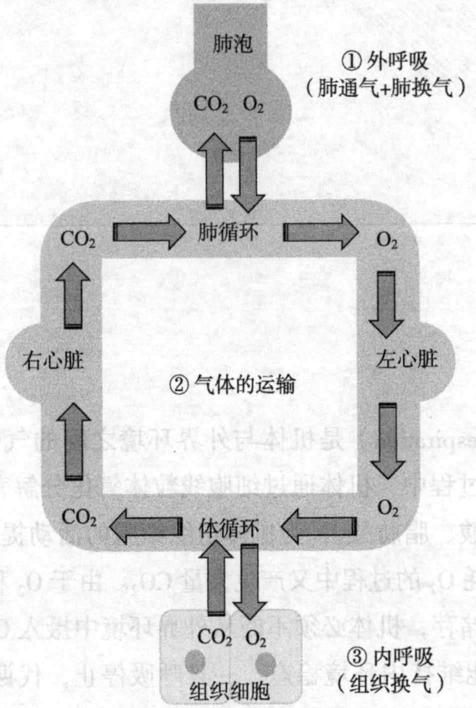

图 5–1　呼吸全过程

（仿自 Widmaier 等，2019）

第一节　呼吸器官

呼吸全过程的实现有赖于呼吸系统（respiratory system）的完整性。呼吸系统是机体内与呼吸相关的一系列组织器官的总称，包括鼻、咽、喉、气管、支气管、肺以及胸廓组织等。其中，肺是人体最为重要的呼吸器官，肺功能异常将直接危害呼吸健康甚至威胁生命。

一、呼吸道

呼吸道是气体进出肺部的通道，由口、鼻、咽、喉、气管、支气管和各级细支气管联合构成。临床上，口、鼻、咽、喉所构成的呼吸道统称为“上呼吸道”，而气管、支气管和各级细支气管所构成的呼吸道统称为“下呼吸道”。下呼吸道的形态结构自上而下形成众多分支，犹如一颗倒置的树，通常被称为“呼吸树”；类似的，从支气管到末梢细支气管的分支管道则称为“支气管树”。在人体中，如果将气管为假设为0级，主支气管为1级，以此类推，则到达肺泡囊时共分为23级。随着气道分支数目成倍的增加，气道口径逐级变小，但因为呼吸道总横截面积逐级增大，导致气流阻力并未增加反而呈逐级递减趋势。由于呼吸道仅是单纯的气体出入通道，并无气体交换功能；但其管壁平滑肌和官腔内黏膜具有调节气道阻力和重要的保护功能（图5–2）。

1. 呼吸道平滑肌及气道阻力调节

呼吸道平滑肌可接受交感神经和副交感神经的双重支配：交感神经兴奋时，引起气管和细支气管平滑肌舒张，气道阻力减小；迷走神经兴奋时，引起气管和细支气管平滑肌收缩，气道阻力增加。此外，呼吸道平滑肌还受到一些体液因素和化学因素的影响，如机体内的组胺、5–羟色胺、缓激肽、前列腺素等均可影响呼吸道平滑肌的舒缩活动；强烈的化学性刺激亦可反射性的引起气管和支气管的平滑肌收缩，甚至痉挛。

2. 呼吸道黏膜及保护功能

鼻腔是呼吸系统的起始器官，气体进入机体的第一道大门，通常情况下，直径大于30 ~ 50 μm的颗粒物是进入不了呼吸道的。鼻腔内覆有鼻毛且可以分泌黏液粘附吸入空气内的异物颗粒（如病毒、尘埃和其他杂质微粒，直径5 ~ 10 μm），起着清洁过滤作用。鼻腔下行是咽部，鼻咽部黏膜下有丰富的毛细血管网分布，可对外界进入的气体进行加温和湿润，起到保护肺组织的作用。在下呼吸道，气管和支气管树的黏膜都覆盖着假复层纤毛柱状上皮，其中夹有杯状细胞，呼吸道内的纤毛平时向咽部摆动，可将

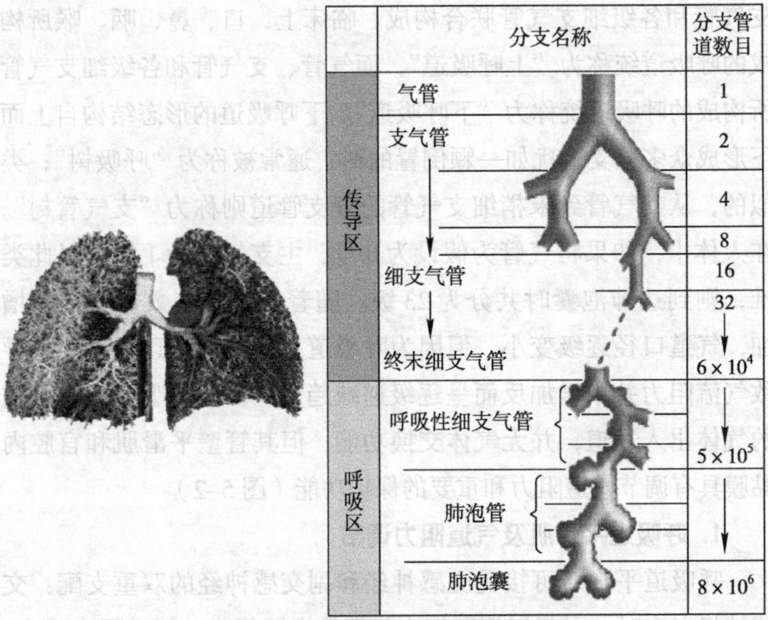

图 5–2 呼吸树及支气管树的分级

（仿自 Barrett 等，2019）

异物推送至咽喉部，借助咳嗽排出体外或者吞咽进入消化道，最终使得洁净的气体进入肺泡。研究发现，直径 2 ~ 5 μm 的颗粒物可以沉积在支气管黏膜中。更细微的异物颗粒或细菌有可能通过上述过滤环节进入呼吸性的细支气管、肺泡管甚至于肺泡中（第十七级细支气管至肺泡末端），但由于此段呼吸道中含有巨噬细胞，可以将进入的异物吞噬清除。

除了上述保护功能之外，呼吸道黏膜还可分泌免疫球蛋白和其他保护性物质，有助于防止感染和维持黏膜的完整性。此外，呼吸道黏膜还含有各种感受器，可以感受刺激性或者有害气体和异物的刺激，引发咳嗽、喷嚏等保护性反射，从而将异物颗粒排出体外，进一步对肺起到保护作用。据估算，一个矿工一生中吸入的粉尘约 6 kg，但在其生命终点时肺中沉积的粉尘仅有

60～80 g，可见呼吸道黏膜对肺部健康的维持十分重要。

二、肺泡

人体的肺位于胸腔左右两侧，是由肺泡、血管、淋巴管、神经等组成的实质性器官。肺泡是肺部气体交换的主要部位，也是肺的基本功能单位，其形态是半球状囊泡。在成年人体中，两侧肺叶的肺泡总数可达 3～5 亿个，其总面积近 100 m^2，为气体交换提供了巨大的表面积。肺泡壁由一薄层扁平上皮和少量网状弹性纤维构成，无平滑肌细胞。肺泡壁上皮细胞可分三种类型：①扁平状的Ⅰ型上皮细胞，它们连接成薄膜状，覆盖肺泡表面高达 97%。②圆形或立方形的Ⅱ型上皮细胞，具有分泌功能，合成和分泌肺泡表面的活性物质；Ⅱ型细胞的数量与Ⅰ型上皮细胞类似，但是仅覆盖很小的肺泡表面。③刷状的Ⅲ型上皮细胞，胞体呈立方形，有短小的微绒毛，功能尚不清楚。肺泡与肺泡之间的组织结构称为肺泡隔，内有丰富的毛细血管网、弹性纤维及少量的胶原纤维等，使肺具有一定的弹性（图 5-3）。

三、其他呼吸辅助器官

除了呼吸道和肺，呼吸过程的完成还依赖于胸廓、胸膜、肋骨以及呼吸肌等辅助呼吸器官。胸廓是由胸骨、肋骨、锁骨、脊椎等骨骼以及其间的肌肉、结缔组织等封闭而成的结构。胸廓顶端由肌肉和结缔组织连接于颈部，底端由膈肌将其与腹腔隔离，从而形成一个封闭的腔室结构，称为胸腔。

胸腔内含有肺、心脏、血管、神经等组织。在人体，左右两侧肺与胸廓侧壁之间存在着一个特殊的腔室结构，称为胸膜腔（pleural sac）。它是由两个单细胞层薄膜封闭而成的潜在腔室，其紧贴肺一侧的膜称为胸膜脏层，紧贴于胸壁一侧的膜称为胸膜壁层。两层胸膜虽极为接近，但彼此并不接触，它们之间由极薄的

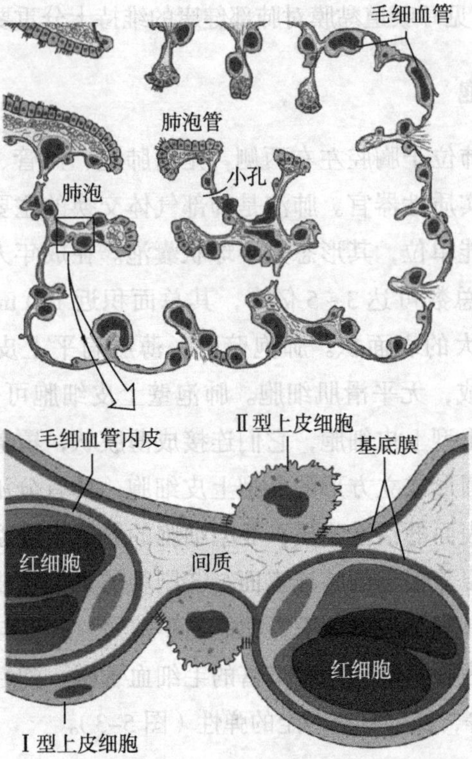

图 5–3 肺泡及其上皮细胞

（改自 Widmaier 等，2019）

液体层隔开。胸膜腔内的薄层液体起到起润滑作用，可减少呼吸运动时两层胸膜之间的摩擦。此外，在液体分子内聚力的作用下，两层胸膜保持紧贴状态，不会因胸廓扩大或肺的回缩而分离，正如两块平面玻璃板间滴入一滴水所形成的牢固粘附作用。因为胸膜腔的存在，胸廓扩张时，胸壁对肺产生牵引作用，使肺随之扩大。此外，胸廓侧壁中呼吸肌直接影响呼吸运动，呼吸肌的舒张与收缩可以引起胸廓有节律的扩大与缩小，胸廓改变带动了肺的大小变化，促使呼吸运动的发生。

第二节 肺 通 气

肺通气（pulmonary ventilation）和肺换气（pulmonary gas exchange）是外呼吸的两个重要构成环节。在基础生理状态下，成年人每分钟呼吸12～15次，每次呼吸空气约500 mL，这意味着一个成年人每分钟通气量为6～8 L。肺通气的实现离不开气体在呼吸道的流动，而控制该过程的关键是呼吸运动。气体进出肺部与否取决于肺通气的动力与肺通气阻力间的相互作用。因此，肺通气量主要取决于呼吸运动的频率和强度，此外也受到呼吸道内气体流动阻力的影响。

一、肺通气的动力

按照物理学原理，气体总是从压力高的地方向压力低的地方流动。因此，肺泡内气体与外界大气的压力差是实现肺通气的直接动力。在一定的海拔高度，外界大气的压力是相对恒定的，肺泡内气体压力的变化将直接影响肺内气体的进出。肺泡内气体的压力又被称为肺内压（intrapulmonary pressure），其大小随着肺泡的扩张和缩小而发生改变。由于肺本身不具备主动收缩能力，它的扩张与缩小依赖于胸廓的节律性舒张与收缩运动。可见，胸廓不仅具有容纳和保护气道和肺的功能，而且还可以通过呼吸肌的运动为肺通气提供原动力。

1. 呼吸运动

呼吸运动（respiratory movement）是指呼吸肌的收缩和舒张引起的胸廓节律性的扩张和缩小的运动。引起胸廓扩张的运动称为吸气运动（inspiratory movement），引起胸廓缩小的运动称为呼气运动（expiratory movement），唯有呼吸运动才能使肺实现通气功能。

根据呼吸肌活动的强度及胸腹部起伏变化的程度，呼吸运动可分为胸式呼吸（thoracic breathing）、腹式呼吸（abdominal breathing）以及胸腹式呼吸。胸式呼吸表现为胸部起伏较为明显，主要是由肋间外肌舒缩引起肋骨和胸骨运动进而产生的胸部变化特征。腹式呼吸表现为腹壁起伏明显，主要是由膈肌舒缩引起腹部内脏移位而引起的。如果吸气时肋间外肌和膈肌都同等程度地参加收缩，胸壁和腹壁的运动都比较明显，这种呼吸形式就称为混合式呼吸。在正常情况下，成人的呼吸运动都呈胸腹混合式呼吸，可能其中某种呼吸形式占主导地位，但基本不存在单一形式的呼吸方式。只有在胸壁或腹壁的运动受到限制时，才出现较明显的胸式或腹式呼吸。例如妊娠晚期的女性、腹腔巨大肿块的患者等会因为膈肌运动受限，而出现单一形式的胸式呼吸；胸膜炎、胸腔受损的患者等则因为胸廓运动受限会出现单一形式的腹式呼吸。根据呼吸用力的程度不同，呼吸运动还可分为平静呼吸和用力呼吸。

2. 胸膜腔负压

在呼吸过程中，肺之所以会随着胸廓运动而运动，除了肺本身的扩张性因素之外，肺与胸廓之间的胸膜腔也是关键影响因素。如前文介绍，胸膜腔是一个密闭的潜在的腔隙，其内含有薄层液体，不但能起润滑作用，而且可以使两层胸膜保持紧贴状态，不会因胸廓扩大或肺的回缩而分开。胸膜腔内的压力称为胸膜腔内压（intrapleural pressure）。无论是吸气还是呼气状态，胸膜腔内压始终低于大气压。若将大气压视为零，则胸膜腔压力为负值，呈现负压状态。

胸膜腔负压的直接来源是肺的回缩力。在一定限度内，肺越扩张，它的回缩力就越大，胸内负压的绝对值也就越大。也正是因为胸膜腔内的负压的存在，才使得肺始终处于扩张状态，并能够随着胸廓的运动而运动。如果胸膜腔破损，空气进入，胸膜腔内压等于大气压，在肺回缩力的作用下，肺泡将发生萎缩，即发生肺不张的现象（图 5-4）。

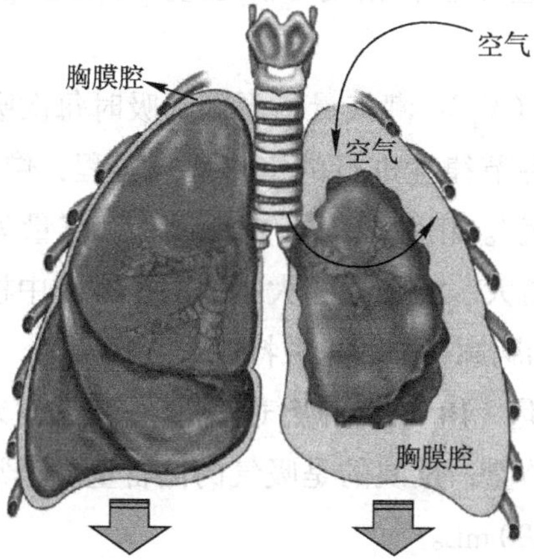

图 5-4 胸膜腔与肺不张

（改自 Widmaier 等，2019）

二、肺通气的阻力

肺通气过程中所遇到的阻力称为肺通气阻力，可分为弹性阻力和非弹性阻力两大类。弹性阻力约占总阻力的 70%，包括胸壁弹性阻力和肺弹性阻力；肺弹性阻力是由弹性纤维的回位和肺泡表面张力构成。非弹性阻力约占总阻力的 30%，包含气道阻力和组织粘滞阻力。

三、肺通气功能的评价

1. 肺容积和肺容量

（1）肺容积

肺容积（pulmonary volume）是指肺内气体的容积。在呼吸运动过程中，肺容积可分为潮气量（tidal volume，V_T）、补吸气量（inspiratory reserve volume，IRV）、补呼气量（expiratory reserve volume，ERV）和余气量（residual volume，RV）四种类型，它们互不重叠，叠加总和相当于肺总量（total lung capacity，TLC）（图 5–5）。

① 潮气量（V_T）：潮气量指平静呼吸时每次吸入或呼出的气体量。由于这种节律性进行的定量通气过程，像潮涨潮落一样，故得其名“潮气”。正常成人平静呼吸时潮气量为 400～600 mL，运动时潮气量增大。潮气量的大小取决于呼吸中枢所控制的呼吸肌收缩的强度和胸廓、肺的机械特性。

② 补吸气量（IRV）：补吸气量指在平静吸气末，尽最大能力所能吸入的气体量，反映的是吸气的储备量。正常成人的补吸气量为 1 500～2 000 mL。

③ 补呼气量（ERV）：补呼气量指在平静呼气末，尽最大能力所能呼气所能呼出的气体量，反映的是呼气的储备量。正常成人补呼气量为 900～1 200 mL。不同个体、不同体位均会影响补呼气量的大小。

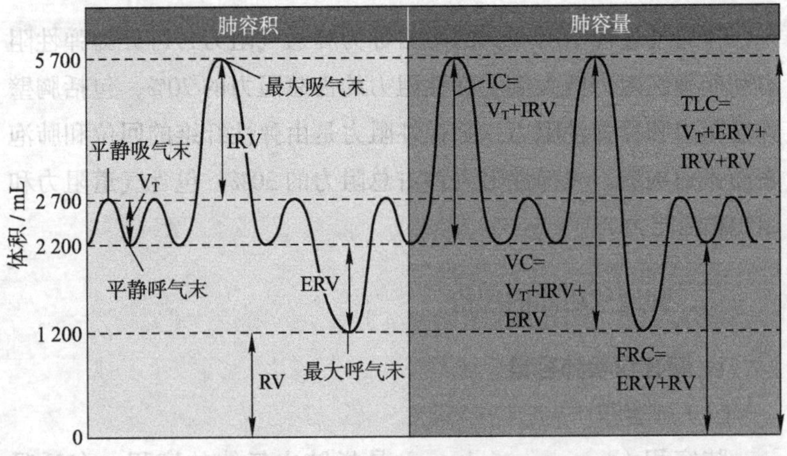

图 5–5 肺容积与肺容量示意图

（引自 Moyes 等，2014）

④ 余气量（RV）：余气量指最大呼气末存留于肺中不能再被呼出的气体量，又称“残气量”。正常成人的余气量为 1 000～1 500 mL。余气量的生理意义是避免肺泡在低肺容积条件下发生塌陷。

（2）肺容量（pulmonary capacity）

肺容量是指基本肺容积中两项或两项以上的联合气体量，包括深吸气量（inspiratory capacity，IC）、功能余气量（functional residual capacity，FRC）、肺活量（vital capacity，VC）和肺总量（TLC）（图 5–5）。

① 深吸气量（IC）：深吸气量是指从平静呼气末做吸气运动所能吸入的最大气体量，相当于潮气量和补吸气量之和。深吸气量是衡量最大通气潜力的一个重要指标，在一些疾病如胸廓、胸膜、肺组织和呼吸肌等的病变条件下，深吸气量减少，最大通气潜力降低。

② 功能余气量（FRC）：功能余气量是指平静呼气末肺内存留的气量，是余气量和补呼气量之和，又称“功能残气量”。功能余气量具有缓冲呼吸过程中肺内 O_2 分压和 CO_2 分压的功能。在功能余气量的缓冲作用下，吸气时肺内 O_2 分压不会突然升的太高，CO_2 分压不会降得太低；呼气时的气体分压状况正好相反。因此，肺泡内气体和动脉管内的血液的 O_2 分压和 CO_2 分压不会随呼吸而发生大幅度的波动，以利于气体交换。在生理条件下，正常成人的功能余气量约为 2 500 mL。

③ 肺活量（VC）：肺活量是指在最大吸气后，用力呼气所能呼出的最大气量，它是潮气量、补吸气量和补呼气量之和。肺活量有较大的个体差异，与躯体的大小、性别、年龄、体征、呼吸肌强弱等因素均有关。正常成年男性的平均肺活量约为 3 500 mL，而女性约为 2 500 mL。

④ 肺总量（TLC）：肺总量是指肺所能容纳的最大气量，它是

肺活量和余气量之和。肺总量的大小会受到性别、年龄、运动情况及体位等因素的影响。正常成年男性平均肺总量约为 5 000 mL，而女性约为 3 500 mL。

2. 肺通气量和肺泡通气量

（1）肺通气量

肺通气量（pulmonary ventilation）是指单位时间内吸入或呼出的气体量，随着机体内外环境的变化会发生改变，因此比肺总量能更好地反映肺的通气功能。每分通气量是呼吸频率与潮气量的乘积，即：每分通气量 = 潮气量 × 呼吸频率。正常成年人的最大通气量可超过 100 L/min。

（2）肺泡通气量

在正常的通气过程中，人体每次吸入的气体并非完全进入肺泡内进行气体交换，有一部分气体留在鼻或口至终末细支气管之间的呼吸道内，不能参与肺泡和血液之间的气体交换，此段呼吸道容积称为解剖无效腔（anatomical dead space）或死腔。此外，进人肺泡内的气体，也可因血流在肺内分布不均而未能全部进入血液实现气体交换，这些未能发生气体交换的肺泡容量称为肺泡无效腔（alveolar dead space）。肺泡无效腔与解剖无效腔一起合称生理无效腔（physiological dead space）。正常人的肺泡无效腔很小，可忽略不计，因此正常情况下生理无效腔与解剖无效腔容量大致相等。

由于无效腔的存在，人体每次吸入的新鲜空气不能全部到达肺泡与血液进行气体交换。所以，真正有效的气体交换量应以肺泡通气量（alveolar ventilation）为准，它是指每分钟吸入肺泡的新鲜空气量，即：肺泡通气量=（潮气量 – 无效腔气量）× 呼吸频率。潮气量和呼吸频率的变化对肺通气量和肺泡通气量影响不同。如表 5–1 所示，在潮气量减半 / 呼吸频率加倍或潮气量加倍 / 呼吸频率减半的时候，肺通气量保持不变，但肺泡通气量却发生了明显的变化。可见，从肺泡气更新效率来看，适度的深而慢的呼吸可使肺泡通气量增大，肺泡气更新率加大，比浅而快的呼吸更有利于气体交换。

表 5–1　不同呼吸频率和潮气量时的肺通气量和肺泡通气量

呼吸频率 /（次·min^{-1}）	潮气量 /mL	肺通气量 /（mL·min^{-1}）	肺泡通气量 /（mL·min^{-1}）
16	500	8 000	5 600
8	1 000	8 000	6 800
32	250	8 000	3 200

第三节　气体的交换及运输

气体交换包括肺换气（外呼吸环节之一）和组织换气（内呼吸）两部分。

一、气体交换

新鲜空气通过呼吸运动进入到肺泡，穿过呼吸膜，与肺泡毛细血管中的血液进行气体交换，即完成了肺换气。随后，气体分子会随着血液运输，到达靶组织部位，与组织细胞之间进行气体交换，即完成了组织换气。无论是在肺换气还是组织换气环节，气体分子均是以单纯扩散的方式进行气体交换的。

根据气体扩散原理，决定气体扩散方向和扩散速度的首要因素是分压差，气体会从压力高处向压力低处移动，最终达到平衡。肺换气和组织换气之所以能够发生，关键在于 O_2 与 CO_2 在肺泡气与肺毛细血管血液之间、血液与气体组织液之间存在着分压差，具体见表 5–2。

1. 肺换气

通过呼吸运动，新鲜空气不断进入肺泡，肺泡内 O_2 分压总是

表 5-2 标准大气压下机体各部分气体的含量和分压

机体各部分	气体含量 / (mL · 100 mL^{-1})		分压 /mmHg	
	O_2	CO_2	O_2	CO_2
肺泡气	14.4	5.6	103	40
动脉血	19.0	48.5	100	40
组织	—	—	20~40	46~55
静脉血	14.4	52.5	40	46

高于其在肺毛细血管血液内的分压，O_2 由肺泡扩散进入肺毛细血管内的血液；相反的，肺泡内 CO_2 分压低于其在肺毛细血管血液中的分压，CO_2 由肺毛细血管血液扩散进入肺内。O_2 与 CO_2 扩散极为迅速，仅需 0.3 s。通常情况下，血液流经肺毛细血管所需的时间为 0.7 s，所以当血液流经肺毛细血管全程的 1/2 时，气体交换就已经完成，静脉血已经转变为动脉血，可见肺的换气潜能很大。

2. 组织换气

机体组织细胞与体液循环血液间的气体交换过程，与肺换气原理基本相似。由于组织细胞的新陈代谢不断消耗 O_2，并产生 CO_2，所以组织内 O_2 分压低于其在动脉血中的分压，反之，组织内 CO_2 分压高于其在动脉血内的分压。因此，O_2 便顺着分压差由血液向组织细胞扩散，CO_2 则由组织细胞向血液扩散，从而完成组织换气。经过组织换气过程，组织细胞得到 O_2，排出 CO_2，排出的 CO_2 经血液循环运送至肺而排出体外；而动脉血失去 O_2 同时得到 CO_2，动脉血转变为静脉血。

另外，气体的交换还涉及到气体在液体中的溶解度。根据气体扩散规律，气体分子扩散速度与溶解度成正比，与分子量平方根成反比。因此，从表 5-3 可以看出，CO_2 在血浆中的溶解度约为

O_2 的 24 倍，而 CO_2 与 O_2 的分子量平方根之比为 1.14∶1。因此，在等分压差的情况下，CO_2 的扩散速度约为 O_2 的 20 倍。

表 5–3 O_2 和 CO_2 在水、血浆及全血中的溶解度

气体	水 /mL	血浆 /mL	全血 /mL
O_2	2.386	2.14	2.36
CO_2	56.7	51.5	48.0

二、气体在血液中的运输

气体在血液中的运输是实现气体交换的重要中间环节。血液运输气体主要有两种形式：一是物理溶解，二是化学结合。在呼吸过程中，O_2 或 CO_2 由肺泡或组织细胞进入血液，首先是物理溶解，提高其分压，再进行化学结合。而当 O_2 或 CO_2 从血液释放到组织中或肺泡中时，也首先是物理溶解的气体分子逸出，分压下降，化学结合的再分离出来，补充所失去的溶解的气体。

1. O_2 在血液中的运输

血液体中 O_2 的溶解度很小，物理溶解的 O_2 占血液 O_2 总量的 2% 不到，其余 98% 以上的 O_2 都是以化学结合的方式存在。血液红细胞内的血红蛋白（hemoglobin，Hb）分子是实现 O_2 化学结合的关键载体，它促使 O_2 以氧合血红蛋白（HbO_2）的形式存在于红细胞中。

2. CO_2 在血液中的运输

组织细胞代谢产生的 CO_2 进入血液，以物理溶解和化学结合两种方式运输。以物理溶解形式运输的 CO_2 量仅占血液 CO_2 总运输量的约 5%，而以化学结合形式运输的 CO_2 量约占 95%（其中以碳酸氢盐形式的占 88%，以氨基甲酸血红蛋白形式的占 7%）。

第四节 呼吸运动的调节

人体的呼吸运动如同心脏跳动一般，日夜不停，终生相伴，具有节律性；但它又不同于心脏跳动，它的运动节奏可由人体意识自我控制，如屏气、唱歌、咳嗽等行为活动。呼吸运动所展现出来的这种兼具自主性与随意性的特征，是受到中枢神经系统双重调控的结果。中枢神经系统对其控制包括两个方面：一是源自于低位脑干的自主性控制，它可以产生正常的呼吸节律，不受大脑皮层控制；二是源自于大脑皮层的随意性控制，它可以通过改变正常的呼吸节律，如在一定限度内随意屏气或加深加快呼吸，进行与意识有关的活动。呼吸节律虽然产生于中枢神经系统，但其活动可受到来自呼吸器官本身和骨骼肌及其他器官感受器传入冲动的反射性调节，使得呼吸运动的频率、深度和形式等发生改变，以适应环节的改变及机体代谢的需求。除此神经系统的调节之外，多种化学因素对呼吸运动也具有重要的调节作用。

一、呼吸中枢与呼吸节律的形成

1. 呼吸中枢

呼吸中枢（respiratory center）是指在中枢神经系统内能够产生呼吸节律和调节呼吸运动的神经元。它们分布于大脑皮层、间脑、脑桥、延髓、脊髓等部位，不同部位的神经元对呼吸运动发挥着不同的调节作用。机体正常呼吸运动的完成有赖于各部之间的相互协调及对传入冲动的整合。

动物脑干横切实验表明，呼吸节律产生于低位脑干（包括脑桥和延髓），呼吸运动的变化随着脑干横断面位置的不同而改变。经过几十年的研究，已证明低位脑干中的呼吸神经元在主要分布于左右对称的三个区域，其中两个于延髓，一个分于脑桥（图 5–6）。

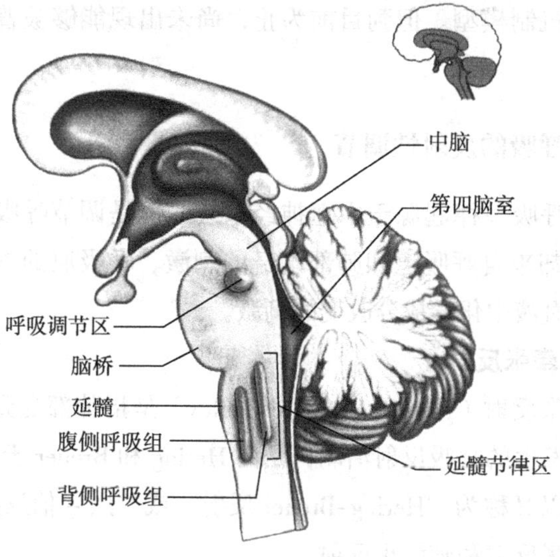

图 5–6 人体呼吸中枢

（引自夏国良，2013）

呼吸运动还受到脑桥以上部位高位脑中枢的调节，如大脑皮层、边缘系统、下丘脑等。大脑皮层可以通过皮层脑干束和皮层脊髓束在一定程度上随意控制低位脑和脊髓呼吸神经元的活动，从而使机体更灵活而精确地适应环境的变化。

2. 呼吸节律的产生机制

关于正常呼吸节律的形成机制，虽然学术界已提出多种假说和模型，但其机制迄今尚未完全阐明。目前主要存在两种假说：一是起步细胞学说，二是神经元网络学说。起步细胞学说认为，延髓的呼吸中枢内存在具有起步样功能的神经元细胞，类似于窦房结的起搏细胞，它们是呼吸节律发生器，能够产生呼吸节律。曾有实验证明 pre–Bötzinger 复合体中就存在着此类神经元。神经元网络学说认为，呼吸节律的产生依赖于延髓内呼吸神经元之间复杂的联系和作用，基于此提出了多种呼吸节律产生模型，其中最有影响力的是 20 世纪 70 年代提出的中枢吸气活动发生器和吸气切断机制模型。但到目前为止，尚未出现能够被普遍认同的模型。

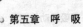

二、呼吸的反射性调节

尽管呼吸节律起源于中枢神经系统，但是调节呼吸运动最重要的反射却来自呼吸道和肺部本身的刺激、呼吸肌的本体感受性刺激以及血液中化学成分改变的刺激。

1. 肺牵张反射

肺牵张反射（pulmonary stretch reflex）是指肺部受到不同程度的牵张而发生的呼吸反射活动，是由 Hering 和 Breuer 于 1868 年所发现，所以又称为“Hering–Breuer 反射”或“黑－伯反射”，它包括了肺扩张反射和肺缩小反射。

当肺部因吸气而扩张到一定程度时，可引起吸气运动的抑制，进而由吸气转为呼气。反之，当肺部因呼气而缩小到一定程度时，可引起吸气中枢兴奋，进而由呼吸转为吸气。前一种反射称为肺扩张反射，又叫吸气抑制反射。后一种反射称为肺缩小反射，又叫吸气兴奋反射。

2. 呼吸肌本体感受性反射

呼吸肌是骨骼肌，肌梭是骨骼肌的本体感受器。当呼吸肌收缩时，肌梭兴奋，发出冲动传入神经中枢，可提高脊髓腹角中吸气肌运动神经元的兴奋性，促使吸气肌收缩增强，吸气活动增强。这种反射对于机体自动调节呼吸强度以克服呼吸阻力有较大作用。例如，在吸气过程中如果呼吸道阻力增大，吸气肌收缩的程度将相应增大，肌梭就受到牵张而兴奋，使本体感受性反射增强，从而提高吸气肌的收缩强度，有效地克服阻力，保证正常的通气量。

3. 防御性呼吸反射

防御性反射是一种保护性反射，是呼吸道黏膜受到刺激而引起的保护性反射。防御性反射主要包括咳嗽反射和喷嚏反射两种。

（1）咳嗽反射

咳嗽反射是常见防御反射，它具有重要的生理意义。当喉、气管和支气管的黏膜感受器受到机械或化学性刺激时，神经冲动经迷走神经传入延髓，触发一系列协调的反射反应，引起咳嗽，将呼吸道的异物或分泌物排出体外。

（2）喷嚏反射

喷嚏反射与咳嗽反射类似，但其感受器位于鼻黏膜，传入神经是三叉神经。发生反射时，引起轻微的吸气动作，同时腭垂下降，舌压向软腭，并产生爆发性呼气，使高压气体由鼻腔急促射出，以便清除鼻腔中的刺激物。

三、呼吸运动的化学因素调节

血液中化学成分的改变，特别是 CO_2 分压增高、O_2 分压下降及 H^+ 浓度升高，可激活与呼吸调节有关的化学感受器，反射性地改变呼吸运动的频率和深度。

1. CO_2 对呼吸运动的调节

CO_2 是调节呼吸运动的最为重要的体液因素。当动脉血中 CO_2 分压升高时，呼吸加深加快，肺通气量增加。肺泡 CO_2 含量增加 0.01% 就可促肺通量提高约 5%。当动脉血中 CO_2 分压降低时，呼吸中枢活动下降，呼吸运动减慢减弱，甚至出现短暂停止；直到 CO_2 分压回升到一定水平后才可恢复正常呼吸运动。由此可见，CO_2 不但是调节呼吸运动的重要因素，而且也是维持呼吸中枢的正常兴奋性不可或缺的因素。外周化学感受器和中枢化学感受器均可接受 CO_2 的刺激，参与呼吸中枢调节。不同的是，中枢化学感受器的作用效果比外周化学感受器强得多。

2. 缺 O_2 对呼吸运动的影响

缺 O_2 可反射性的使呼吸运动加深加快，肺通气量增加。缺 O_2 对呼吸运动的这种刺激作用完全是通过外周化学感受器而实现的，特别是颈动脉体，但却与中枢化学感受器无关。而缺 O_2 本身对呼吸中枢是具有抑制作用的，即在没有外周化学感受器的条件下，随着缺 O_2 程度的加深，呼吸被抑制程度越强，最终呼吸衰竭。因此，在存在外周化学感受器的条件下，缺 O_2 能刺激外周化学感受器，特别是颈动脉体，反射性地兴奋呼吸中枢，在一定程度上可以抵消缺 O_2 对呼吸中枢的抑制作用。然而，外周化学感受器对缺 O_2 的敏感性不很高，通常动脉血 O_2 分压要降低到 60 mmHg 以下，肺通气量才可出现可察觉的增加。因此，动脉血缺 O_2 对正常呼吸运动的调节作用不大，仅在机体严重缺 O_2 时才用重要意义。但在严重缺 O_2 的情况下，如果外周化学感受器的反射效应不足以克服缺 O_2 对中枢的直接抑制作用，将导致呼吸运动的减弱直至衰竭。

3. H^+ 对呼吸的影响

动脉血 H^+ 增加时，呼吸加深加快，肺通气量增加。反之，动脉血 H^+ 降低时，呼吸减慢减弱。H^+ 是化学感受器的有效刺激物，它可通过外周和中枢化学感受器两条途径调节呼吸。中枢化学感受器对 H^+ 的敏感性要远高于外周化学感受器，但因为 H^+ 不易透过血脑屏障，中枢化学感受器主要受脑脊液中 H^+ 的影响，这限制了 H^+ 对中枢化学感受器的作用。

第五节 与呼吸相关的常见疾病

一、尘肺病

尘肺病（pneumoconiosis）是由于职业活动中长期接触生产性粉尘而引起的以肺组织弥漫性纤维化为主的全身性疾病。据统计，我国的尘肺病病例占所有职业病总数的 75%～80%，位列中国职业病之首。在传统的认知中，矽尘是引起肺纤维化的重要因素，是导致肺纤维化罪魁祸首。然而，越来越多的其他粉尘颗粒被认识到可以诱发尘肺病，包括煤尘、石棉尘、滑石尘、炭黑尘等；尘肺病也不仅仅是矽尘肺，还包括了煤工尘肺、石棉肺、铸尘肺、水泥尘肺等。

引起尘肺的主要病因是直径小于 10 μm（特别是小于 2 μm）的吸入性粉尘颗粒，这些颗粒可以躲过层层呼吸道黏膜的捕获，最终抵达人体呼吸道的深部（第十七级细支气管至肺泡管末端），在此处诱发一系列生物反应，最终形成尘肺。尘肺病的发病机制比较复杂，尚未完全弄清楚。一般认为，肺泡巨噬细胞是诱发尘肺的关键因素。当粉尘进入并滞留在呼吸道深处时，会激活多核细胞、巨噬细胞发生趋化反应，在呼吸道深处产生炎性渗出物，进而吸引更多的巨噬细胞在该处聚集、激活，并吞噬粉尘，同时释放各类生物活性因子、活性氧等物质，损伤肺泡上皮细胞和毛细血管；巨噬细胞吞噬粉尘颗粒后，可发生坏死崩塌，引发巨噬细胞性肺泡炎，后续病灶在反复发生的细胞毒性作用下，又经历了尘细胞肉芽肿阶段，最终进入尘性纤维化过程，导致肺组织纤维化。

尘肺病无特殊的临床特点，与一般的肺部疾病十分相似，可表现出咳嗽、咳痰、胸痛、呼吸困难、咯血等症状。在尘肺病治疗方面，至今尚无十分有效的药物与疗法。药物治疗方面，曾被较多使用的药物包括克矽平、磷酸哌喹（或羟基磷酸哌喹）、粉防己碱、柠檬酸铝、矽肺宁等。除了药物治疗以外，全肺灌洗疗法（俗称的“洗肺”）也是目前采用较多的辅助治疗手段，可清除肺泡内的粉尘、巨噬细胞、致炎因子、致纤维化因子等，在一定程度上可改善尘肺症状，改善肺功能。对于十分严重的尘肺病患者，肺移植手也是会选择的治疗方式，但因手术成功率低、死亡率高。因此，尘肺病病重在预防，应减少空气粉尘，做好呼吸道防护措施，只有避免吸入，才能杜绝尘肺。

近年来，除了上述与职业直接相关的尘肺病，非职业的尘肺病也有被发现，例如长期暴露于沙尘天气可引发肺职业性尘肺。雾霾是当前我国环境污染的重要来源之一，尤其是其中所含的大量 PM2.5 颗粒，如果雾霾现状持续加重，长此以往亦有可能发展出新的非职业性的尘肺。这提醒我们广大民众应该宣传与提高环境保护意识，相关政府机构应当加强环境治理。

二、气胸

正常的胸膜腔是一个不含空气的密闭性腔室，若气体进入胸膜腔，造成胸膜腔积气的状态，则称为气胸（pneumothorax）。气胸会引起肺不张，导致患者呼吸困难。通常情况下，气胸分为三种类型，分别是创伤性气胸、人工气胸和自发性气胸。创伤性气胸是由于胸部外伤或医疗诊治操作而引起的气胸；人工气胸是指为了诊断胸部疾病，人为的将气体注入胸膜腔而形成的气胸；自发性气胸则是指在无明显外部因素作用下而形成的气胸。

自发性气胸是内科最常见的疾病之一，多见于男性青壮年，主要是由于肺部疾病使肺组织和脏层胸膜破裂，或由于靠近肺表面的微小泡和肺大疱破裂，而引起肺和支气管内空气进入胸膜腔所致。据统计，健康成年男性的自发性气胸年发病率为（18 ~ 28）/100 000 人，女性发病率仅为（1.2 ~ 6）/100 000 人。根据气胸发生前有无合并肺部疾病，又可将自发性气胸分为原发性气胸和继发性气胸。原发性气胸多发生在无明确基础疾病的健康人中，尤其偏爱瘦高个的青年男性。该类患者多数处于青春期，身高增加明显，肺尖部被拉薄，容易形成肺大疱，肺大疱破裂会引起胸膜脏层损伤进而形成气胸。此外，吸烟也是健康人形成肺大疱的重要因素之一。

气胸的往往有发病急的特点，典型症状为突发胸痛、继而胸闷或呼吸困难，也可有刺激性干咳症状。气胸的治疗治疗措施上来说，包括保守治疗、排气疗法、化学性胸膜固定术以及实数治疗等。保守治疗具体包括卧床休息、氧疗以及酌情的镇静、镇痛等。排气疗法包括三种方法：一是胸腔穿刺抽气，适合于小量气胸；二是肋间插管引流，多适用于自发性或创伤性气胸导致的肺萎缩大于1/4或气胸进行性增加，特别是导致呼吸窘迫或严重气体减缓障碍的情形；三是胸腔闭式引流，适合于不稳定型气胸。化学性胸膜固定术是利用胸腔内注入硬化剂，产生无菌性胸膜炎，使脏层和壁层胸膜粘连胸膜腔消失；此方法并发症较多，严重损伤肺功能，一般不采用。经内科诊治无效的气胸患者可考虑手术治疗，主要包括胸腔镜手术和开胸手术。

三、高原肺水肿

高原肺水肿（high-altitude pulmonary edema）是人体从平原进入高原地区时，由于机体适应不全而引起的非心源性的肺部水肿。它是急性高原病中最常见和最严重的类型之一，表现为急性呼吸衰竭、起病急、发病快、病情重，如不及时抢救可致死亡。因此，高原肺水肿对高原建设者、旅游者、登山者都是巨大的威胁，应当注重防治。

在高原环境中，大气压会随着海拔升高而明显下降，O_2分压也会随之下降。一般来说，在中度高原（海拔2 000～3 000 m），人体开始出现缺氧反应；当海拔高于3 000 m时，人体的氧解离曲线会变的陡峭，缺氧明显；当海拔达到4 500 m时，大气压接近于海平面的一半，人体将会出现明显的低氧血症，会引发一系列的生理反应和临床问题；到达特高海拔5 500 m以上时，人类已无法长期生存。可见，低氧是人体对高原环境适应的最大挑战，亦是引发高原肺水肿的重要因素。

根据发病情况，高原肺水肿包括两种类型：一是初入型高原肺水肿，是指生活在平原地区的人，在急速进入高原后的1～3天

（早）或7～14天（晚）发病，此种类型在高原建设者、旅游者和登山者中最常见；二是再入性高原肺水肿，是指长期生活在高原地区的人到平原地区或海拔低处短居一段时间后，重新回到高原很快发病，此种类型在南美洲的安第斯山区居民，尤其是是儿童和青少年中居多。目前，高原肺水肿的发病机制尚未完全阐明。普遍接受的观点是，低氧可促使肺循环血管收缩，血流阻力增加，肺动脉压显著升高，肺毛细血管压也随之升高，引起较多的血浆滤出毛细血管而进入肺组织间隙和肺泡内，促使肺泡内积聚液体，形成肺水肿。此外，低氧可诱发肺组织释放组胺，增加血管通透性，导致肺间质性水肿的发生；当肺周围间隙扩张，压力超过了肺泡压，则液体进入肺泡，进一步加强肺水肿。

进入高原地区前，针对高原肺水肿应当做好如下的预防工作：①提前做健康检查，患有不宜进入高原的疾病人群，应禁忌进入高原地区。②遵循逐步登高的原则，在海拔3 000 m以上，如徒步登高，每天上升高度不高出300 m为宜，每上升1 000 m应停歇一日。③若在高原施工作业，一定要采用系统的高原防护体系。④进入高原之前可以服用地塞米松5～10 mg（每日3次），或乙酰唑胺250 mg（每日3次）；另外也可准备党参和红景天作为适应环境药物。

如若已经进入高原地区，并出现临床症状，在治疗上应道遵循以下几点原则：①低地转移，迅速将患者向海拔低的位置转移，脱离低氧环境，适用于路途较近、病情稳定、氧气准备充分、交通工具好等情形。②就地治疗，对于无转运条件的应就地治疗，并严格卧床，以降低氧耗而减轻缺氧。早期充分的给氧，高流量持续给氧（4～8 L/min），待病情稳定后逐渐减少氧流量，并谨慎停用，严密观察，不可断然停氧，以防反弹。③高压舱或高压袋，这是治疗的有效设备，可使患者迅速进入正常氧环境。④药物综合治疗，常用药物包括地塞米松、呋塞米、降动脉压药物、抗生素及强心药物等。⑤无创呼吸肌，对于重度的高原性肺水肿患者，特别是出现呼吸衰竭的患者，可行无创呼吸机辅助通气。

四、感冒

急性上呼吸道感染（acute upper respiratory tract infection）是人类最常见的呼吸道感染疾病，是鼻（鼻腔、鼻窦）、咽（鼻咽、口咽、喉咽）及喉部急性炎症的总称，简称"上感"。它并非一个疾病诊断，而是一组疾病的总称，包括了感冒、鼻炎、咽炎、喉炎等上呼吸道部位的感染。其中普通感冒和流行性感冒是最常见的急性上呼吸道感染。

1. 普通感冒

普通感冒（common cold）大多为发散性，一年四季均可发生，除了热带地区少见，它在全球范围内分布都极其普遍。普通感冒通常由病毒感染所引起的，实际上不是由单一的某种病毒感染，而是由很多病毒性呼吸道疾病临床表现的一部分，常见的表现有喷嚏、鼻塞、清水样鼻涕，亦或咳嗽、咽痛等症状。大多数普通感冒是由鼻病毒引起的，病毒通过直接接触或飞沫传播，粘附于鼻咽部的受体上，迅速复制扩散。研究发现，鼻病毒感染并不会引起鼻黏膜淋巴细胞的显著增加，但却在鼻黏膜分泌物中观察到增加的多核白细胞，这可能与被感染细胞分泌的白介素 -8 有关联。因此，引起比病毒感冒的直接原因可能并不是病毒引起的细胞损伤，而是炎症介质在其中发挥重要功能。普通感是一类自限性疾病，常规的药物治疗药物的作用是缓解感冒症状。

2. 流行性感冒

流行性感冒（influenza）是由流感病毒引起的急性呼吸道传染病，简称"流感"。流感病毒的主要特点是抗原多变、季节流行性强，或造成高死亡率，对人群健康影响巨大，尤其是老年人和慢性疾病患者。典型的流感病毒可引起全身性症状，包括发热（持续性发热或间歇性发热)、身体不适、头痛、肌肉痛、咳嗽以及咽痛等症状。流感病人康复较为缓慢，咳嗽和身体不适通常会持续2～4周，也可能会导致一过性的肺功能障碍。流感病毒分可分为甲型、乙型及丙型，三者均属于正黏病毒科，其中甲型流感病毒(如甲型H1N1)的抗原容易发生变异，具有更快、更强的传染能力。这些病毒主要通过空气中的飞沫、人与人之间的接触或被污染物品的接触进行传播。当流感病毒通过飞沫传播进入呼吸道后，病毒的神经氨基酸酶破坏神经氨酸，使黏蛋白水解暴露糖蛋白受体，通过血凝素HA结合上皮细胞的唾液酸糖链启动感染。感染的病毒RNA通过大量复制进一步感染大量呼吸道纤毛上皮细胞，使得受染的细胞变性、坏死和脱落，最终产生炎症反应。目前临床上抗流感疫苗的药物主要由M2离子通道抑制剂和神经酰胺酶抑制剂两类。M2离子通道抑制剂金刚烷胺和金刚乙胺用于预防和治疗甲型流感病毒，但对对于乙型流感病毒和大部分新近流行病株无效，且对少数甲型流感病毒也有一定的耐药性。神经酰胺酶抑制剂类药品扎那米韦和奥司他韦对甲型流感和乙型流感都具有一定的预防作用。此外，流感的治疗通常还包括镇痛解热，对乙酰氨基酚或非甾体类抗炎药常用于解热、解痛或其他全身症状。

针对流感，应该说防重于治。其预防措施主要包括一般的预防措施、药物预防措施以及疫苗预防措施。一般预防措施是指预防流感的非药物方法，如戴口罩、勤洗手、保持安全的社交距离与咳嗽礼仪等。药物预防指在接触流感患者后，可以口服抗流感药物来预防流感的发生，常用药物有奥司他韦。总的来说，流感疫苗是目前预防和控制流感的关键措施。

五、严重急性呼吸综合征和新型冠状病毒肺炎

1. 严重急性呼吸综合征

严重急性呼吸综合征(severe acute respiratory syndrome，SARS)

是由SARS冠状病毒（SARS-CoV）感染所引起的一种特殊肺炎，它具有明显传染、可累及多个器官系统。2003年，SARS风暴席卷了全球多个国家与地区。在临床上，患者在初期会出现起病急、发热、乏力、头痛、肌肉关节酸痛等全身性症状，随后会出现干咳、胸闷、呼吸困难等呼吸道症状，严重时可导致急性低氧性呼吸衰竭，并可迅速发展为急性呼吸窘迫综合征。

SARS-CoV对多器官具有感染性，肺部是最常见且最易受累的器官。它们由呼吸道进入人体内部，并在呼吸道黏膜中进行大量复制并感染宿主细胞，使得宿主细胞溶解或凋亡，引发一系列炎症反应，释放多种炎症因子或细胞因子，导致多器官损伤和免疫功能异常。SARS临床表现是一个动态的过程，可人为划分为潜伏期、发病早期、进展期及恢复期四个阶段，针对不同阶段诊治也是一个动态的过程，采用不同的处理与疗法。总的来说，SARS的预防和防控工作包括三个方面：一是隔离传染源，重点是避免接触野生动物、及时发现与隔离SARS病人（包含疑似病例）；二是切断传染途径，重点做好收治医院的消毒隔离和做好医务人员的防护；三是及减少易感人员，重点是开发疫苗和做好抗SARS-CoV血清的研发工作。

2. 新型冠状病毒肺炎

新型冠状病毒肺炎（corona virus disease 2019，COVID-19）是由新型冠状病毒感染所引起的一种急性呼吸道传染病，简称新冠肺炎。国际病毒分类委员会将新型冠状病毒命名为严重急性呼吸系统综合症冠状病毒2（severe acute respiratory syndrome corona virus 2，SARS-CoV-2），定性为SARS冠状病毒的姊妹病毒。SARS-CoV-2以前所未有之势迅速在全球蔓延，严重威胁着人类的生命安全和身体健康。

流行病学调查发现，SARS-CoV-2的潜伏期一般为1 ~ 14 d，人群普遍易感，且在出现症状前就具备较强传染力，极易在聚集人群内部传播，造成家庭、一定范围内社区及医务人员的接触感染。临床上该病主要表现为发热、乏力、干咳，伴或不伴头痛、流涕、咽痛、寒战等；重型病例多在发病一周后出现呼吸困难和/或低氧血症，严重者可快速进展为急性呼吸窘迫综合征、出凝血功能障碍、脓毒症休克、难以纠正的代谢性酸中毒、多器官衰竭等，死亡率较高。

COVID-19 的具体发病机制还不是十分清楚，现有的研究结果显示，SARS-CoV-2 主要损害肺和免疫系统，其他脏器多为继发性损害。SARS-CoV-2 可引起深部呼吸道和肺泡的炎性损伤，包括肺部的炎性渗出和纤维化病变；其中，SARS-CoV-2 引起肺部的渗出性反应较 SARS 更为明显，但肺部纤维化及实变严重程度低于 SARS。此外，SARS-CoV-2 与机体免疫缺陷、凝血激活、心肌损伤、肝损伤和肾损伤亦有关。

在新冠肺炎的治疗上，由于尚无特效药，全球范围内采用的主体策略都是“老药新用”，这也是新冠药物主要研发策略之一。瑞德西韦、法匹拉韦、托珠单抗等药物对不同新冠肺炎患者群显示了一定临床效果，我国中药如连花清瘟胶囊在此次新冠肺炎防治亦对轻症和普通患者显示出防治疗效。目前，阻止疫情蔓延主要取决于各国公共卫生和疾病控制的基础措施，如检测、隔离和治疗患者，并追踪和隔离接触者。包括中国在内的数百个国家和地区已参与到“新冠肺炎疫苗实施计划”，尽快找到有效遏制新冠肺炎传播的有效方法是全人类最为迫切与紧急的任务。

思考题

1. 尝试从生理学的角度分别分析一下雾霾和吸烟对呼吸健康的影响。

2. 贫血患者常有体力活动受限的表现，为什么？

3. 请尝试分析 COVID-19 引起呼吸困难的原因？

数字课程学习

教学视频　　教学课件　　在线自测　　思考题解析

（韩莹莹）

第六章

消化和吸收

人体需要不断从外界环境中获取营养，以满足机体新陈代谢的需要。食物中的营养物质主要包括蛋白质、糖类、脂肪、无机盐、维生素和水等，其中蛋白质、糖类和脂肪等都是结构复杂的大分子有机物，不能被机体直接利用。因此，食物必须在消化道内经过机械磨碎、酶的分解以及微生物发酵，形成结构简单的小分子物质如氨基酸、单糖、脂肪酸等，才能透过消化道上皮进入血液或淋巴循环，以供机体利用。

消化（digestion）是指食物在消化道内被分解为可吸收的小分子物质的过程。经消化后的营养成分透过消化道黏膜进入血液或淋巴液的过程，称为吸收（absorption），而未被吸收的食物残渣则以粪便的形式被排出体外。消化和吸收是两个相辅相成、紧密联系的过程。所以消化系统的主要功能除了消化食物和吸收营养物质外，还能排泄某些代谢产物。

第一节　消化道的构成与消化方式

一、消化道的构成

消化道由口腔、咽、食管、胃、小肠（十二指肠、空肠和回肠）、大肠（盲肠、结肠和直肠）及肛门等构成。在整个消化道中，除口、咽和食管上端的肌组织以及肛门外括约肌为骨骼肌外，其余部分的肌组织均属于平滑肌。消化道平滑肌具有肌组织的共同特性，如兴奋性、传导性和收缩性等。

二、消化方式

食物的消化一般有三种方式：一是机械性消化（mechanical digestion），即通过消化道肌肉的收缩和舒张，将食物磨碎，并使之与消化液充分混合，同时把食物不断向消化道远端推送。消化道的运动对食物后续的化学性消化和吸收也有促进作用；二是化学性消化（chemical digestion），即通过消化腺分泌消化液，由消化液中的酶分别把蛋白质、脂肪和糖类等大分子物质分解为可被吸收的小分子物质；三是微生物消化（microbial digestion），也称生物学消化，是指由栖居在机体消化管内的微生物来完成的消化活动。上述三种消化方式相互配合，共同作用，为机体的新陈代谢源源不断地提供养料和能量。

三、消化道功能的调节

1. 神经调节

消化道的活动受外来自主神经系统和消化道内在神经丛的支配，两者协调统一，共同调节消化道的运动和消化腺的分泌，其中自主神经是调节消化道活动的主要神经。

（1）自主神经系统

除口腔、咽、食管上段及肛门外括约肌受躯体神经支配外，消化道其他部位受交感神经和副交感神经的双重支配，其中副交感神经的影响较大（图 6–1）。交感神经兴奋时对内在神经元活动、消化道的运动、消化腺的分泌通常起抑制作用，但对消化道的括约肌则起兴奋作用，并引起血管平滑肌的收缩，使血流减少。大

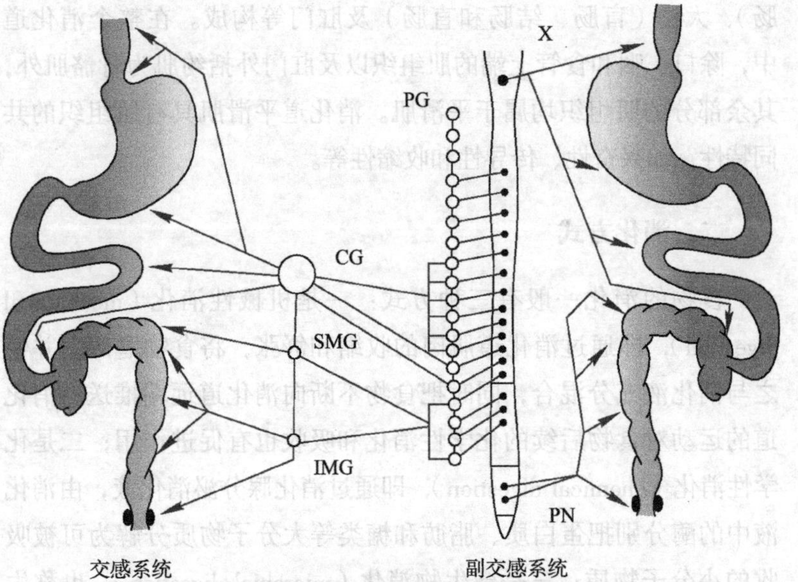

图 6–1 交感神经与副交感神经在胃肠道的分布

（引自 James G. Cunningham，2007）

左侧为交感神经分布，右侧为副交感神经分布；CG：腹腔神经节；X：迷走神经；SMG：肠系膜前神经；PN：盆神经；IMG：肠系膜后神经；PG：椎前神经节

部分副交感神经节后纤维末梢通过释放乙酰胆碱对消化道运动、消化腺分泌和内在神经元活动起兴奋作用，但对括约肌则起抑制作用。少数副交感神经节后纤维末释放的神经递质是肽类物质，如血管活性肠肽、P 物质、脑啡肽和生长抑素等，在胃的容受性舒张、机械刺激引起的小肠充血等过程中起作用。

（2）内在神经系统

内在神经系统（intrinsic nervous system）是指分布于消化道管壁内的神经元和神经纤维组成的复杂神经网络，又称为壁内神经丛或肠神经系统（enteric nervous system）。内在神经系统由感觉神经元、运动神经元和中间神元组成，其中感觉神经元感受消化道内机械、化学和温度等刺激，运动神经元支配消化道平滑肌、腺体和血管，中间神经元参与胃肠道运动和腺体分泌调节。

内在神经系统构成一个完整的、相对独立的神经系统，可完成局部反射活动，故可称为肠脑（brain-in-the-gut）。在整体情况下，外来神经对内在神经丛具有调节作用，但去除外来神经后，内在神经丛仍可在局部发挥调节作用，可独立地调节胃肠运动、分泌、血流量以及水、电解质的转运。

2. 体液调节

调节消化管功能的体液因素除了起全身性作用的激素外，主要是胃肠激素（gastrointestinal hormone）。从胃至结肠的黏膜层中含有40多种不同类型的内分泌细胞，它们散在分布于黏膜上皮细胞之间。由于胃肠道黏膜面积巨大，胃肠道内分泌细胞的数量超过了体内所有内分泌腺中内分泌细胞的总和。因此，消化管被认为是体内最大、最复杂的内分泌器官。胃肠激素中对消化器官功能影响较大的胃肠激素有促胃液素（gastrin）、促胰液素（secretin）、缩胆囊素（cholecystokinin，CCK）和抑胃肽（gastric inhibitory peptide，GIP）等。

有些胃肠激素不仅存在于胃肠道，也可存在于中枢神经系统，这种双重分布的肽类物质统称为脑－肠肽（brain-gut peptides）。迄今已被确认的脑－肠肽有20多种，如促胃液素、促胰液素、缩胆囊素、生长抑素和血管活性肠肽等。脑－肠肽具有广泛的生物活性，如调节消化道活动和消化腺的分泌、调节代谢、调节免疫功能、调节摄食活动等。

四、消化机能的整体性

消化虽然是在各消化器官中分别进行，但是整体条件下，各消化器官的机能密切相关，消化机能与机体的其他机能系统相互协调，因此消化是一个有序的整体性的生理过程。

1. 消化器官机能的整体性

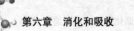

消化系统中各消化器官的活动相互联系。如进食以后，在口腔中开始机械性消化和化学性消化的同时，也相应地引起胃肠道运动的增强，消化液分泌增多，为食物进入下一段消化作好准备。消化液分泌的头期、胃期、肠期几乎同时进行就是很好的说明。当食糜进入十二指肠后，对肠壁感受器的刺激可以反射性的抑制胃的运动及胃液的分泌。消化道的肠－胃反射即是一例。食糜对小肠黏膜的刺激，引起了胰泌素、胆囊收缩素的分泌，在明显抑制胃的消化功能的同时，又促进了胰液和胆汁的分泌。当盲肠压力感受器受到刺激时，可抑制小肠的运动。

消化道的运动、消化液的分泌与营养物质的吸收等生理过程也是密切配合的，胃的排空、消化液的分泌均具反馈性调节机制，使消化道以适当的速率和适量的消化酶达到稳定的消化功能。如消化道的运动使食物磨碎、食物与消化液充分混合，为化学性消化提供了有利条件，被消化液消化了的食糜又能够刺激消化道影响其运动，消化后的营养物质被小肠吸收后也可以影响消化液的分泌。因此消化系统中各消化器官的机能活动相互影响、相互制约，体现了消化系统机能的整体性。

2. 消化机能与机体其他机能的相关性

消化器官的机能与机体其他器官系统的机能密切相关。各消化器官之间生理功能的调是通过神经系统和内分泌系统的调控来实现的。

人类通过视、听、嗅、味等感受器感受食物的信号。当食物进入消化道，先后引起口腔、食管、胃和肠的活动，食物被消化吸收后，则使血液中营养物质水平升高，进而使饱感中枢兴奋而终止进食。摄食中枢和饱感中枢在功能和结构方面的联系很密切，因此亦将它们作为一个功能单位合称为食欲中枢。其调控信息主要通过植物性神经传出，影响胃肠功能。摄食中枢兴奋，迷走神经活动增强，食欲增加；饱感中枢兴奋，产生饱感，增强了交感神经的活动，停止进食。人类还能感受其营养和代谢的状态，如血脂、血糖、血中氨基酸水平等，当感受食物缺乏、胃肠空虚、血液中营养物质水平降低等刺激时，摄食中枢兴奋，使人类产生食欲激发其进食行为。下丘能的功能还受到高级中枢，如杏仁核、边缘系统、额叶甚至大脑皮层的调控。

消化道黏膜中内分泌细胞分泌的胃肠激素由血液循环运输到靶细胞发挥其生理功能。小肠吸收的营养物质由血液运输到各组织，提供细胞在代谢时所需要的营养物质。淀粉被消化吸收以后，可以引起血糖水平的升高，血糖水平上升促进了胰岛素的释放，胰岛素可以使血糖转变为肝糖原，因此可以避免进食后因血糖大幅上升而造成的血糖从尿液中排出。胃肠激素不仅调节消化道本身的机能活动且对机体的其他系统的机能亦有调节作用，如血管活性肠肽能够促进下丘脑释放神经激素，又能作为神经递质传递信息。因此消化系统的机能可影响其他系统的机能，而其他系统的机能也会影响消化过程。

五、与胃肠运动相关的病例

1. 胃痉挛

胃痉挛就是胃部肌肉抽搐，主要表现为上腹痛、呕吐等症状。胃痉挛本身是一种症状，不是疾病。可以引起胃痉挛的主要有环境因素、遗传因素和身心因素。养成合理的饮食习惯和生活习惯可以有效的胃痉挛的发生，比如吃饭细嚼慢咽，要以清淡和容易消化的食物为主，不吃生冷、过硬或过烫的食物，饭后不宜剧烈运动。临床上治疗胃痉挛的药物主要包括止痛药物和抑制胃酸分泌的药物以及解痉药。常用的止痛药物包括对乙酰氨基酚、布洛芬等。常用的抑制胃酸分泌的药物包括奥美拉唑、兰索拉唑、雷贝拉唑、西咪替丁等。解痉药有6542。另外，还可以配合热敷、物理按压治疗。如果发生了严重的胃溃疡、胃穿孔、胃出血等并发症，需要尽快行手术治疗，术后要注意休息，避免劳累。

2. 肠痉挛

肠痉挛是由肠壁平滑肌强烈收缩而引发的阵发性腹痛，是小儿急性腹痛中最常见的情况。主要表现为哭闹不安，可伴有呕吐、面颊潮红、翻滚、双下肢蜷曲等症状，发作可因患儿排气或排便而终止。在婴儿中可反复发作并呈自限过程。引起小儿肠痉挛的病因有胃肠道因素和非胃肠道因素。如果疼痛症状并不严重，主要就是选择进行局部的热敷和轻度的按摩等进行缓解，同时也可以应用一些肚脐贴等进行对症治疗。但是如果疼痛非常剧烈，主要是应用一些缓解痉挛的药物等进行对症处理，同时也需要应用一些保护肠黏膜的药物。

第二节　消　化

一、口腔内消化

食物的消化是从口腔开始的，在口腔内，通过咀嚼和唾液中酶的作用得到初步消化，随后与唾液混合成食团经食管进入胃内。

1. 唾液的分泌

人的口腔内有三对大唾液腺，即腮腺、颌下腺和舌下腺，此外还有无数散在分布的小唾液腺。唾液（saliva 或 salivary juice）就是由这些大小唾液腺分泌的混合液。

（1）唾液的性质和成分

唾液为无色无味近于中性（pH 6.6 ~ 7.1）的低渗液体，水分约占 99%。有机物主要为黏蛋白，还有免疫球蛋白、氨基酸、尿素、尿酸、唾液淀粉酶（salivary amylase）和溶菌酶等。无机物有 Na^+、K^+、Ca^{2+}、Cl^- 和 SCN^-（硫氰酸盐）等。此外，还有一定量

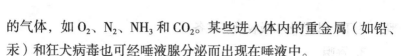

的气体，如 O_2、N_2、NH_3 和 CO_2。某些进入体内的重金属（如铅、汞）和狂犬病毒也可经唾液腺分泌而出现在唾液中。

（2）唾液的作用

唾液的生理作用包括：①湿润和溶解食物，使之便于吞咽，并有助于引起味觉；②唾液淀粉酶可水解淀粉为麦芽糖，该酶最适 pH 为中性，pH 低于 4.5 时将完全失活，因此随食物入胃后不久便失去作用；③清除口腔内食物残渣，稀释与中和有毒物质，其中溶菌酶和免疫球蛋白具有杀菌和杀病毒作用，因而具有保护和清洁口腔的作用；④某些进入体内的重金属（如铅、汞）、氰化物和狂犬病毒可通过唾液分泌而被排泄。

（3）唾液分泌的调节

进食时唾液分泌明显增多，完全属于神经调节，包括条件反射和非条件反射。进食时，食物对舌、口腔和咽部黏膜的机械性、化学性和温热性刺激引起的唾液分泌为非条件反射。此外，唾液分泌还受来自下丘脑和大脑皮层的嗅觉、味觉感受区等高级中枢神经系统信号的调节。如进食过程中，食物的性状、颜色、气味、进食环境、进食信号、甚至与食物和进食有关的第二信号（言语）等，均可引起明显的唾液分泌。“望梅止渴”是条件反射性唾液分泌的典型例子。

2. 咀嚼

咀嚼（mastication）是由咀嚼肌按一定顺序收缩所组成的复杂节律性动作。当食物触及齿龈、硬腭前部和舌表面时，口腔内感受器和咀嚼肌的本体感受器受到刺激，产生传入冲动，引起节律性的咀嚼活动。

咀嚼的主要作用是对食物进行切割或磨碎等机械性加工，切碎的食物与唾液混合形成食团（bolus）以便吞咽。咀嚼可使唾液淀粉酶与食物充分接触而产生化学性消化，还能加强食物对口腔内各种感受器的刺激，反射性地引起胃、胰、肝和胆囊的活动加强，为下一步消化和吸收做好准备。

3. 吞咽

吞咽（deglutition 或 swallowing）是指食团由舌背推动、经咽和食管进入胃的过程。吞咽动作由一系列高度协调的反射活动组成。根据食团在吞咽时经过的解剖部位，可将吞咽动作分为三个时期：①口腔期，食团从口腔进入咽的时期。主要通过舌的运动把食团由舌背推入咽部。②咽期，食团从咽部进入食管上端的时期。③食管期，食管由食管上端经贲门进入胃的时期，主要通过食管的蠕动实现。

二、胃的消化

胃是消化道中最膨大的部分，成年人胃的容量为1～2 L，具有储存和初步消化食物的功能。食物入胃后，经过胃的机械性和化学性消化，食团逐渐被胃液水解和胃运动研磨，形成食糜（chyme）。胃的运动还使食糜逐次、少量地通过幽门，进入十二指肠。

1. 胃的运动

食物在胃内的机械性消化是通过胃的运动实现的。胃的运动主要完成以下三方面的功能：容纳大量食物，对食物进行机械性消化以及以适当的速率将食糜推向十二指肠。

（1）胃的运动形式

① 紧张性收缩：胃壁平滑肌经常处于一定程度的缓慢持续收缩状态，称为紧张性收缩（tonic contraction）。胃紧张性收缩对于维持胃的形态和位置具有重要意义。在胃充盈后，紧张性收缩加强，使胃内压上升，一方面促使胃液渗入食物内部，有利于化学性消化；另一方面由于胃内压增加，使胃与十二指肠之间的压力差增大，可协助食糜向十二指肠方向推送。

② 容受性舒张：进食时食物刺激口、咽和食管等处的感受

器，引起胃底和胃体舒张，胃容积增大，称为胃的容受性舒张（receptive relaxation）。正常人空腹时，胃容积约为 50 mL；进食后，由于胃的容受性舒张，胃容积可增大到 1~2 L，而胃内压升高却很少。胃容受性舒张的生理意义是完成容纳和储存食物的功能，同时保持胃内压基本不变。

③ 蠕动：食物入胃 5 min，胃开始蠕动。蠕动波从胃的中部开始，逐渐向幽门方向传播。蠕动波约需 1 分钟左右到达幽门，频率约为每分钟 3 次。蠕动波初起时，波幅较小，在向幽门传播过程中，波幅和波的传播速度逐渐增加，当到达胃窦接近幽门时，收缩力加强，传播速度也加快，导致幽门开放，将部分食糜（1~2 mL）排入十二指肠。如果蠕动波超越食物先到达胃窦，引起胃窦终末部的有力收缩，胃窦内食物反而被挤回胃体（图 6-2）。这种来回地推进和后退，有助于块状食物在胃内进一步被磨碎。胃的蠕动受平滑肌慢波控制，胃肌的收缩出现在慢波后 6~9 s，动作电位后 1~2 s。

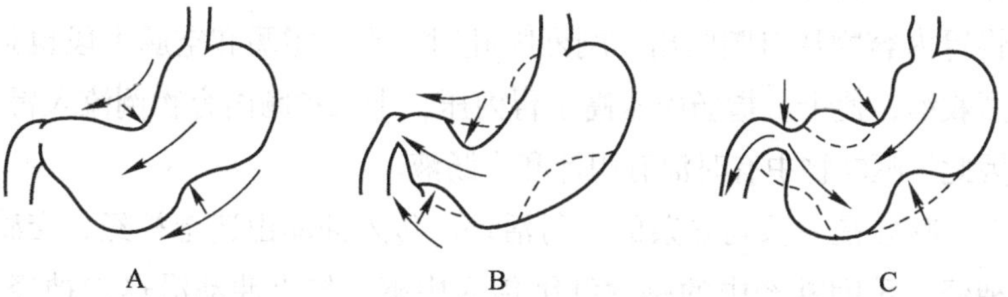

图 6-2 胃蠕动示意图

A. 胃蠕动始于胃的中部，向幽门方向推进；B. 胃蠕动可将食糜推入十二指肠；C. 强有力的蠕动波可将部分食糜反向推回到近侧胃窦或胃体，使食糜在胃内进一步被磨碎

（2）胃排空

食物由胃排入十二指肠的过程称为胃排空（gastric emptying）。食物入胃后，5 min 左右就开始胃排空。胃排空的动力是胃的运动（主要是蠕动）以及由此形成的胃与十二指肠之间的压力差。一般

来说，稀的、液态的食物比稠的、固态的食物排空快；颗粒小的食物比大块的排空快。在三种营养物质中，排空速度的快慢依次为糖类、蛋白质、脂肪。对于混合食物，完全从胃排入十二指肠一般需要 4～6 h。

（3）消化间期的胃运动

人在空腹时，胃的运动呈现以间歇性强力收缩伴有较长的静息期为特征的周期性运动，并向肠道方向扩布。胃肠道在消化间期的这种运动称为移行性复合运动（migrating motor complex，MMC），MMC 的每一周期 90～120 min。消化间期胃肠运动如发生减退，可引起功能性消化不良及肠道内细菌过度繁殖等病症。

（4）呕吐

呕吐（vomiting）是将胃及部分肠内容物经口腔强力驱出的动作。当舌根、咽部、胃、胆总管、泌尿生殖器官及前庭器官等处的感受器受刺激时，均可反射性引起呕吐。呕吐前常有恶心、流涎、呼吸急促和心跳加快等症状，呕吐时先深吸气，接着声门和鼻咽通路关闭，胃窦、膈肌和腹肌强烈收缩，胃和食管下端舒张，将胃内容物从口腔驱出。剧烈呕吐时，十二指肠和空肠上段也强烈收缩，使十二指肠内压高于胃内压，十二指肠内容物倒流入胃。因此，呕吐物中有时混有胆汁和小肠液。

呕吐是一系列复杂的反射活动。传入冲动由迷走神经、交感神经、舌咽神经中的感觉纤维传入中枢。传出冲动沿迷走神经、交感神经、膈神经和脊神经传至胃、小肠、膈肌和腹壁等处。呕吐中枢在延髓网状结构的背外侧缘，刺激该区能引起喷射性呕吐。颅内压升高时，可直接刺激呕吐中枢引起呕吐。呕吐可将胃内有害物质排出具有保护意义；但持续剧烈的呕吐可导致水、电解质和酸碱平衡紊乱。

2. 胃液的分泌

食物在胃内的化学性消化是通过胃液作用实现的，胃液主要由胃腺分泌。胃黏膜中有三种外分泌腺：贲门腺（cardiac gland），位于胃与食道连接处，分泌黏液；泌酸腺（oxyntic gland），位于胃底和胃体，由壁细胞、主细胞和颈黏液细胞组成，分别分泌盐酸、胃蛋白酶原和黏液；幽门腺（pyloric gland），分布于幽门部，分泌碱性黏液。胃黏膜内还含有多种内分泌细胞，分泌促胃液素、生长抑素等胃肠道激素。

（1）胃液的性质、成分和作用

纯净的胃液是 pH 为 0.9 ~ 1.5 的无色液体。正常成人每日分泌量 1.5 ~ 2.5 L。胃液中除水外，主要成分有盐酸、胃蛋白酶原、黏液和内因子。

① 盐酸：又称胃酸，是由壁细胞分泌的。以两种形式存在，一种是解离状态的游离酸；另一种是与蛋白质结合的盐酸蛋白盐，称为结合酸。游离酸与结合酸酸度的总和称为总酸度。

盐酸的生理作用：a. 将无活性的胃蛋白酶原激活成有活性的胃蛋白酶，同时为胃蛋白酶发挥作用提供酸性环境。b. 使食物中蛋白质变性，易于分解。c. 杀灭随食物入胃的细菌。d. 盐酸进入小肠后，促进胰液、胆汁和小肠液的分泌。e. 盐酸在小肠内有利于小肠对铁和钙的吸收。因此，盐酸分泌不足时可引起食欲不振、腹胀、消化不良和贫血等。若盐酸分泌过多，又会对胃和十二指肠黏膜产生侵蚀作用，成为诱发溃疡病的原因之一。

② 胃蛋白酶原：胃蛋白酶原（pepsinogen）是由泌酸腺中的主细胞合成分泌的，在盐酸的作用下转变成有活性的胃蛋白酶（pepsin）。胃蛋白酶反过来对胃蛋白酶原起激活作用，形成局部正反馈。胃蛋白酶能将食物中的蛋白质分解成际、胨以及少量的多肽和氨基酸。胃蛋白酶的最适 pH 为 1.8 ~ 3.5，当 pH 超过 5.0 时，即完全失去活性。

③ 黏液和碳酸氢盐：胃的黏液是由胃黏膜表面的上皮细胞、泌酸腺、贲门腺和幽门腺的黏液细胞共同分泌的，主要成分是糖

蛋白。胃黏液具有较强的黏滞性和形成凝胶的特性，它形成厚约 500 μm 的凝胶状薄层覆盖在胃黏膜表面。胃黏液具有润滑作用，减少坚硬食物对胃黏膜的机械损伤。胃内 HCO_3^- 主要是由胃黏膜的非泌酸细胞分泌的，仅有少量是从组织间隙渗入胃内的。

胃黏液形成的凝胶层可大大限制胃液中的 H^+ 向胃黏膜扩散的速度。黏液中还有由胃黏膜上皮细胞分泌的 HCO_3^-，可以中和向黏膜下层逆向扩散的 H^+，这样就在胃黏液层形成一个 pH 梯度。在靠近胃腔面的一侧，pH 约为 2，呈强酸性；而在靠近黏膜上皮细胞的一侧，pH 为 7 左右，呈中性或偏碱性。这不但避免了 H^+ 对胃黏膜的直接侵蚀，而且使胃蛋白酶原在该处不能激活，从而有效地防止了胃液对胃黏膜本身的消化作用。这种由黏液和碳酸氢盐共同形成的抗损伤屏障，称为黏液－碳酸氢盐屏障（mucus-bicarbonate barrier）（图 6–3）。乙醇、胆盐、阿司匹林等可破坏此屏障作用，是造成胃溃疡的常见原因。

④ 内因子：内因子（intrinsic factor）是一种由壁细胞分泌的糖蛋白，其作用是保护维生素 B_{12} 免受小肠内蛋白水解酶的破坏并促进维生素 B_{12} 的吸收。壁细胞受损或减少时，内因子分泌减少，维生素 B_{12} 的吸收减少，引起巨幼红细胞性贫血。

（2）胃液分泌的调节

空腹时胃液不分泌或很少分泌，故胃液分泌的调节主要是指消化期神经和体液因素对胃液分泌的调节。

① 消化期胃液分泌按接受食物刺激的部位不同，分为头期、胃期和肠期（图 6–4）。进食时这三个时期几乎是同时开始、互相重叠的。

胃液分泌的头期是指食物入胃前，位于头部的感受器（眼、耳、鼻、舌、口腔、咽等）受刺激，反射性引起胃液分泌增加。头期胃液分泌约占进食后分泌量的 30%，酸度及胃蛋白酶原含量均很高。头期胃液分泌量与食欲有很大关系。

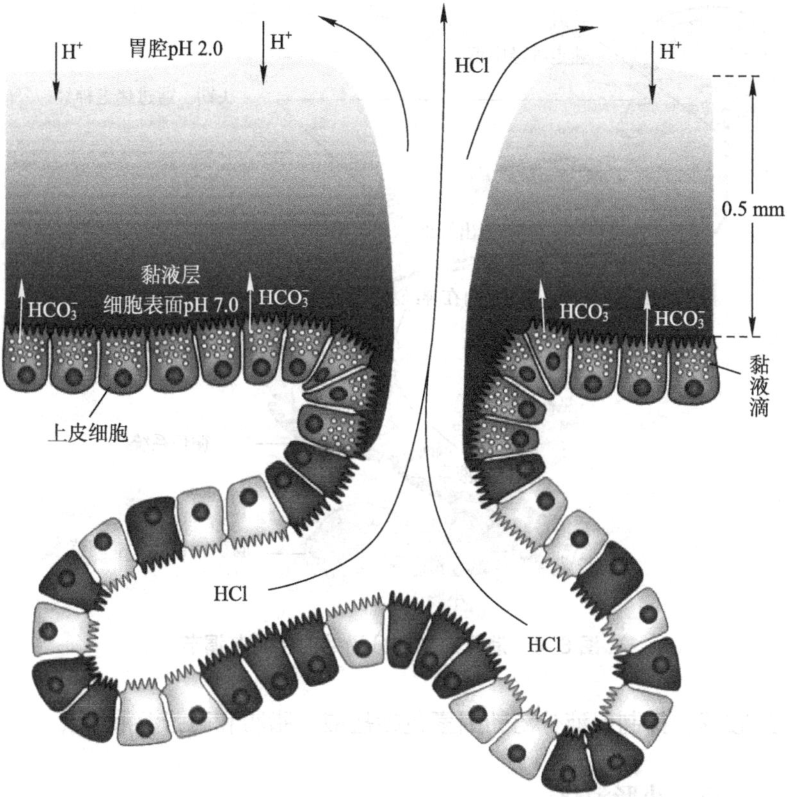

图 6–3 胃黏液 – 碳酸氢盐屏障模式图

胃期是指食物入胃后，继续刺激胃液分泌，又一次出现胃液分泌的高峰。胃期分泌量约占进食后总分泌量的 60%，胃液酸度高，但胃蛋白酶原的含量比头期要少。

肠期是指食糜进入十二指肠后，继续引起胃液分泌轻度增加。在肠期胃液分泌调节中，神经反射的作用不大，主要是由于食糜刺激十二指肠黏膜引起促胃液素等激素释放的结果。肠期胃液分泌的特点是量少，约占进食后胃液分泌总量的 10%，总酸度和胃蛋白酶原的含量也较少。

② 刺激胃酸分泌的主要内源性物质有乙酰胆碱、促胃液素和

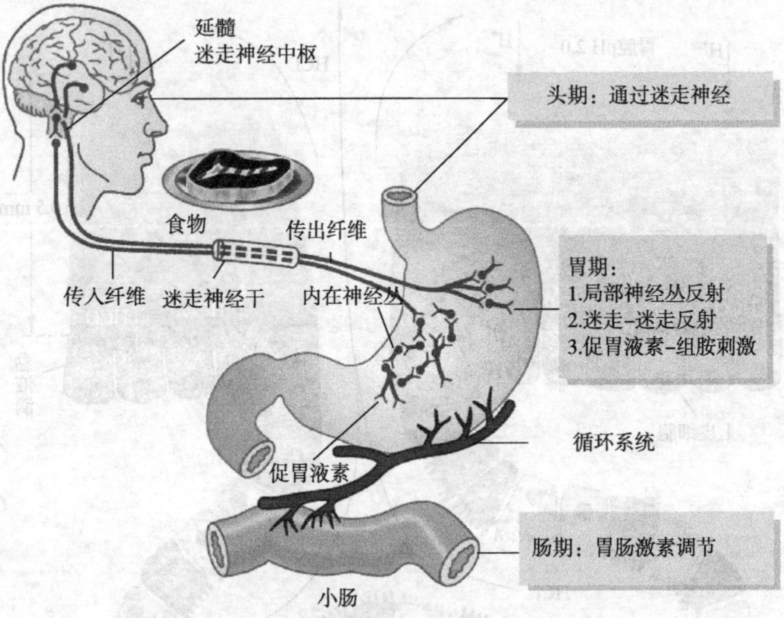

图 6–4　消化期胃液分泌的时相及其调节

组胺等。抑制胃液分泌的因素包括盐酸、脂肪和高张溶液等。

三、小肠消化

食糜由胃进入十二指肠后便开始小肠内的消化。小肠内消化是整个消化过程中最重要的阶段。食糜受到胰液、胆汁和小肠液的化学性消化以及小肠运动的机械性消化，许多营养物质也都在此处被吸收，食物在经过小肠后消化过程基本完成，未被消化的食物残渣从小肠进入大肠。食物在小肠内停留的时间随食物的性质而有不同，混合性食物一般在小肠内停留 3 ~ 8 h。

1. 胰液的分泌

胰腺的外分泌物为胰液，是由胰腺的腺泡细胞和小导管管壁细胞所分泌的，具有很强的消化能力。

（1）胰液的性质、成分和作用

胰液（pancreatic juice）是无色无臭的碱性液体，pH 为 7.8 ~ 8.4，渗透压与血浆大致相等，是最重要的消化液。人每日分泌的胰液量为 1 ~ 2 L。胰液中含有无机物和有机物。在无机成分中，HCO_3^- 的含量很高，它是由胰腺内的小导管细胞分泌的。其浓度随分泌速度的增加而增加。HCO_3^- 的主要作用是中和进入十二指肠的胃酸，使肠黏膜免受强酸的侵蚀；同时也提供小肠内多种消化酶活动的最适 pH 环境（pH 7 ~ 8）。胰液中的 Cl^- 浓度随 HCO_3^- 浓度的变化而变化，当 HCO_3^- 浓度升高时，Cl^- 浓度下降。胰液中的正离子有 Na^+、K^+、Ca^{2+} 等，它们在胰液中的浓度与血浆中的浓度非常接近，不随分泌速度的改变而改变。

胰液中的有机物主要是蛋白质，含量从 0.1% ~ 10%不等，随分泌速度的不同而有所不同。胰液中的蛋白质主要是由腺泡细胞分泌多种消化酶，包括水解糖、脂肪和蛋白质三类营养物质的消化酶，其中代表性的酶包括胰淀粉酶（pancreatic amylase）、胰脂肪酶（pancreatic lipase）、胰蛋白酶和糜蛋白酶。胰淀粉酶水解淀粉为糊精、麦芽糖。胰脂肪酶可分解甘油三酯为脂肪酸、一酰甘油和甘油。胰蛋白酶和糜蛋白酶这两种酶均以无活性的酶原形式存在于胰液中。肠液中的肠激酶、酸、组织液等可使胰蛋白酶原活化。此外，已被激活的胰蛋白酶也能激活胰蛋白酶原而形成正反馈，加速其活化。胰蛋白酶和糜蛋白酶的作用极为相似，都能分解蛋白质为脲和胨，当两者一同作用于蛋白质时，则可将蛋白质消化为小分子多肽和游离氨基酸；糜蛋白酶还有较强的凝乳作用。

（2）胰液分泌的调节

① 神经调节：食物的性状、气味以及食物对口腔、食管、胃和小肠的刺激都可通过神经反射（包括条件反射和非条件反射）引起胰液分泌（图 6–5）。

② 体液调节：酸性食糜进入小肠后，刺激小肠黏膜 S 细胞

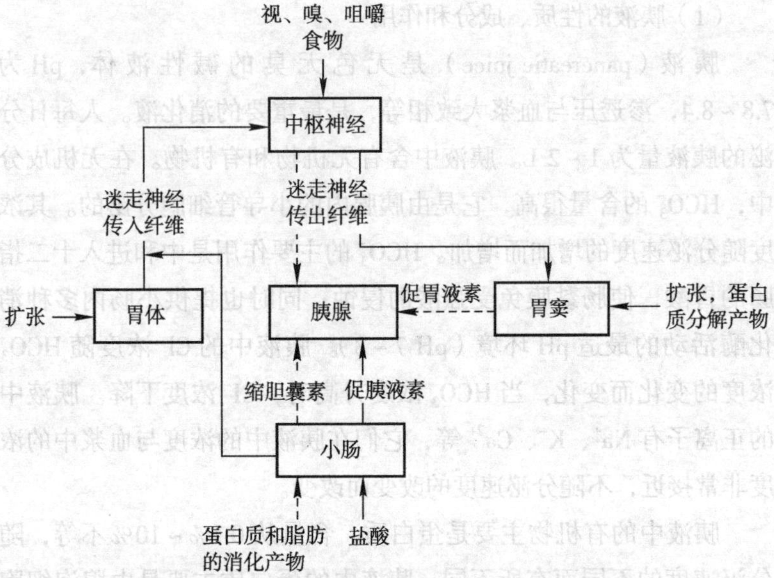

图 6-5　胰液分泌的神经和体液调节示意图

实线表示引起水样分泌；虚线表示引起酶的分泌

释放促胰液素，后者可促使胰腺小导管上皮细胞分泌大量的水和 HCO_3^-，因而使胰液的分泌量大为增加，而酶的含量却很低。缩胆囊素也称促胰酶（pancreozymin，PZ），可促进胰液中各种酶的分泌。同时，缩胆囊素对胰腺组织还有营养作用。此外，作用上分别与缩胆囊素和促胰液素相似体液因素还有胃窦分泌的促胃液素、小肠分泌的血管活性肠肽等。

2. 胆汁的分泌和排出

胆汁（bile）是由肝细胞持续分泌而来，在非消化期主要储存于胆囊内。进食后，食物及消化液可刺激胆囊收缩，将储存于胆囊内的胆汁排人十二指肠。直接从肝细胞分泌的胆汁称为肝胆汁，储存在胆囊内并由胆囊排出的胆汁称为胆囊胆汁。

（1）胆汁的性质、成分和作用

胆汁是一种有色、味苦、较稠的液体。成年人每日分泌胆汁

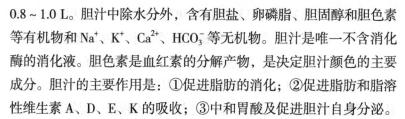

0.8 ~ 1.0 L。胆汁中除水分外，含有胆盐、卵磷脂、胆固醇和胆色素等有机物和 Na^+、K^+、Ca^{2+}、HCO_3^- 等无机物。胆汁是唯一不含消化酶的消化液。胆色素是血红素的分解产物，是决定胆汁颜色的主要成分。胆汁的主要作用是：①促进脂肪的消化；②促进脂肪和脂溶性维生素 A、D、E、K 的吸收；③中和胃酸及促进胆汁自身分泌。

（2）胆汁分泌和排出的调节

食物是引起胆汁分泌和排出的自然刺激物，其中以高蛋白食物刺激作用最强，高脂肪和混合食物次之，而糖类食物作用最弱。胆汁的分泌和排出受神经和体液因素的调节，以体液调节为主。①神经调节。反射的传出途径是迷走神经。迷走神经通过其末梢释放 ACh，可直接作用于肝细胞和胆囊，增加胆汁分泌和引起胆囊收缩，也可通过促胃液素的释放，间接引起胆汁分泌增加。②体液调节。有多种体液因素参与调节胆汁的分泌和排出，包括促胃液素，促胰液素，缩胆囊素以及胆盐。

3. 小肠液的分泌

小肠内有两种腺体，即位于十二指肠黏膜下层的十二指肠腺和分布于整个小肠黏膜层的小肠腺。前者分泌含黏蛋白的碱性液体，粘稠度很高，其主要作用是保护十二指肠黏膜上皮，使之免受胃酸侵蚀；后者分布于全部小肠的黏膜层内，其分泌液为小肠液的主要部分。

（1）小肠液的性质、成分和作用

小肠液是一种弱碱性液体，pH 约为 7.6，渗透压与血浆相等。大量的小肠液可稀释消化产物，使其渗透压下降，有利于吸收。小肠液常混有脱落的肠上皮细胞、白细胞以及由肠上皮细胞分泌的免疫球蛋白。由小肠腺分泌的酶只有肠激酶一种，它能将胰液中的胰蛋白酶原活化为胰蛋白酶，以利于蛋白质的消化。

（2）小肠液分泌的调节

小肠液呈常态性分泌，但在不同条件下，分泌量可有很大变化。食糜对局部黏膜的机械性刺激和化学性刺激均可引起小肠液分泌。小肠黏膜对扩张性刺激最为敏感，小肠内食糜的量越多，分泌也越多。一般认为，这些刺激是通过肠壁的内在神经丛的局部反射而起作用的。刺激迷走神经可引起十二指肠腺分泌，但对其他部位的肠腺作用并不明显。此外，促胃液素、促胰液素、缩胆囊素和血管活性肠肽等都能刺激小肠液的分泌。

4. 小肠的运动

（1）小肠的运动形式

① 紧张性收缩：紧张性收缩是小肠进行其他运动的基础，并使小肠保持一定的形状和位置。当小肠紧张性增高时，肠内容物的混合与运送速度增快；而当小肠紧张性降低时，则肠内容物的混合与运送速度减慢。

② 分节运动：分节运动（segmental motility）是一种以环行肌为主的节律性收缩和舒张交替进行的运动。这种形式的运动表现为食糜所在肠道的环行肌以一定的间隔交替收缩，把食糜分割成许多节段；随后，原收缩处舒张，原舒张处收缩，使原来节段的食糜分成两半，邻近的两半合在一起，形成新的节段。食糜得以不断分开，又不断混合（图 6-6）。空腹时分节运动几乎不存在，食糜进入小肠后逐步加强。小肠上部频率较高，在十二指肠约为 11 次 /min，向小肠远端逐步降低，至回肠末端减为 8 次 /min。分节运动的意义在于：使食糜与消化液充分混合，有利于化学性消化；增加食糜与小肠黏膜的接触，并不断挤压肠壁以促进血液和淋巴回流，有助于吸收；分节运动本身对食糜的推进作用很小，但分节运动存

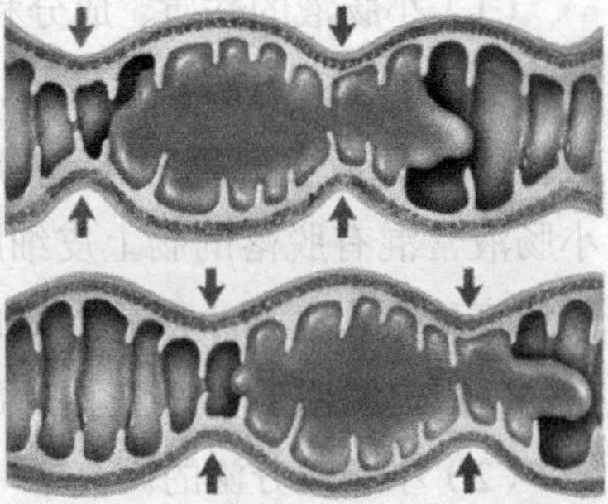

图 6-6　小肠分节运动示意图

在由上而下的频率梯度，这种梯度对食糜有一定推进作用。

③ 蠕动：小肠的蠕动可发生在小肠的任何部位，推进速度为 0.5 ~ 2 cm/s，行数厘米后消失。其作用是将食糜向小肠远端推进一段后，在新的肠段进行分节运动。此外，有一种传播很快（2 ~ 25 cm/s）很远的运动，称为蠕动冲（peristaltic rush），可一次把食糜从小肠始段推送到末端，有时可推送到大肠。蠕动冲由进食时的吞咽动作或食糜进入十二指肠而引起。有时在回肠末段可出现一种与一般蠕动方向相反的逆蠕动，其作用是防止食糜过早通过回盲瓣进入大肠，增加食糜在小肠内的停留时间，以便于对食糜进行更充分的消化和吸收。小肠在非消化期也存在与胃相同的周期性移行性复合运动（MMC），它是胃 MMC 向下游传播而形成的，其意义与胃 MMC 相似。

（2）小肠运动的调节

小肠的运动主要受肌间神经丛的调节，食糜对肠黏膜的机械、化学性刺激，可通过局部反射使运动加强。在整体情况下，外来神经也可调节小肠的运动，一般副交感神经兴奋时肠壁的紧张性升高、蠕动加强，而交感神经的作用则相反。促胃液素、P 物质、脑啡肽、5- 羟色胺等体液因素也可促进小肠的运动，促胰液素、生长抑素和肾上腺素则起抑制作用。

四、大肠消化

人类的大肠没有重要的消化活动，主要功能是吸收水分和无机盐，同时还可暂存消化后的食物残渣，并将后者转变为粪便。

1. 大肠液的分泌与功能

大肠液是由在肠黏膜表面的柱状上皮细胞及杯状细胞分泌，富含黏液和 HCO_3^-，pH 为 8.3 ~ 8.4。大肠液中可能含有少量二肽酶和淀粉酶，但它们对物质的分解作用不大。大肠液的主要作用在于其中的黏液蛋白，它能保护肠黏膜和润滑粪便。

2. 大肠的运动与排便

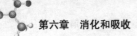

大肠的运动少而慢，对刺激的反应也较迟缓，这些特点与大肠作为粪便的暂时储存场所相适应。

（1）大肠运动的形式

① 袋状往返运动：这是在空腹和安静时最常见的一种运动形式，由环行肌无规律地收缩而引起，它使结肠出现一串结肠袋，结肠内压力升高，结肠袋内容物向前、后两个方向作短距离的位移，但并不向前推进。这种运动有助于促进水的吸收。

② 分节推进和多袋推进运动：分节推进运动是指环行肌有规律的收缩，将一个结肠袋内容物推移到邻近肠段，收缩结束后，肠内容物不返回原处；如果一段结肠上同时发生多个结肠袋的收缩，并且其内容物被推移到下一段，则称为多袋推进运动。进食后或副交感神经兴奋时可见这种运动。

③ 蠕动：大肠的蠕动是由一些稳定向前的收缩波所组成。收缩波前方的肌肉舒张，往往充有气体；收缩波的后面则保持在收缩状态，使这段肠管闭合并排空。在大肠还有一种进行很快且前进很远的蠕动，称为集团蠕动（mass peristalsis）。它通常始于横结肠，可将一部分肠内容物推送至降结肠或乙状结肠。集团蠕动常见于进食后，最常发生在早餐后60 min内，可能是胃内食糜进入十二指肠，由十二指肠－结肠反射引起。这一反射主要是通过内在神经丛的传递实现的。

（2）排便

食物残渣中的一部分水分被结肠黏膜吸收，剩余部分经结肠内细菌的发酵和腐败作用后形成粪便。粪便中除食物残渣外，还包括脱落的肠上皮细胞和大量的细菌。此外，机体的某些代谢产物，包括由肝排出的胆色素衍生物，以及由血液通过肠壁排至肠腔中的某些金属，如钙、镁、汞等的盐类，也随粪便排出体外。当肠蠕动将粪便推入直肠时，可扩张刺激直肠壁内的感受器，冲动沿盆神经和腹下神经传至腰、骶段脊髓的初级排便中枢，同时上传到大脑皮层引起便意。若条件许可，即可发生排便反射（defecation reflex）。这时冲动由盆神经传出，使降结肠、乙状结肠和直肠收缩，肛门内括约肌舒张。同时阴部神经的传出冲动减少，使肛门外括约肌舒张，于是粪便被排出体外。在排便过程中，支配腹肌和膈肌的神经也兴奋，因而腹肌和膈肌收缩，腹内压增加，有助于粪便的排出。但若在粪便刺激直肠时，环境和条件不适宜排便，便意可受大脑皮层的抑制。人们若对便意经常予以制止，将使直肠对粪便刺激逐渐失去正常的敏感性，加之粪便在结肠内停留过久，水分被过多吸收而变得干硬，引起排便困难，这就是产生功能性便秘最常见的原因。

五、与消化相关的病例

1. 胃溃疡

从广义角度说，胃溃疡是指发生在胃角、胃窦、贲门和裂孔疝等部位的溃疡，是消化性溃疡的一种。上腹部疼痛是本病的主要症状，也可出现在左上腹部或胸骨、剑突后。常呈隐痛、钝痛、胀痛、烧灼样痛。胃溃疡的疼痛多在餐后 1 h 内出现，经 1 ~ 2 h 后逐渐缓解，直至下餐进食后再复现上述节律。部分患者可无症状，或以出血、穿孔等并发症作为首发症状。引起该病的病因有：①幽门螺杆菌感染；②药物及饮食因素；③胃酸和胃蛋白酶；④应激精神因素；⑤遗传因素；⑥胃运动异常；⑦其他因素。

2. 胃肠炎

胃肠炎通常因微生物感染引起，也可因化学毒物或药品导致。典型临床表现为腹泻、恶心、呕吐及腹痛。胃肠炎症状的类型和严重程度取决于微生物或毒物的类型和量的大小。最常见的症状是腹泻，其他症状包括：腹痛、恶心、呕吐、发热、食欲减退、体重减轻（可能是脱水的征象）、大量出汗、皮肤湿冷、肌肉痛或关节僵硬、大便失禁等。严重的呕吐或腹泻可以引起低钠血症、低钾血症、低血压等。

病毒感染是胃肠炎最常见的病因，有多种病毒可引起胃肠炎，最常见的是轮状病毒，其次是诺沃克病毒、星状病毒和肠腺病毒。常见感染途径有食物（尤其是海鲜）、污染的水源、接触被感染者、餐具不洁、进食前未洗手等。

第三节 吸 收

一、吸收的部位

消化道不同部位所吸收的物质和速度是不同的，这主要取决于各部分消化道的组织结构，以及食物在各部位被消化的程度和停留时间。食物在口腔和食管内一般不被吸收，在胃内吸收乙醇和少量的水。小肠是吸收的主要部位，糖类、蛋白质和脂肪的消化产物大部分在十二指肠和空肠被吸收，回肠具有其独特的功能，能主动吸收胆盐和维生素 B_{12}（图 6–7）。食物中大部分营养在到达回肠时，通常已被吸收完毕，因此回肠是吸收功能的储备部分。小肠内容物在进入大肠后可被吸收的物质已非常少。大肠可吸收的主要是水和盐类，一般可吸收内容物中 80% 的水和 90% 的 Na^+、Cl^-。

二、主要营养物质的吸收

1. 小肠内主要物质的吸收

正常成年人的小肠长 4 ~ 5 m。小肠内面黏膜具有许多环状皱襞，皱襞上有大量绒毛，绒毛长 0.5 ~ 1.5 mm。每一条绒毛的外表面是一层柱状上皮细胞，而每一柱状上皮细胞的顶端膜上约有 1 700 条微绒毛。由于环状皱襞、绒毛和微绒毛的存在，最终使小

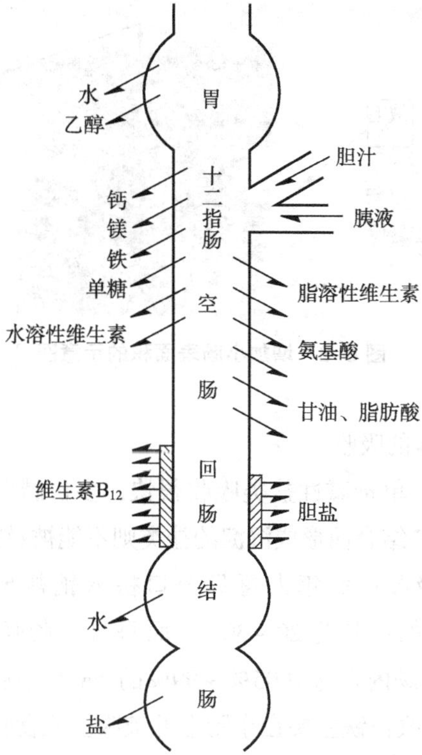

图 6–7 各种物质在小肠吸收部位示意图

肠的吸收面积比同样长短的简单圆筒的表面积增加约 600 倍，可达 200～250 m^2（图 6–8）。小肠除具有巨大的吸收面积外，食物在小肠内停留的时间较长（3～8 h），以及食物在小肠内已被消化为适于吸收的小分子物质。这些都是小肠在吸收中发挥主要作用的有利条件。

（1）水的吸收

水的吸收都是跟随溶质分子的吸收而被动吸收的。在十二指肠和空肠上部，水从肠腔进入血液和水从血液进入肠腔的量都很大，因此肠腔内液体的减少并不明显。在回肠，离开肠腔的液体比进入的多，因而肠内容量大为减少。

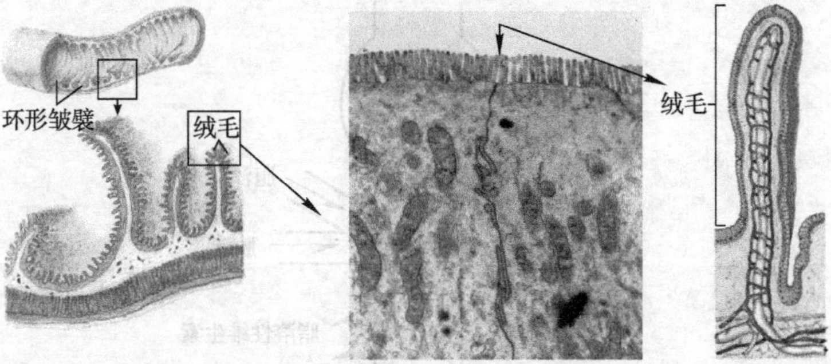

图 6-8　增加小肠表面积的示意图

（2）无机盐的吸收

一般说来，单价碱性盐类吸收很快，多价碱性盐类则吸收很慢。凡能与 Ca^{2+} 结合而形成沉淀的盐类则不能被吸收。

① 钠的吸收：成年人每日经口摄入钠盐 5 ~ 8 g，每日分泌入消化液中的钠盐为 20 ~ 30 g，而每日小肠吸收的总钠盐为 25 ~ 35 g，说明肠内容物中 95% ~ 99% 的 Na^{+} 已被吸收。

② 铁的吸收：铁主要在小肠上部被吸。收食物中的铁绝大部分是高铁（Fe^{3+}），不易被吸收，当它还原为亚铁（Fe^{2+}）时则较易被吸收。Fe^{2+} 的吸收速度要比 Fe^{3+} 快 2 ~ 15 倍。维生素 C 能将 Fe^{3+} 还原为 Fe^{2+} 而促进铁的吸收。铁在酸性环境中易溶解而便于被吸收，故胃液中的盐酸有促进铁吸收的作用，胃大部切除的患者可伴发缺铁性贫血。

③ 钙的吸收：食物中的钙变成 Ca^{2+} 才能被吸收，影响 Ca^{2+} 吸收的主要因素是维生素 D 和机体对钙的需要量。儿童和哺乳期妇女因对钙的需要量增大而吸收增多。钙盐只有在水溶液状态（如 $CaCl_2$、葡萄糖酸钙溶液）才能被吸收。肠内容物的酸度对钙的吸收有重要影响，在 pH 约为 3 时，钙呈离子化状态，吸收最好。肠内容物中磷酸过多，将使之形成不溶解的磷酸钙，使 Ca^{2+} 不能被吸收。此外，脂肪对钙的吸收有促进作用。

④ 阴离子的吸收：在小肠内吸收的阴离子主要是 Cl^- 和 HCO_3^-。

（3）糖的吸收

糖类一般须分解为单糖后才能被小肠上皮细胞吸收。各种单糖与转运体的亲和力不同，吸收速率有很大差别，己糖的吸收很快，戊糖则很慢。在己糖中，又以半乳糖和葡萄糖的吸收最快，果糖次之，甘露糖最慢。

（4）蛋白质的吸收

食物中的蛋白质经消化分解为氨基酸后，几乎全部被小肠吸收。当蛋白质被小肠吸收后，门静脉血液中的氨基酸含量即刻增高。蛋白质经水解生成的寡肽也能被吸收，许多二肽和三肽可被小肠上皮细胞吸收，进入细胞内被细胞内的二肽酶和三肽酶进一步分解为氨基酸，再进入循环血液。

（5）脂肪的吸收

在小肠内，脂肪的消化产物脂肪酸、一酰甘油、胆固醇等很快与胆汁中的胆盐形成混合微胶粒，通过覆盖于小肠黏膜上皮细胞表面的静水层到达上皮细胞表面。

（6）胆固醇的吸收

进入肠道的胆固醇主要来自食物和由肝脏分泌的胆汁。胆汁中的胆固醇是游离的，而食物中的胆固醇部分是酯化的。酯化的胆固醇须经消化液中胆固醇酯酶水解为游离胆固醇后才能被吸收。游离胆固醇通过形成混合微胶粒，在小肠上部被吸收。被吸收的胆固醇大部分在小肠黏膜上皮细胞内又重新酯化，生成胆固醇酯，最后与载脂蛋白一起组成乳糜微粒，经由淋巴系统进入循环血液。

胆固醇的吸收受很多因素的影响。食物中胆固醇含量越高，其吸收也越多，但两者不呈线性关系。食物中的脂肪和脂肪酸可促进胆固醇的吸收，而各种植物固醇（如豆固醇、β-谷固醇）则通过竞争性抑制妨碍其吸收。胆盐可与胆固醇形成混合微胶粒，有助于胆固醇的吸收，食物中不能被利用的纤维素、果胶、琼脂等易与胆盐结合而形成复合物，可阻碍微胶粒的形成，从而能降低胆固醇的吸收。抑制肠黏膜细胞载脂蛋白合成的物质可因妨碍乳糜微粒的形成而减少胆固醇的吸收。

（7）维生素的吸收

维生素包括水溶性维生素（如维生素 B、B_2、B_6、PP 等）和脂溶性维生素（如维生素 A、D、E、K 等）。大部分维生素在小肠上段被吸收，只有维生素 B_{12} 是在回肠被吸收的。存在于食物中的大多数维生素 B_{12} 是与蛋白质结合的，而胃壁细胞分泌的内因子是维生素 B_{12} 的结合蛋白。因此，当机体发生萎缩性胃炎或胃大部切除后，由于内因子分泌不足，可因维生素吸收障碍而发生巨幼细胞性贫血。脂溶性维生素 A、D、E、K 的吸收与脂肪消化产物相同。

2. 大肠的吸收功能

每日从小肠进入大肠的内容物有 1 000 ~ 1 500 mL，大肠黏膜对水和电解质有很强的吸收能力，每天最多可吸收 5 ~ 8 L 水和电解质，因而大肠中的水和电解质大部分被吸收，仅约 150 mL 的水和少量 Na^+、Cl^- 随粪便排出。若粪便在大肠内停留时间过长，大肠内的水被进一步吸收，可使粪便变得干硬而引起便秘。当进入大肠的液体过多或大肠的吸收能力下降时，则可因水不能被正常吸收而引起腹泻。

大肠能吸收肠内细菌合成的维生素 B 复合物和维生素 K，以补充食物中维生素摄入的不足；此外大肠也能吸收由细菌分解食物残渣而产生的短链脂肪酸，如乙酸、丙酸和丁酸等。临床上可采用直肠灌药的方式作为给药途径，直肠给药时药物混合于直肠分泌液中，通过肠黏膜被吸收入黏膜下静脉丛，继续经直肠中静脉、下静脉和肛门静脉直接吸收进入体循环，不经过肝脏，从而避免了肝脏的首过效应；也可经由直肠上静脉经门静脉进入肝脏，代谢后再进入体循环。两种方式均不经过胃和小肠，避免了强酸、碱和消化酶对药物的影响和破坏作用。因而直肠给药可显

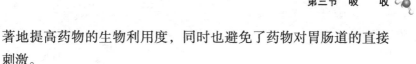

著地提高药物的生物利用度，同时也避免了药物对胃肠道的直接刺激。

三、与吸收相关病例

◎ 吸收不良综合征

吸收不良综合征是指各种原因的小肠营养物质吸收不良所引起的综合征。广义的吸收不良综合征包括消化不良与吸收不良，故又称为“消化吸收不良综合征”。吸收不良包括各种营养物质，其中脂肪吸收障碍最具特征。吸收不良综合征按病因及发病机理分为下列几类：①原发性吸收不良综合征，小肠黏膜（吸收细胞）有某种缺陷或异常，影响营养物质经黏膜上皮细胞吸收，转运；②继发性吸收不良综合征，可由不同后天因素导致的消化不良和吸收不良造成。吸收不良综合征主要临床表现有：①腹泻及其他胃肠道症状；②营养缺乏症状；③维生素及电解质缺乏症状。

思考题

1. 胃液中含大量胃酸和胃蛋白酶，为何不会引起自身消化？

2. 胰液分泌过多或过少，可对机体产生什么影响？为什么？

3. 行胃大部切除术或回肠切除术后的患者可出现贫血，可有什么类型的贫血？为什么？

数字课程学习

教学视频　教学课件　在线自测　思考题解析

（赵立华）

第七章

泌尿系统

肾脏作为机体内最重要的排泄器官，可通过尿液的生成和排除，清除机体内代谢产物、多余水分及进入体内的有毒有害物质和异物等。另外，肾脏还通过调节水、电解质、酸碱平衡和血压等维持机体内环境的稳态。其实早在100多年前，法国生理学家Claude Bernard首次提出细胞外液是机体内环境这一概念时，就已指明肾的主要功能是调节内环境的容积和化学组成。1917年英国药理学家Arthur Robertson Cushny在其名著《尿的分泌》一书中重提了Claude Bernard的这一论断。肾的主要功能是调节体内的液体环境，而其排泄功能则是从属于保持内环境恒定的。因此，肾脏排出的物质种类最多、数量最大，是机体最重要的排泄器官。

正常情况下，成年人每天的尿量约为1.5 L（1~2 L）。如果每天的尿量超过2.5 L，则为多尿；在100~500 mL，称为少尿；少于100 mL则为无尿。因此，尿量的多少是衡量肾功能的一项重要指标。而尿量的异常改变可能提示肾功能的异常，如尿毒症发病过程中由于尿量太少，代谢终产物在体内积蓄而引起中毒。除了尿量之外，尿液的颜色也可以作为衡量肾功能的又一指标。正常人的尿液颜色为淡黄色或深黄色，尿液颜色除了与尿量有关外，还受天气及饮食的影响，一般天冷时多清澈，天热时多为黄色；如摄入偏酸性饮食时，尿色则深；若饮食偏碱，则尿色多淡。而当肾功能改变时，尿液的颜色也有所改变。

此外，肾也是一个内分泌器官，能合成和释放肾素，参与动脉血压的调节；合成和释放促红细胞生成素，促进红细胞的生成；肾中的1-α-羟化酶可使25-羟维生素D_3转化为1,25-羟维生素D_3，调节钙的吸收和血钙水平；肾脏还能生成激肽和前列腺素，参与局部或全身血管活动的调节。

第一节 概 述

一、肾的功能解剖特点

1. 肾的解剖特点

肾位于腹腔后上部，脊椎两旁，左右各一，长10~12 cm、宽5~6 cm、厚3~4 cm、重120~150 g，左肾较右肾稍大。肾脏是实质性器官，分为皮质和髓质两部分（图7-1）。皮质位于表层，富含血管，主要由肾小体和肾小管构成；髓质位于深部，分为外

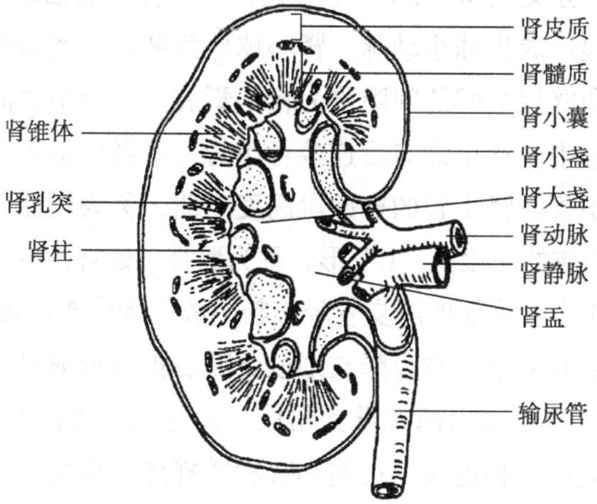

图7-1 肾结构图

（引自Kent M.Van de Graaff等，2009）

髓部和内髓部，血管较少且由多个圆锥形的实体肾锥体构成。锥体的基底部在皮质和髓质之间的边缘处，而顶部伸向肾窦，终止于肾乳头。在肾单位生成的尿液经集合管在肾乳头处的开口进入肾小盏、肾大盏和肾盂，最后经输尿管进入膀胱。尿液暂时贮存在膀胱，当达到一定量时，可引起反射性排尿。

2. 肾单位

作为尿液生成的基本功能单位，肾单位与集合管共同完成尿液的生成。人体两侧肾有 170 万 ~ 240 万个肾单位，每个肾单位都有单独生成尿液的功能。肾脏形成后就不能再生新的肾单位。正常衰老或肾脏损伤疾病都会使得肾单位的数量逐渐减少。40 岁后，功能性肾单位的数量每 10 年大约减少 10%，但在正常情况下剩余的肾单位足以完成正常的泌尿功能。

肾单位按所在部位可分为皮质肾单位和近髓肾单位。

肾单位由肾小体及与之相连接的肾小管构成，肾小体由肾小球和肾小囊组成（图 7–2）。

入球小动脉和出球小动脉之间的一团毛细血管簇构成肾小球，入球小动脉分支成 40 ~ 50 条平行且相互吻合成毛细血管网，最后汇合在一起形成出球小动脉。肾小球外侧被肾小囊所包裹，肾小囊的脏层和壁层之间的间隙称为肾小囊腔。从肾小球滤过的液体流入肾小囊中。肾小囊向后连接肾小管，后者包括近曲小管、髓袢和远曲小管。肾小管的初始段高度屈曲，称为近曲小管。肾小管分布在髓质的一段呈“U”形，称为髓袢。髓袢由降支和升支组成，与近曲小管连接的降支管径较粗，故称为降支粗段；之后管壁变薄，管腔缩窄，称为降支细段。随后折返形成升支细段，继续上行管径增粗成为髓袢升支粗段，而与之相连的是远曲小管，后者再与集合管相连接。近曲小管和髓袢降支粗段，称为近端小管；髓袢升支粗段和远曲小管，称为远端小管。

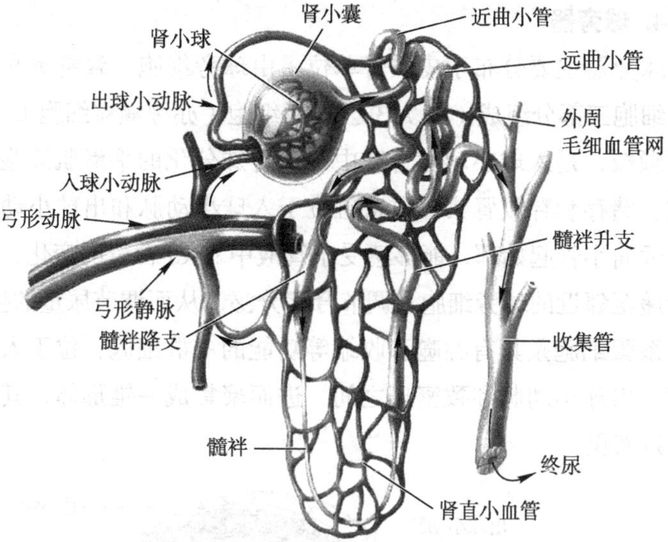

肾单位

- 肾小体
  - 肾小球（毛细血管球）
  - 肾小囊
- 肾小管
  - 近球小管
    - 近曲小管
    - 髓袢降支粗段
  - 髓袢细段
    - 髓袢降支细段
    - 髓袢升支细段
  - 远球小管
    - 髓袢升支粗段
    - 远曲小管

图 7-2　肾单位示意图

（引自 McKinley 等，2011）

3. 集合管

一条集合管与多条远曲小管相连，可收集远曲小管转运来的尿液，最后通过肾乳头顶部进入肾盏、肾盂和输尿管后进入膀胱贮存。每个肾脏大约有 250 个很大的集合管，每个大的集合管收集大约 4 000 个肾单位的尿液，因此，集合管在尿液浓缩过程中起重要作用。

4. 球旁器

球旁器主要分布于皮质肾单位，由球旁细胞、致密斑和球外系膜细胞三部分组成（图 7–3）。球旁细胞（亦称颗粒细胞），内含分泌颗粒，是入球小动脉管壁中一些特殊分化的平滑肌细胞，能合成、储存和释放肾素。致密斑位于入球小动脉和出球小动脉之间的远曲小管起始部，能够感受小管液中 NaCl 含量的变化，将信息传递至邻近的球旁细胞，调节肾素分泌，从而调节尿量的生成。球外系膜细胞是具有吞噬和收缩等功能的一群细胞，位于入球小动脉、出球小动脉和致密斑之间，进而聚集成一锥形体，其底面朝向致密斑。

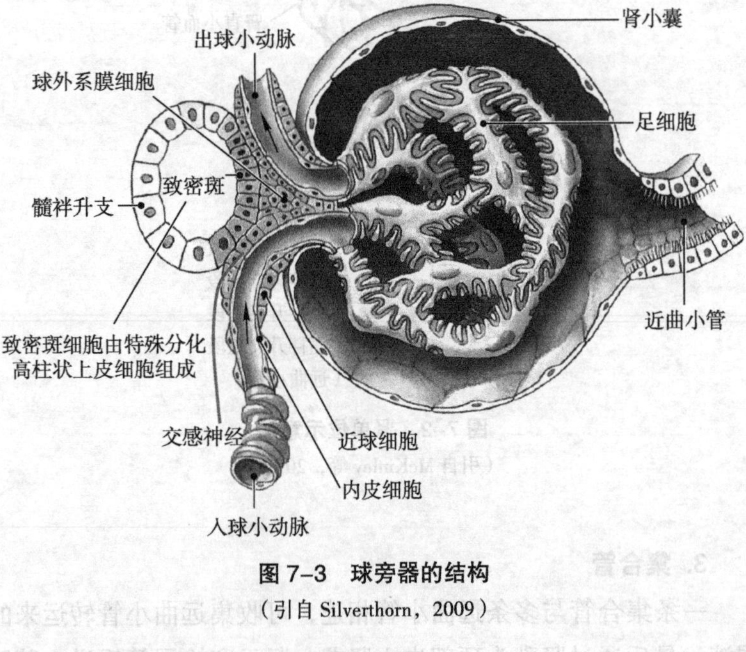

图 7–3　球旁器的结构

（引自 Silverthorn，2009）

二、肾的血液循环及其调节

肾的血管支配来自于腹主动脉，进入肾门后，依次分化为叶间动脉→弓形动脉→小叶间动脉→入球小动脉→毛细血管球（肾小球）→出球小动脉→毛细血管网，缠于肾小管和集合管的周围，称为管周毛细血管。这样，肾动脉的血流要通过两次小动脉（入球和出球小动脉）和两次毛细血管网（肾小球和管周毛细血管网）最后汇合于小叶间静脉。

流经肾脏血流量占心输出量的1/5～1/4，是机体内血液供应最为丰富的器官之一。丰富的肾血流量不仅可供应肾实质细胞必要的氧和营养物，更重要的是保持原尿的生成过程。

皮质血流量大，约占90%，流速快，这与皮质主要完成滤过功能有关；髓质血流量小，仅占肾血流量的10%，流速慢，且越向内髓血流量越小。

肾血流量的调节方式包括自身调节、神经调节和体液调节。当动脉血压在一定范围内时［10.64～23.94 kPa（80～180 mmHg）］，肾血流量能够保持相对稳定，这是因为入球小动脉的平滑肌能够主动调节其紧张性。当肾动脉血压上升时，血管平滑肌受到较大的牵张刺激，引起入球小动脉血管平滑肌紧张性增加，导致血管口径变小、血流阻力增加，从而使肾血流量不会因血压升高而升高。反之，如果肾动脉血压下降时，则会引起入球小动脉血管平滑肌舒张，血管口径增大，降低阻力，从而以保证充足血流量。另外，神经和体液调节使肾血流量与全身血液循环相配合。例如，当血容量减少、强烈的伤害性刺激、情绪激动或剧烈运动时，交感神经活动加强，肾血流量减少；反之，当血容量增加时，交感神经活动减弱，肾血流量增加。

第二节 尿液的生成

肾脏生成尿液通常包括三个基本过程：①血液经肾小球毛细血管滤过形成超滤液（原尿）；② 99% 的超滤液被肾小管和集合管选择性重吸收到血液；③肾小管和集合管的分泌，最后形成终尿。

形成的终尿经输尿管运送到膀胱。

一、肾小球的滤过作用

1. 滤过膜的构成及通透性

肾小囊中的原尿是由肾小球毛细血管内的血浆经滤过膜滤过而形成。滤过膜位于毛细血管与肾小囊之间，由内到外依次为内层、中间层和外层。内层是毛细血管内皮细胞，细胞上有许多直径为 70 ~ 90 nm 的小孔形成的窗孔。水和小分子溶质可自由地通过，但毛细血管的内皮细胞表面有带负电荷的糖蛋白，能阻止带负电荷的蛋白质通过。中间层由Ⅳ型胶原、层黏连蛋白和蛋白多糖等成分构成的毛细血管基膜，带负电荷，厚度约为 300 nm。膜上有直径为 2 ~ 8 nm 的多角形网孔，可以通过机械屏障和电荷屏障影响滤过。外层是具有足突的肾小囊上皮细胞（亦称足细胞）。足细胞的足突相互交错，形成裂隙，裂隙上有一层滤过裂隙膜，膜上有直径 4 ~ 14 nm 的小孔，它是滤过的最后一道屏障。肾小球滤过屏障上有一种蛋白质，称为裂孔素，是足细胞裂隙膜的主要蛋白质成分，其作用是阻止蛋白质的漏出。缺乏裂孔素时，尿中将出现蛋白质。

正常人两个肾脏肾小球的滤过面积达 1.5 m^2 左右，且保持相对稳定。不同物质通过滤过膜的能力取决于滤过物质分子的大小及其所带的电荷。一般说来，分子有效半径小于 2.0 nm 的中性物质可自由滤过（如葡萄糖）；有效半径大于 4.2 nm 的物质不能滤过；而有效半径在 2.0 ~ 4.2 nm 之间的各种物质则随有效半径的增加，滤过量逐渐降低。实验研究表明滤过膜的通透性不仅取决于滤过膜孔的大小，还取决于滤过膜所带的电荷。

男性的肾小球滤过率稍高于女性，个体间差异不大。运动、情绪激动、饮食、年龄、妊娠和昼夜节律等对肾小球滤过率也有影响。

2. 有效滤过压

肾小球毛细血管上任何一点的滤过动力可用有效滤过压来表示（图 7–4）。与组织液生成的情况类似，肾小球有效滤过压是指促进超滤的动力与对抗超滤的阻力之间的差值。有效滤过压由下列因素决定。

（1）肾小球毛细血管血压：促使超滤液生成的力量。

（2）肾小囊内压：对抗超滤液生成的力量。

（3）肾小球毛细血管的血浆胶体渗透压：对抗超滤液生成的力量。

（4）肾小囊内液胶体渗透压：促使超滤液生成的力量。但在正常条件下，肾小球滤过液中的蛋白质浓度极低，可以忽略不计。因此，肾小球有效滤过压 =（肾小球毛细血管血压）–（血浆胶体渗透压 + 肾小囊内压）

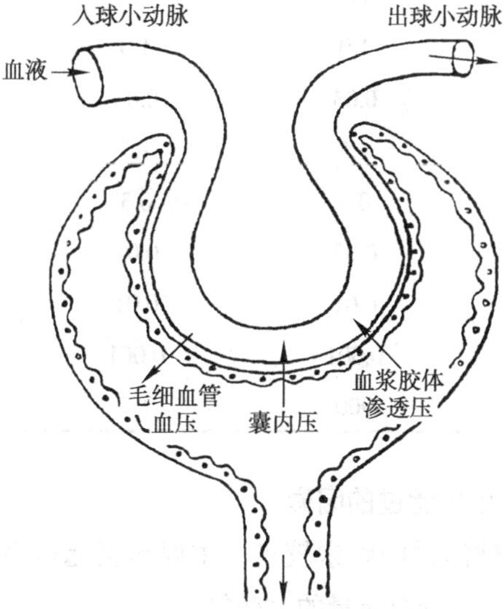

图 7–4　有效率过压

（引自夏国良，2013）

3. 肾小球滤过液的成分

肾小球滤过是指血液流经肾小球毛细血管时，除蛋白质外，血浆中其余成分均能被滤过

进入肾小囊腔内生成超滤液，是尿生成的第一步。通过分析肾小囊腔超滤液（表 7-1）的成分，结果发现：除蛋白质外，其余成分如葡萄糖、氯化物、无机磷酸盐、尿素、尿酸和肌酐等的浓度与血浆非常接近，渗透压及酸碱度也与血浆非常接近。因此，可以认为肾小球滤液是血浆的超滤液。

表 7-1 血浆、滤过液和尿成分比较

成分	血浆 / ($g \cdot L^{-1}$)	滤液 / ($g \cdot L^{-1}$)	尿 / ($g \cdot L^{-1}$)
Na^+	3.3	3.3	3.5
K^+	0.2	0.2	1.5
Cl^-	3.7	3.7	6.0
蛋白质	80	0.3	0
葡萄糖	1.0	1.0	0
磷酸根	0.03	0.03	1.2
碳酸根	1.5	1.5	0.07
尿素	0.3	0.3	20
尿酸	0.02	0.02	0.5
肌酐	0.01	0.01	1.5
氨	0.001	0.001	0.4
水	900	980	960

4. 影响肾小球滤过的因素

影响肾小球滤过的因素较多，主要包括滤过系数的改变、有效滤过压的变化及肾血流量的改变等。

（1）肾小球毛细血管滤过系数

滤过系数（filtration coefficient，K_f）是指在单位有效滤过压的

驱动下，单位时间内通过滤过膜的滤液量。K_f是滤过膜的有效通透系数（k）和滤过面积（s）的乘积。在发生某些疾病时，如急性肾小球肾炎，肾小球毛细血管腔变窄或阻塞，有滤过功能的肾小球数量减少，肾小球滤过率降低，可导致少尿甚至无尿。肾小球毛细血管间的系膜细胞具有收缩能力，可调节滤过膜的面积和有效通透系数，而系膜细胞的收缩与舒张则受到体内一些缩血管或舒血管物质的调节。

（2）有效滤过压

① 肾小球毛细血管血压：在正常条件下肾小球毛细血管血压约为45 mmHg。肾小球毛细血管血压变化是生理状态下调节肾小球滤过率的主要方式。肾小球毛细血管血压升高时肾小球滤过率增加，反之，肾小球滤过率则减小。

高血压病晚期，因入球动脉发生器质性病变而狭窄时，亦可使肾小球毛细血管血压明显降低，引起肾小球滤过率减少而导致少尿，甚至无尿。

② 囊内压：正常情况下囊内压一般比较稳定，约10 mmHg。当肾盂或输尿管结石、肿瘤压迫或任何原因引起输尿管阻塞时，小管液或终尿不能排出，可引起逆行性压力升高，最终导致囊内压升高，从而使有效滤过压和肾小球滤过率降低。

③ 血浆胶体渗透压：正常情况下，血浆胶体渗透压不会发生大幅度波动。静脉快速输入大量生理盐水使血浆蛋白被稀释，或在病理情况下肝功能严重受损，血浆蛋白合成减少，或因肾小球毛细血管通透性增大，大量血浆蛋白从尿中丢失，均可导致血浆蛋白减少，使血浆胶体渗透压降低，因而有效滤过压和肾小球滤过率增加。但在临床上，血浆蛋白浓度显著降低时尿量并不明显增多，可能因为此时肾小球滤过膜的通透性也有所降低，且体循环毛细血管床组织液生成增多，因而在肝、肾疾病引起低蛋白血症的患者，常出现腹水或组织水肿。

（3）肾血浆流量

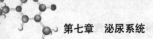

血浆是原尿的直接来源，而正常情况下滤过分数维持相对稳定，因此，肾血浆流量（renal plasma flow，RPF）的多少直接影响肾小球滤过率。肾血浆流量对肾小球滤过率的影响是通过改变滤过平衡点而非有效滤过压实现的。如肾血浆流量增大时，肾小球毛细血管中血浆胶体渗透压上升的速度减缓，滤过平衡点向出球小动脉端移动，甚至不出现滤过平衡的情况，即有效滤过面积增大，故肾小球滤过率增加；反之，当肾血浆流量减少时，滤过平衡点则靠近入球小动脉端，即有效滤过面积减小，故肾小球滤过率减少。当肾交感神经强烈兴奋引起入球小动脉阻力明显增加时（如剧烈运动、大失血、缺氧和中毒性休克等），肾血流量（renal blood flow，RBF）和肾血浆流量明显减少，肾小球滤过率也显著降低。

二、肾小管和集合管的物质转运功能

经肾小球滤过所生成的原尿不断由肾小囊流入肾小管，此后流动在各段小管中的液体被称为小管液。肾小管和集合管的转运功能包括重吸收和分泌进而形成终尿。肾小管和集合管的重吸收是指小管液中的成分被肾小管上皮细胞转运返回血液的过程。肾小管和集合管的分泌是指肾小管上皮细胞将一些物质经顶端膜分泌到小管液的过程。排泄是指机体将代谢产物、进入机体的异物以及过剩的物质排出体外的过程。肾的排泄包括经肾小球滤过但未被重吸收的物质和由肾小管分泌从尿中排出的物质。

与小管液相比，终尿的成分和液体量都发生了很大变化。正常人两肾生成的超滤液可达 180 L/d，而终尿量仅约 1.5 L/d，表明其中约 99% 的水被肾小管和集合管重吸收。

1. 肾小管和集合管中各种物质的重吸收与分泌

各种物质在肾小管和集合管中的重吸收及分泌因部位不同而各有差异（表 7–2）。大部分的水、Na^+、K^+、Cl^-、HCO_3^- 在近曲小

表 7-2 各种物质吸收部位

部位	水的重吸收	各种物质的重吸收
近端小管	65%~67%（等渗重吸收）	全部：葡萄糖、氨基酸 大部：67% 水、Na^+、K^+、Cl^-、85% HCO_3^- 部分：硫酸盐、尿素、尿酸
髓袢	20%	部分：Na^+、Cl^-、水
远端小管	（调节重吸收）	部分：Na^+、HCO_3^-、水
集合管		部分：水、钠盐、尿素

管被重吸收，几乎所有葡萄糖及氨基酸也在近曲小管被重吸收。

近端小管对葡萄糖的重吸收是有一定限度的。当血糖浓度达 180 mg/100 mL 血液时，有一部分肾小管对葡萄糖的吸收已达极限，尿中开始出现葡萄糖，此时的血浆葡萄糖浓度称为肾糖阈（renal glucose threshold），正常为 160~180 mg/mL。每一肾单位的肾糖阈并不完全相同。当血糖浓度继续升高时，尿中葡萄糖浓度随之增高；当血糖浓度升至 300 mg/100 mL 时，全部肾小管对葡萄糖的重吸收均已达到或超过近曲小管对葡萄糖的最大转运率，此时每分钟葡萄糖的滤过量达两肾葡萄糖重吸收极限，尿糖排出率则随血糖浓度升高而增加。正常人两肾的葡萄糖重吸收的极限量，男性平均为 375 mg/min，女性平均为 300 mg/min。

氨基酸的重吸收部位、吸收方式与葡萄糖一样，也需 Na^+ 的存在，但近端小管顶端膜上有多种类型氨基酸转运体。

髓袢滤过的 NaCl 约 25% 被重吸收，H_2O 约 15% 被重吸收，而由于髓袢降支细段、升支细段和升支粗段的结构差异使得三个节段的功能也不尽相同。

远曲小管和集合管肾小球滤过的 8% 的 Na^+、Cl^- 被远曲小管和集合管重吸收，也有一定数量的 H_2O 在此处被重吸收，而对 Na^+、Cl^- 和 H_2O 的重吸收可根据机体水和盐平衡的状况进行调节。

Na^+ 的重吸收主要受醛固酮的调节，水的重吸收则主要受抗利尿激素的调节。

集合管上皮细胞有主细胞和闰细胞两种细胞类型。主细胞重吸收 NaCl 和水，分泌 K^+。闰细胞主要分泌 H^+，但也涉及 K^+ 的重吸收。此外，远曲小管和集合管分泌的 H^+ 和 NH_3 密切相关，NH_4^+ 的生成可促进 $NaHCO_3$ 的重吸收。

2. 影响肾小管和集合管重吸收与分泌的因素

（1）小管液中溶质的浓度

小管液中的溶质浓度影响小管液对水的重吸收。主要由于小管液中某些溶质未被重吸收而留在小管液中时，可使小管液溶质浓度升高，渗透压增加，从而妨碍肾小管特别是近端小管对水的重吸收，结果导致尿量增加。通过提高小管液溶质的浓度，达到利尿的方式称为渗透性利尿。临床上经常使用不易被肾小管吸收的药物，如静脉注射 20% 甘露醇或 25% 山梨醇溶液作为利尿药，而用来治疗脑水肿和青光眼等疾病。

（2）肾小球滤过率：球－管平衡

近端小管对溶质和水的重吸收随肾小球滤过率的变化而改变，当肾小球滤过率增大时，近端小管对溶质特别是 Na^+ 和水的重吸收率也增大；而肾小球滤过率减少时，近端小管对 Na^+ 和水的重吸收率也减少。球－管平衡的生理意义在于保持尿量和尿钠的相对稳定。

第三节 尿液生成的调节机制

一、尿液的浓缩和稀释

正常人尿液的渗透压在 50～1 200 mOsm/kg H_2O 之间波动，表明肾脏有较强的浓缩和稀释能力。尿液量和渗透压随着体内液体量的变化而大幅变动。当体内缺水时，排出的尿液渗透压明显高于血浆渗透压，尿液被浓缩，为高渗尿；当体内液体量过多时，排出尿液的渗透压低于血浆渗透压，尿液被稀释，为低渗尿。

二、尿生成的调节

在生理状态下，肾脏通过自身调节机制保持肾血流量相对稳定，进而使肾小球滤过率和终尿的生成量保持相对恒定。此外，在整体状态下，尿生成的全过程，包括肾小球的滤过、肾小管和集合管的重吸收和分泌，都受神经和体液因素的调节。

1. 神经调节

肾交感神经在肾脏内不仅支配肾血管，还支配肾小管上皮细胞和球旁细胞，对肾小管的支配以近端小管、髓袢升支粗段和远端小管为主。

肾交感神经兴奋时，释放去甲肾上腺素，引起肾血管收缩使得肾血流量减少，肾小球滤过率下降。还使得球旁细胞释放肾素，引起循环血液中血管紧张素Ⅱ和醛固酮浓度增加，肾小管对水和 NaCl 的重吸收增加，伴随尿量减少。

2. 体液调节

（1）抗利尿激素

抗利尿激素（亦称血管升压素），主要合成部位位于下丘脑视上核和室旁核的神经内分泌细胞中。合成的激素被包裹在囊泡中，沿下丘脑－垂体束的轴突被转运并储存在神经垂体中。

抗利尿激素通过调节集合管对水的重吸收，从而影响尿量和尿渗透压。如创伤或者手术引起的下丘脑损伤，或 X 染色体连锁的肾性尿崩症中集合管主细胞的抗利尿激素受体出现缺陷，抗利尿激素合成和释放减少，使集合管对水的重吸收减少，尿量明显增加，尿渗透压降低。抗利尿激素的分泌受多重因素的调节和影

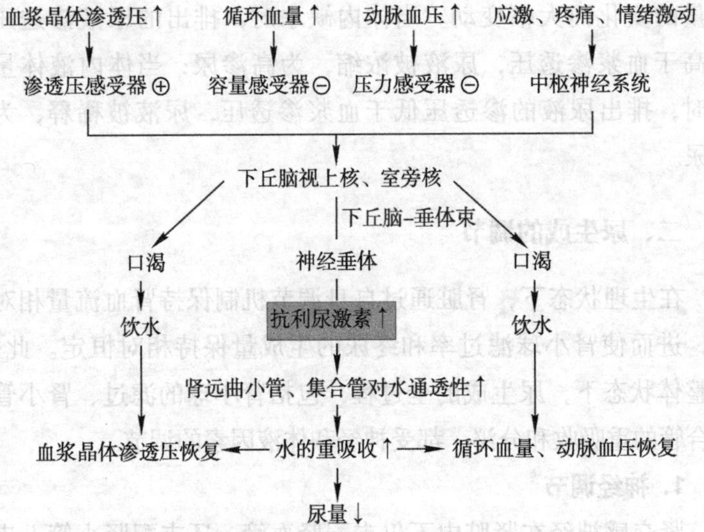

图 7–5 抗利尿激素分泌的调节（引自朱进霞，2015）

+表示刺激 –表示抑制

响，其中最重要的是血浆晶体渗透压和循环血量（图 7–5）。

（2）肾素 – 血管紧张素醛固酮系统

肾素是一种由球旁细胞合成、储存和释放的蛋白水解酶，催化血浆中的血管紧张素原转变为血管紧张素Ⅰ。血管紧张素Ⅰ（十肽）在血管紧张素转换酶作用下生成血管紧张素Ⅱ（八肽）。血管紧张素Ⅱ可刺激肾上腺皮质球状带合成和分泌醛固酮。这一系统称为肾素 – 血管紧张素 – 醛固酮系统（RAAS）。

① 肾素分泌的调节

RAAS 对尿生成的调节作用是通过机体对肾素分泌的调节来实现的，肾素的分泌受多方面因素的调节，包括肾内机制、神经和体液机制。

② 血管紧张素Ⅱ调节尿生成的功能

血管紧张素Ⅱ对尿生成的调节包括以下几个方面：通过作用于近端小管上皮细胞的血管紧张素受体而直接促进 Na^+ 的重吸收，

另一方面通过影响肾血流动力学，即通过以收缩出球小动脉引起肾小球毛细血管血压升高，增加滤过，进而使得近端小管周围毛细血管内血压较低而血浆胶体渗透压较高，间接促进近端小管的重吸收。血管紧张素Ⅱ可以引起肾小动脉的收缩，降低肾血流量，影响肾小球的滤过。

③ 醛固酮的功能

醛固酮主要作用于肾远曲小管和集合管的上皮细胞，增加 K^+ 的排泄及 Na^+、水的重吸收。醛固酮与远曲小管和集合管上皮细胞胞质内受体结合，形成激素-受体复合物。激素受体复合物穿过核膜进入核内，通过基因调节机制，生成多种醛固酮诱导蛋白，进而调节吸收和分泌功能。

因此，当体内细胞外液量或循环血量不足时，或动脉血压明显下降时，交感神经兴奋，肾上腺髓质激素（儿茶酚胺）释放增多，肾血流量减少均可通过肾内机制、神经和体液机制刺激肾素释放，通过 RAAS 的激活，使细胞外液量或循环血量以及动脉血压得以恢复正常，所以，这一调节属于负反馈调节（图 7-6）。

④ 心房钠尿肽

心房钠尿肽是由心房肌细胞合成并释放的肽类激素，人类循环血液中的心房钠尿肽由 28 个氨基酸残基组成。在血量过多、头低足高位、中心静脉压升高和身体浸入水中等作用下，心房壁受牵拉进而刺激心房肌细胞释放心房钠尿肽。此外，乙酰胆碱、去甲肾上腺素、降钙素基因相关肽（CGRP）、抗利尿激素和高血钾也能刺激心房钠尿肽的释放。心房钠尿肽的主要作用是使血管平滑肌舒张和促进肾脏排钠和排水。此外，心房钠尿肽还能抑制肾素、醛固酮和抗利尿激素的合成和分泌。

⑤ 其他影响因素

前列腺素通过促进 Na^+、K^+、Cl^- 等的排出而产生利尿效应。前列腺素还具有抑制血管升压远曲小管所刺激的 cAMP 增加，对

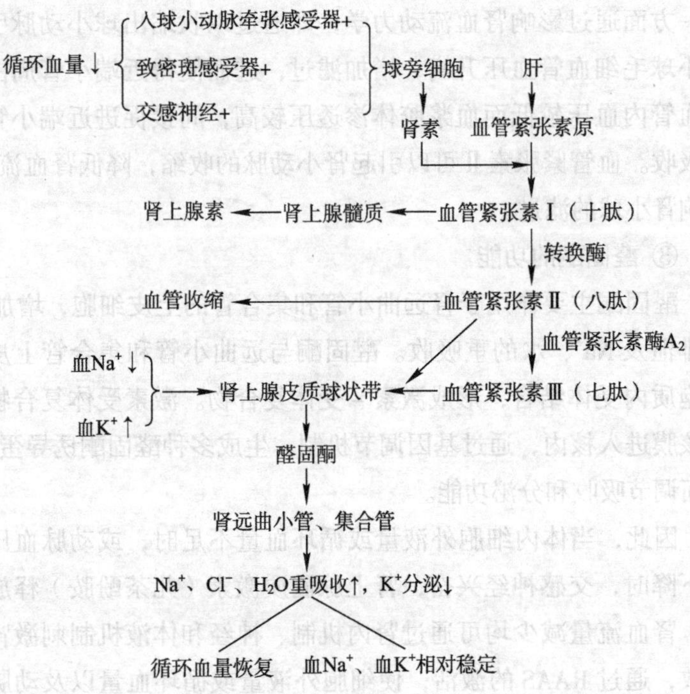

图 7–6　醛固酮分泌的调节（引自朱进霞，2015）

\+ 表示兴奋

抗血管升压素的抗利尿激素的抗利尿作用。糖皮质激素具有对抗血管升压素对集合管的作用，促进水的排泄，当其分泌不足时，机体排水能力障碍，可出现“水中毒”。一氧化氮（NO）由血管内皮细胞产生，在肾脏，NO可对抗去甲肾上腺素和血管紧张素的缩血管作用，使入球小动脉和出球小动脉舒张，增加排尿。

第四节　尿的储存和排放

尿液是连续不断生成的，经集合管、肾盏、肾盂和输尿管进入膀胱。尿液在膀胱内储存达一定量时，即可引起反射性排尿，将尿液经尿道排出体外。但是膀胱的排尿是间歇地进行的。

一、尿液在膀胱中的储存

肾小球滤过的超滤液，流经肾小管重吸收和分泌作用后，从集合管流出汇入乳头管，再进入肾盂形成终尿。在压力差及肾盂的收缩作用下，尿被送入输尿管。由于输尿管与肾盂连接处的平滑肌细胞有自律性，可产生规则的蠕动波（1 ~ 5 次 /min），其推进速度为 2 ~ 3 cm/s，将尿液送入膀胱。肾盂中尿量越多，内压越大，自动节律性频率越高，蠕动则增强，反之亦然。经过输尿管蠕动，尿液被输送到膀胱。

膀胱是一个中空性器官，膀胱逼尿肌较强的延展性以及膀胱内外括约肌功能使得膀胱能够储存一定量的尿液。在一般情况下，膀胱逼尿肌在副交感神经紧张性冲动的影响下，处于轻度收缩状态，使膀胱内压经常保持在 10 cmH_2O 以下。因为膀胱具有较大的伸展性，因此膀胱内压稍升高后可很快回降。当尿量增加到 400 ~ 500 mL 时膀胱内压才超过 10 cmH_2O。如果膀胱内尿量增加到 700 mL，膀胱内压随之增加到 35 cmH_2O 时，逼尿肌便出现节律性收缩，排尿欲将明显增强，但此时还可有意识地控制排尿。当膀胱内压达到 70 cmH_2O 以上时，便出现明显的痛感以至于不得不排尿。可见膀胱内压的升高是引起排尿反射的主要因素。

二、膀胱和尿道的神经支配

膀胱逼尿肌和内括约肌受副交感和交感神经的双重支配。副交感神经节前神经元的胞体位于第 2 ~ 4 骶段脊髓，节前纤维行走于盆神经中，在膀胱壁内换元后，节后纤维分布于逼尿肌和尿道内括约肌，其末梢释放乙酰胆碱，能激活逼尿肌的 M 受体，使逼尿肌收缩和尿道内括约肌舒张，故能促进排尿。盆神经中存在感觉纤维，能感受膀胱壁被牵拉、膀胱膨胀程度。支配膀胱的交感神经起自腰段脊髓，经腹下神经到达膀胱。交感神经末梢释放去甲肾上腺素，后者通过β受体使膀胱逼尿肌松弛，而通过作用于α受体引起内括约肌收缩和血管收缩。交感神经亦存在感觉传入纤维，可将引起膀胱痛觉的信号传入中枢。此外，阴部神经支配膀胱外括约肌，阴部神经为躯体运动神经，膀胱外括约肌为骨骼肌，其活动可受意识控制。阴部神经兴奋时，外括约肌收缩；阴部神经抑制时，则反之。排尿反射时可反射性抑制阴部神经的活动，将尿道感觉的传入纤维传入阴部神经中。

三、排尿反射

排尿反射是一种脊髓反射，即该反射在脊髓水平就能完成，但在正常情况下，排尿反射受脑的高级中枢控制，可有意识地抑制或加强其反射过程。当膀胱内尿量充盈达一定程度时（400~500 mL或以上），膀胱壁的牵张感受器受到刺激而兴奋。冲动沿盆神经传入，到达骶髓的排尿反射初级中枢；同时，冲动也上传到脑干和大脑皮层的排尿反射高位中枢，并产生排尿欲。排尿反射进行时，冲动沿盆神经传出，引起逼尿肌收缩、尿道内括约肌松弛，于是尿液进入后尿道。这时尿液还可以刺激后尿道的感受器，冲动沿传入神经再次传到脊髓排尿中枢，进一步加强其活动，使尿道外括约肌开放，于是尿液被强大的膀胱内压驱出。尿液对尿道的刺激可进一步反射性地加强排尿中枢活动，此过程属于正反馈调节，它使排尿反射一再加强，直至膀胱内的尿液排完为止。排尿后期，残留在尿道内的尿液，在男性可通过球海绵体肌的收缩排尽；女性则靠重力作用排尽。此外，在排尿时，腹肌和膈肌的强力收缩也可产生较高的腹内压，协助克服排尿的阻力。

四、排尿异常

如前所述，排尿是一个反射过程，但受高位中枢的随意控制。如果排尿反射弧的任何一个部位受损，或骶段脊髓排尿中枢与高位中枢失去联系，都将导致排尿异常。若膀胱的传入神经受损，膀胱充盈的传入信号将不能传到骶段脊髓，则膀胱充盈时不能反射性引起张力增加，故膀胱充盈膨胀，膀胱壁张力下降，称为无张力膀胱。当膀胱过度充盈时，可发生溢流性滴流，即从尿道溢出数滴尿液，此现象称为溢流性尿失禁。如果支配膀胱的传出神经（盆神经）或骶段脊髓受损，排尿反射也不能发生，膀胱变得松弛扩张，大量尿液滞留在膀胱内，导致尿潴留。若高位脊髓受损，骶部排尿中枢的活动不能得到高位中枢的控制，虽然脊髓排尿反射的反射弧完好，此时也出现尿失禁，这种情况主要发生在脊髓休克恢复后。在脊髓休克期间，由于骶段脊髓排尿中枢处于休克状态，排尿反射消失，可发生溢流性尿失禁。小儿大脑发育未完善，对初级中枢的控制能力较弱，所以小儿排尿次数多，且易发生夜间遗尿现象，排尿活动受意识控制较弱。

第五节 泌尿系统异常及疾病

一、肾小球病

肾小球病是指一组有相似的临床表现（如血尿、蛋白尿、高血压等），但病因、发病机制、病理改变、病程和预后不尽相同。病变主要累及双肾肾小球的疾病，可分原发性、继发性和遗传性。原发性肾小球疾病常为病因不明，继发性肾小球疾病系指全身性疾病（如系统性红斑狼疮、糖尿病等）中肾小球损害，遗传性肾小球疾病为遗传性变异基因所致的肾小球疾病。肾小球疾病多为原发性肾小球疾病。一般认为，免疫机制是肾小球疾病的始发机制，在此基础上炎症介质（如补体、白细胞介素、活性氧等）参与下，最后导致肾小球损伤和产生临床症状。

二、泌尿结石

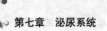

泌尿结石是泌尿系统的常见病，结石可见于肾、膀胱、输尿管和尿道的任何部位，但以肾、输尿管结石最为常见。临床表现因结石所在部位不同而有所差异。肾与输尿管结石的典型表现为肾绞痛与血尿，在结石引起绞痛发作以前，病人没有任何感觉，由于某种诱因，如剧烈运动、劳动、长途乘车等，突然出现一侧腰部剧烈的绞痛，并向下腹及会阴部放射，伴有腹胀、恶心、呕吐、程度不同的血尿。膀胱结石主要表现是排尿困难和排尿疼痛。

三、泌尿系统肿瘤

泌尿系统肿瘤发生于泌尿系统任意部位的肿瘤，包括肾、肾盂、输尿管、膀胱、尿道的肿瘤。其中肾盂以下为有管道的脏器，腔内均覆盖尿路上皮（又称移行上皮），所接触的内环境都是尿，致癌物质常通过尿液使尿路上皮发生肿瘤，所以肾盂、输尿管、膀胱、尿道的尿路上皮肿瘤均有其共性，并可能多器官发病。由于尿液在膀胱内停留时间最长，所以引起的膀胱癌也最为常见。泌尿系统肿瘤常在 40 岁以后发生，男性比女性多一倍左右。肾母细胞瘤和膀胱横纹肌肉瘤是婴幼儿疾病，男女发病率无差别。在泌尿系统肿瘤中，中国肾盂癌的发病率高于欧美国家。

四、肾性高血压

肾性高血压是继发性高血压的一种，主要是由于肾脏实质性病变和肾动脉病变引起的血压升高，在症状性高血压中称为肾性高血压。肾血管性高血压患者主要表现为迅速进展或突然加重的高血压。常见症状有腰痛、蛋白尿以及头痛、头晕、胸闷、心悸、视力减退、恶心呕吐等高血压相关症状。严重时可伴有进行性肾衰竭。患病率占高血压总患病率 1%～3%，在继发性高血压人群中，肾血管性高血压的比例可达20%，是最常见的继发性高血压之一。

思考题

1. 一次大量饮用清水后，为什么尿量会增加？
2. 尿液量及尿液颜色的异常变化与肾脏疾病的关系是什么？
3. 为什么糖尿病患者会出现糖尿和多尿症状？

数字课程学习

教学视频　教学课件　在线自测　思考题解析

（杨延周）

第八章

内分泌系统

内分泌系统（endocrine system）由独立的内分泌腺（如甲状腺、肾上腺和垂体等）和分布于其他器官内的内分泌细胞（如胃肠内分泌细胞、胰岛、黄体和睾丸间质细胞等）组成。内分泌系统与神经和免疫系统相互作用，构成复杂的神经－内分泌－免疫调节网络，共同调控机体内环境稳定。

内分泌细胞的分泌物称为激素（hormone）。多数种类的激素通过血液循环输送并作用于远处的特定细胞，称为内分泌（endocrine）；少部分种类的激素可直接作用于邻近的细胞，称为旁分泌（paracrine）。每种激素作用的特定器官或细胞，称为这种激素的靶器官（target organ）或靶细胞（target cell）。靶细胞具有与相应激素结合的受体，其中含氮激素的受体位于靶细胞的细胞膜上，类固醇激素受体一般在靶细胞的细胞质内。激素与受体结合后激发一系列生物学效应。

第一节 概 述

一、激素的分类及作用特点

1. 激素的分类

根据内分泌细胞所分泌激素化学性质的不同，激素可被分为含氮激素（包括氨基酸衍生物、胺类、肽类和蛋白质类激素）和脂类激素（类固醇激素和廿烷酸类）两大类，相应内分泌细胞也分为含氮激素分泌细胞和类固醇激素分泌细胞两类。

2. 激素作用的一般特点

激素对机体整体功能的调节作用可归纳为以下几个方面：① 维持机体稳态。激素不仅参与调节水、电解质和酸碱平衡以及维持体温和血压相对稳定等过程，而且还直接参与应激等，与神经系统、免疫系统协调互补，全面调整机体功能，适应环境变化。② 调节新陈代谢。多数激素都参与调节细胞的物质代谢和能量代谢，维持机体的营养和能量平衡，为机体的各种生命活动奠定基础。③ 促进生长发育。促进全身组织细胞的生长、增殖和分化，参与细胞凋亡过程等，调节各器官系统的正常发育和功能活动。④ 调节生殖过程。促进生殖器官的发育成熟和生殖的全过程，保证个体生命的绵延和种系的繁衍。

虽然各种激素对靶细胞的调节效应不尽相同，但可表现出一些共同的作用特征。

（1）激素作用的相对特异性

激素作用的特异性主要取决于分布于靶细胞的相应受体。尽管多数激素均可通过血液循环广泛接触机体各部位的器官、腺体、组织和细胞，但各种激素只选择性作用于与其亲和力高的特定目标——该激素的靶器官、靶腺、靶组织和靶细胞。各种激素的作用范围存在很大差异，这取决于激素受体的分布范围。有些激素的作用非常局限，如腺垂体分泌的促激素主要作用于外周靶腺；而有些激素的作用却极为广泛，如生长激素、甲状腺激素和胰岛素等的作用可遍及全身各器官组织。激素作用的特异性并非绝对，有些激素可与多个受体结合，只是与不同受体的亲和力有所差异。例如，胰岛素既可与其受体结合，也可与胰岛素样生长因子受体结合；糖皮质激素既可与糖皮质激素受体结合，也可与盐皮质激素受体结合等。

（2）信使作用

激素是一种信使物质或传讯分子，它携带某种特定含义的信号，仅起传递某种信息的作用。激素将相应的调节信息递送给靶细胞，旨在启动靶细胞的一系列生物效应，激素并不作为底物或产物直接参与细胞的物质与能量代谢过程。激素对其所作用的细胞，既不赋予新功能，也不提供额外能量。

（3）高效作用

在生理状态下，激素在血液中的浓度很低，多在 pmol/L ~ nmol/L 的数量级，但激素与受体结合后，引发细胞内的信号转导反应，经逐级放大后可产生效能极高的效应。1 mol 肾上腺素通过环磷酸腺苷（cAMP）—蛋白激酶 A（protein kinase A）通路触发肝糖原分解反应，可生成 10^8 mol 葡萄糖分子，其生物效应约放大1亿倍。一旦激素水平偏离生理范围，无论过多或过少，势必影响机体一系列功能的正常进行。

（4）相互作用

机体产生的各种激素以体液为媒介递送信息并相互影响、彼此关联。激素间的相互作用有以下几种形式：

① 协同作用（synergistic action）：协同作用是指多种激素联合作用对某一生理功能所产生的总效应大于各激素单独作用所产生效应的总和。例如，生长激素、肾上腺素、糖皮质激素和胰高血

糖素都具有升高血糖的作用，这几种激素在升糖效应上有着协同作用。

② 拮抗作用（antagonistic action）：拮抗作用就是不同激素对某一生理功能产生相反的作用。例如，上述升糖激素的升血糖效应与胰岛素的降血糖效应相拮抗；降钙素的降血钙效应与甲状旁腺激素的升血钙效应相拮抗。

③ 允许作用（permissive action）：有些激素虽然本身不影响组织器官的某些功能，但其存在却是其他激素作用的必要条件，这种支持性的作用称为允许作用。例如，糖皮质激素本身无缩血管作用，但它缺乏或不足时，儿茶酚胺类激素对心血管的作用就难以充分发挥。

④ 竞争作用（competitive action）：竞争作用是指化学结构上类似的激素竞争同一受体的结合位点。如盐皮质激素（醛固酮）与孕激素在结构上有相似性，盐皮质激素和孕激素都可结合盐皮质激素受体，当孕激素的浓度较高时，可竞争结合盐皮质激素受体而减弱盐皮质激素的作用。

二、激素作用的细胞学机制

激素对靶细胞产生调节作用主要经历以下几个环节：① 受体识别。靶细胞受体从体液中众多化学物质中识辨出能与之结合的激素。② 信号转导。激素与靶细胞的特异性受体结合后便启动细胞内信号转导系统。③ 细胞反应。激素诱导的终末信号改变细胞固有功能，即产生调节效应。④ 效应终止。通过多种机制终止激素所诱导的细胞生物反应。激素产生的效应只有及时终止，才能保证靶细胞不断接受新信息，适时产生精确的调节功能。

第二节 下丘脑与垂体的功能

一、下丘脑与垂体的关系

下丘脑（hypothalumus）属于间脑的一部分。垂体（hypophysis，pituitary）位于下丘脑下方的蝶鞍垂体窝内，为一卵圆形小体（图 8-1）。垂体由腺垂体和神经垂体两部分组成。腺垂体分为远侧部、中间部和结节部三部分，神经垂体分神经部和漏斗两部分。

下丘脑视上区和结节区（如弓状核等）的一些小细胞肽能神经元具有内分泌功能，称为神经内分泌细胞（neuroendocrine cell）。此类神经内分泌细胞所分泌的激素经垂体门脉系统运输到达腺垂体远侧部，调节各种腺细胞的分泌活动。对腺细胞分泌起促进作用的下丘脑激素，称为释放激素（因子）（releasing hormone/factor）；对腺细胞分泌起抑制作用的下丘脑激素，则称释放抑制激素（因子）（release-inhibiting hormone/factor）。

位于下丘脑视上核、室旁核的大细胞肽能神经元也属于神经

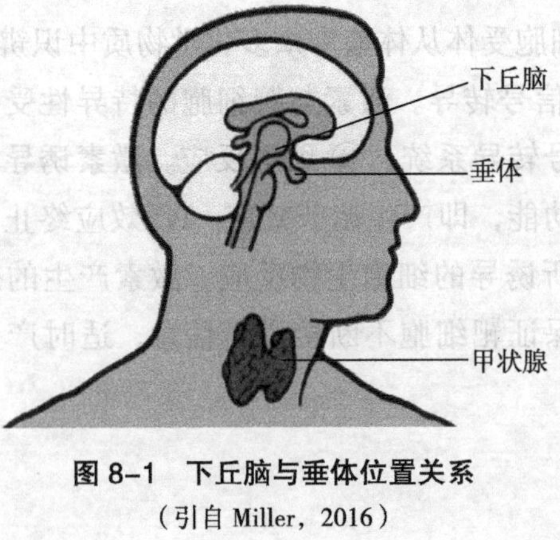

图 8-1 下丘脑与垂体位置关系

（引自 Miller，2016）

内分泌细胞，主要合成血管升压素（vasopressin，VP；又称抗利尿激素，antidiuretic hormone，ADH）和催产素（oxytocin，OXT）。VP 和 OXT 经下丘脑垂体束运输到达神经垂体，在此贮存，进而释放入血液循环中。

二、下丘脑、垂体主要激素及生理作用

1. 促甲状腺激素释放激素和促甲状腺激素

下丘脑小细胞肽能神经元合成促甲状腺激素释放激素（thyrotropin-releasing hormone，TRH）。TRH 通过垂体门脉系统运至腺垂体远侧部，促进此处的促甲状腺激素细胞合成和分泌促甲状腺激素（thyroid stimulating hormone，TSH）。TSH 促进甲状腺增生肥大，使甲状腺滤泡上皮细胞变为高柱状，并促进该细胞合成和分泌甲状腺激素（thyroid hormone，TH），由此形成了下丘脑－垂体－甲状腺轴（hypothalamus-pituitary-thyroid axis），维持血液中 TH 水平的稳定。当血液中游离的 TH 达到一定水平时，又通过负反馈机制抑制 TSH 和 TRH 的分泌，如此形成 TRH–TSH–TH 分泌的自动控制环路（图 8–2）。

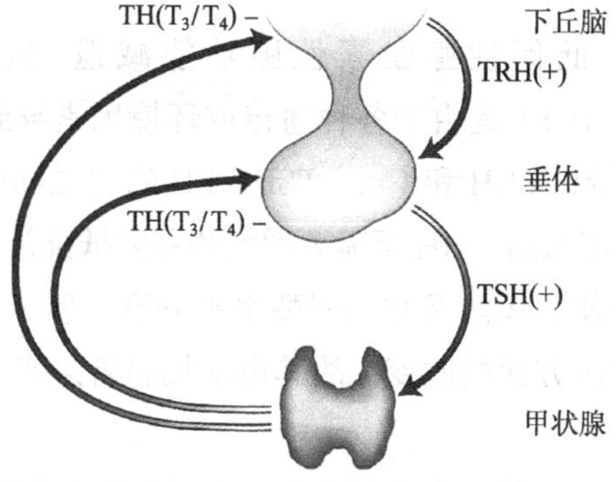

图 8–2 下丘脑－垂体－甲状腺轴
（引自 Williams，2020）

下丘脑 – 垂体 – 甲状腺之间存在的功能联系对某些疾病的发生具有重要意义。例如，垂体 TSH 分泌腺瘤会引起甲状腺功能亢进。垂体外照射、颅咽管瘤以及产后大出血等，都可引发下丘脑和垂体病变，使 TRH 或 TSH 的产生和分泌减少，进而导致中枢性甲状腺功能减退。

2. 促性腺激素释放激素和卵泡刺激素及黄体生成素

促性腺激素释放激素（gonadotropin-releasing hormone，GnRH）主要由下丘脑的小细胞肽能神经元分泌。GnRH 被释放到垂体门脉系统，继而来到腺垂体远侧部，调节此处的促性腺激素细胞分泌促性腺激素，即卵泡刺激素（follicle-stimulating hormone，FSH）和黄体生成素（luteinizing hormone，LH）。在男性，FSH 作用于睾丸生精小管的支持细胞，刺激该细胞合成雄激素结合蛋白，以促进精子的发生；LH 作用于睾丸间质细胞，刺激雄激素的合成和分泌。在女性，FSH 促进卵泡发育和卵泡细胞分泌雌激素；LH 促进排卵和黄体形成。上述调控途径构成了下丘脑 – 垂体 – 性腺轴。当男性血中雄激素达到一定水平后，通过负反馈机制，抑制 GnRH、FSH 和 LH 的分泌。女性血中高水平的雌激素和孕激素也能够反馈地作用于下丘脑和垂体，抑制 GnRH、FSH 和 LH 的分泌（图 8–3）。

临床上，低促性腺激素性腺功能减退（hypogonadotropic hypogonadism，HH）是由于各种遗传或环境因素导致的下丘脑和垂体病变，引起 GnRH 和（或）FSH、LH 的生成和分泌减少，继而导致性腺功能减退。HH 可显著增加胰岛素抵抗及未来糖尿病的发生风险，并使胆固醇及甘油三酯水平升高。鉴于 HH 可导致血糖、血脂及血压方面的改变，故其可增加患者未来心血管事件的发生风险。

3. 促肾上腺皮质激素释放激素和促肾上腺皮质激素

促肾上腺皮质激素释放激素（corticotropin-releasing hormone，

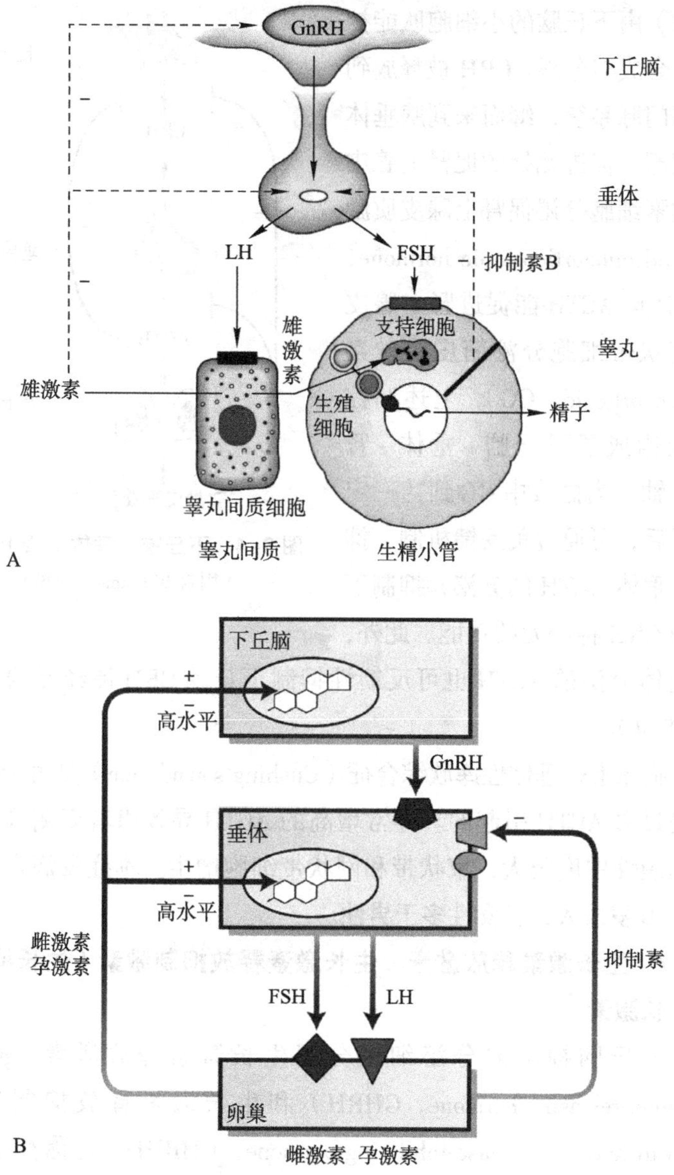

图 8–3　下丘脑 – 垂体 – 性腺轴

（引自 Williams，2020）

A：下丘脑 – 垂体 – 睾丸轴；B：下丘脑 – 垂体 – 卵巢轴

CRH）由下丘脑的小细胞肽能神经元合成与分泌。CRH 被释放到垂体门脉系统，继而来到腺垂体远侧部，促进此处的促肾上腺皮质激素细胞分泌促肾上腺皮质激素（adrenocorticotropic hormone，ACTH）。ACTH 能促进肾上腺皮质束状带细胞分泌糖皮质激素（glucocorticoid，GC）。上述调控途径构成了下丘脑 – 垂体 – 肾上腺轴。当血液中 GC 到达一定水平后，可通过负反馈机制，抑制腺垂体 ACTH 的分泌，抑制下丘脑 CRH 神经元的功能。此外，腺垂体分泌的 ACTH 也可反馈性抑制下丘脑 CRH 神经元的活动（图 8–4）。

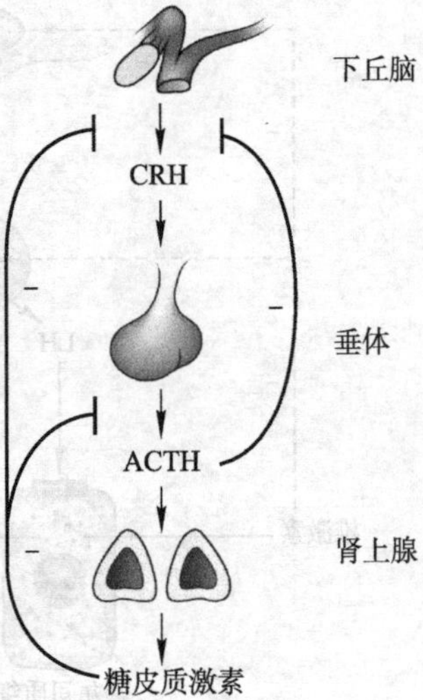

图 8–4 下丘脑 – 垂体 – 肾上腺轴

（引自 Williams，2020）

临床上，垂体性库欣综合征（Cushing's syndrome）是由于垂体分泌过多 ACTH 引起的。异常增高的 ACTH 导致患者双侧肾上腺呈弥漫性中度肥大，束状带和网状带细胞增生。本症发病常见于 20 ~ 40 岁成人，且女性多于男性。

4. 生长激素释放激素、生长激素释放抑制激素（生长抑素）和生长激素

下丘脑神经内分泌细胞分泌生长激素释放激素（growth hormone-releasing hormone，GHRH）和生长激素释放抑制激素（growth hormone release-inhibiting hormone，GHRIH；又称生长抑素，somatostatin，SS）。GHRH 诱导腺垂体远侧部生长激素细胞的增殖和分化，促进该细胞分泌生长激素（growth hormone，GH）。GHRIH 主要在应急等刺激引起 GH 分泌过多时才发挥抑制 GH 分泌的作用。GH 对下丘脑和腺垂体具有负反馈调节作用，能反馈性抑制下丘脑 GHRH 的释放。

GH 是蛋白质类激素，能促进骺软骨生长，使骨增长，从而促进生长发育。垂体分泌过多的 GH 可引起巨人症（gigantism）或肢端肥大症（acromegaly）。巨人症是由于在儿童时期开始的 GH 分泌过多所引起的骨骼快速增长，尤以长骨的增长为明显，患者的身高远远超过正常范围。肢端肥大症则源于在青春期以后出现的 GH 分泌过多，该病只见于成人。青春期以后，骨骺闭合，GH 分泌过多将导致四肢末端、面部、鼻子等变宽大，表现为手宽、脚大、前额隆起、下颌前突、鼻唇舌肥厚增大等。此外，在幼年时期，垂体 GH 分泌不足可引起垂体性侏儒症（pituitary dwarfism），表现为骨骼、躯体生长发育迟缓，体型停滞于儿童期，身材矮小，但智力与年龄相称。

5. 催乳素释放因子、催乳素释放抑制因子和催乳素

下丘脑神经内分泌细胞分泌催乳素释放因子（prolactin-releasing factor，PRF）和催乳素释放抑制因子（prolactin release-inhibiting factor，PIF），双重调控腺垂体远侧部合成和分泌催乳素（prolactin，PRL）。切断垂体柄可使血中 PRL 水平升高，因此认为 PIF 功能占优势。婴儿吸吮母亲乳头时刺激乳头感觉神经末梢，冲动传到下丘脑促使 PRF 分泌，再引起腺垂体 PRL 的分泌。血中 PRL 升高后，可易化下丘脑多巴胺能神经元的分泌，多巴胺继而直接抑制下丘脑 GnRH 和腺垂体 PRL 的分泌，降低血中 PRL 水平，产生负反馈效应（图 8-5）。

在女性青春期，PRL 参与到乳腺发育中。在妊娠期，PRL、雌激素与孕激素分泌增多，乳腺组织进一步发育，具备泌乳能力，但由于此时血中雌激素与孕激素浓度过高，从而抑制 PRL 的泌乳作用。分娩后，血中的雌激素和孕激素浓度大大降低，PRL 才能地发挥始动和维持泌乳的作用。

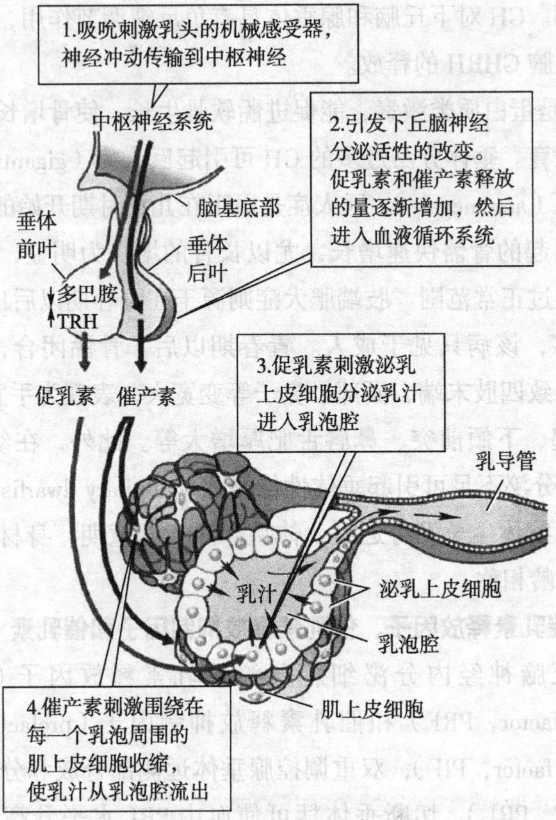
1.吸吮刺激乳头的机械感受器，
神经冲动传输到中枢神经
中枢神经系统
2.引发下丘脑神经
分泌活性的改变。
促乳素和催产素释放
的量逐渐增加，然后
进入血液循环系统
脑基底部
垂体
前叶
垂体
后叶
多巴胺
TRH
促乳素
催产素
3.促乳素刺激泌乳
上皮细胞分泌乳汁
进入乳泡腔
乳导管
乳汁
泌乳上皮细胞
乳泡腔
肌上皮细胞
4.催产素刺激围绕在
每一个乳泡周围的
肌上皮细胞收缩，
使乳汁从乳泡腔流出

图 8–5 乳腺腺泡和泌乳

（引自 Hill，2008）

临床上，闭经泌乳综合征（galactorrhea amenorrhea syndrome）是一种妇科内分泌疾病，主要表现是闭经，或月经周期特别长，或月经量特别少；以及溢乳，即在非哺乳期出现了乳腺泌乳的情况。这是由于高催乳素血症（hyperprolactinemia）导致的，即血中高水平的PRL既促进乳房分泌乳汁，又反馈抑制下丘脑分泌GnRH从而导致闭经。高催乳素血症最常见的原因是垂体催乳素细胞瘤分泌过量的PRL。此外，下丘脑病变或药物也可引起血PRL水平增高。

6. 血管升压素（抗利尿激素）

血管升压素（vasopressin，VP）主要作用于肾脏远曲小管和集合管，促进水的重吸收，使尿量减少。VP 的分泌受到多种因素的调节，其中血浆晶体渗透压升高和血容量减少是刺激 VP 分泌的最重要因素，尤以血浆晶体渗透压重要。

尿崩症（diabetes insipidus）是 VP 缺乏（称中枢性尿崩症）或肾脏对 VP 不敏感（称肾性尿崩症），导致肾小管吸收水的功能障碍而引起的一组临床综合征。

7. 催产素

催产素（oxytocin，OXT）又称为缩宫素，其化学结构与血管升压素相似。OXT 在女性分娩时刺激子宫平滑肌强烈收缩，在哺乳期促进乳腺排乳。

临床发现，早产产妇子宫的催产素受体水平显著高于足月分娩产妇。应用催产素受体的选择性拮抗剂可以下调催产素受体的活性，从而降低子宫平滑肌收缩反应，对治疗早产病例有明显效果。

第三节 甲状腺分泌的激素

甲状腺（thyroid gland）是人体最大的内分泌腺，位于颈前部，分左、右两叶，中间以峡部相连（图 8-6）。甲状腺实质（parenchyma）主要由甲状腺滤泡（thyroid follicle）和许多滤泡旁细胞组成，其间含有丰富的毛细血管和毛细淋巴管。滤泡上皮细胞合成甲状腺激素，滤泡旁细胞合成降钙素。本节主要探讨甲状腺激素的生物功能，降钙素将在下一节详细介绍。

一、甲状腺激素概述

甲状腺激素（thyroid hormone，TH）是酪氨酸的碘化物，包括

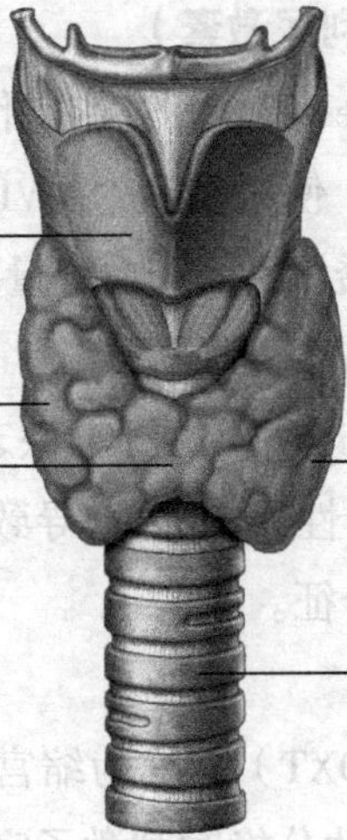

图 8-6　甲状腺（正面观）

（引自 Drake，2021）

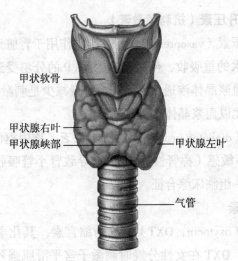

四碘甲状腺原氨酸（3,5,3′,5′-tetraiodothyronine，T_4）、三碘甲状腺原氨酸（3,5,3′-triiodothyronine，T_3）和极少量的反三碘甲状腺原氨酸（3,3′,5′-triiodothyronine，rT_3），三者分别约占分泌总量的 90%、9% 和 1%。T_4 的分泌量最大，T_3 的生物活性最强，rT_3 不具有生物活性。

二、甲状腺激素的生理作用

TH 几乎作用于机体的所有组织，从多方面调节新陈代谢与生长发育，是维持机体功能活动的基础性激素，其生物效应十分广泛。

1. 促进新陈代谢

TH 能促进机体绝大多数组织的代谢活动，使耗氧量、产热量、基础代谢率（basal metabolism rate，BMR）增加。在生理情况下，TH 能够升高血糖，使肌肉、肝与肾的蛋白质合成明显增加，表现为正氮平衡（氮的摄入量超过排出量），促进脂肪酸氧化，增强儿茶酚胺和胰高血糖素对脂肪的分解作用。另外，TH 是维持维生素正常代谢所必需的激素。

2. 促进生长发育

TH 是人类维持机体正常生长、发育所必需的激素，特别是对中枢神经系统的发育和骨骼的生长影响很大。在胚胎时期，TH 能促进神经元的增殖和分化以及突触的形成，促进神经胶质细胞的生长和神经髓鞘的形成，诱导神经生长因子和某些酶的合成。在出生后，特别是出生 4 个月内的婴幼儿，TH 对其中枢神经系统的发育成熟至关重要。此外，TH 还促进长骨和牙齿的生长。因此，胚胎时期 TH 合成不足或出生后甲状腺功能低下的婴儿，脑的发育有明显障碍，出现智力低下，长骨生长停滞导致身材矮小，故称为呆小症（cretinism）。

3. 对器官系统的影响

TH 是维持机体基础性活动的激素，对各器官系统功能几乎都有不同程度的影响。TH 提高成年个体中枢神经系统的兴奋性，促使心率增快、心肌收缩力增强、心输出量与心肌耗氧量增加。TH 可促进消化道的运动和消化腺的分泌。生理浓度的 TH 参与维持正常造血功能，促进胰岛、甲状旁腺和肾上腺皮质的分泌活动，维持正常性欲和性腺功能。

三、甲状腺激素分泌的调节

如前所述，甲状腺功能直接受腺垂体分泌的促甲状腺素（TSH）调控，并形成下丘脑－垂体－甲状腺轴调节系统，维持血液中 TH 水平的相对稳定和甲状腺的正常功能。除此之外，还存在神经、免疫以及甲状腺自身调节机制等。当血中 TH 浓度升高时负反馈作用于腺垂体 TSH 合成细胞，使 TSH 的合成与分泌减少。血中 TH 浓度升高时也可以直接抑制下丘脑促甲状腺素释放激素（TRH）的合成。

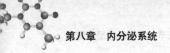

四、甲状腺激素分泌异常及相关疾病

1. 单纯性甲状腺肿

单纯性甲状腺肿（goiter）是因缺碘而引起的代偿性甲状腺肿大。女性发病多于男性，多发生于青春期、妊娠期、哺乳期和绝经期。主要临床症状是甲状腺呈不同程度的肿大，腺体表面光滑，质地柔软，随吞咽上下移动。随着病程延长，腺体可巨大，状如婴儿头。重度肿大的甲状腺可引起压迫症状，出现喉部紧张感，慢性刺激性干咳，劳动后气促，呼吸困难、吞咽困难或声音嘶哑等。除有压迫症状者可手术治疗外，甲状腺肿本身一般不需治疗，主要是改善碘营养状态。食盐加碘是目前国际上公认的预防碘缺乏病的有效措施。

2. 甲状腺功能亢进

甲状腺功能亢进（hyperthyroidism）简称甲亢，是多种原因引起的甲状腺激素分泌过多所致的一组临床综合征。甲状腺功能亢进的患者，中枢神经系统兴奋性增强，常有易激动、烦躁不安、喜怒无常、失眠多梦、注意力分散等表现；心动过速、心律失常、心肌肥大，甚至因心肌过度耗竭而致心力衰竭；胃肠运动加速、胃排空增快、肠吸收减少，甚至出现顽固性吸收不良性腹泻。

根据不同的病因，甲亢可再细分，如弥漫性毒性甲状腺肿伴功能亢进症（Graves 病）、垂体性甲亢、伴瘤综合征或 HCG 相关性甲亢、卵巢甲状腺肿伴甲亢、暂时性甲亢和药源性甲亢等。其中，以 Graves 病最常见，占全部甲亢的 80%～85%，好发于女性。Graves 病是一种自身免疫性甲状腺疾病，由于患者体内的免疫异常，使机体产生大量自身抗体，包括 TSH 受体抗体（TSH receptor antibody，TRAb）。TRAb 与 TSH 受体结合，产生类似 TSH 的生物效应，导致 TH 的合成和分泌增加，使机体各器官系统出现一系列的表现。典型 Graves 病例常有 TH 分泌过多症群、甲状腺肿大和突眼征。目前尚不能对此病进行病因治疗，抗甲状腺药物（antithyroid drug，ATD）治疗、^{131}I 治疗和手术治疗是目前普遍采用的三种疗法。

3. 甲状腺功能减退症

甲状腺功能减退症（hypothyroidism）简称甲减，是由多种原因导致的 TH 合成、分泌或生物效应不足而引起的一种临床综合征。其病理特征是黏多糖在组织和皮肤堆积，表现为黏液性水肿。按起病年龄可将甲减分为 3 型：呆小病（起病于胎儿和新生儿）、幼年型甲减（起病于青春期发育前的儿童）和成年型甲减（起病于成年）。此类疾病一般不能治愈，需要终生服药补充 TH，使血清 TSH 和 TH 水平维持在正常范围内。甲状腺功能减退的成年患者，中枢神经系统兴奋性降低，出现记忆力减退、言语和行动迟缓、表情淡漠、少动嗜睡等，由于胃肠运动减弱可出现腹胀和便秘，消化吸收功能下降，营养物质摄入不足，骨髓造血活力降低或伴月经过多，而导致贫血。

第四节 调节钙、磷代谢的激素

钙和磷是机体构建和多种功能活动所必需的基本元素。血钙稳态对骨生长、神经元兴奋及兴奋传递、腺细胞分泌、血液凝固、肌肉收缩以及细胞的信号转导过程都有非常重要的作用。磷是体内许多重要化合物（如核苷酸、核酸、磷脂及多种辅酶）的重要组成成分，并参与体内糖类、脂质、蛋白质、核酸等物质的代谢以及酸碱平衡的调节。

甲状旁腺分泌的甲状旁腺激素（parathyroid hormone，PTH）、甲状腺滤泡旁细胞分泌的降钙素（calcitonin，CT）以及由皮肤、肝和肾等器官联合作用生成的 1,25- 二羟维生素 D_3 是共同调节机体钙、磷代谢平衡的三种基础激素，称为钙调节激素。此外，雌激素、生长激素、胰岛素和甲状腺激素等也参与钙、磷代谢的调节。这些激素主要通过作用于骨、肾和小肠等靶器官，维持血钙和血磷的稳态。

一、甲状旁腺激素

PTH主要由甲状旁腺主细胞（chief cell）合成和分泌。正常人血浆中PTH浓度呈昼夜节律波动，清晨最高，以后逐渐降低。PTH主要在肝内裂解为无活性的片段，经肾脏排出。测定血清PTH是诊断PTH相关性骨病的重要指标。

1. 甲状旁腺激素的生理作用

PTH总的效应是升高血钙和降低血磷，其靶器官主要是肾脏和骨。PTH通过影响肾小管对钙、磷的重吸收以及促进骨钙入血而调节血钙、血磷的稳态。Ca^{2+}对维持神经和肌肉组织正常的兴奋性有重要的作用。如果在进行甲状腺手术时误切了甲状旁腺，可引起患者严重的低血钙，使神经和肌肉的兴奋性异常增高，发生手足搐搦，严重时可引起呼吸肌痉挛而窒息。PTH过度分泌（如甲状旁腺功能亢进）将造成骨质过度溶解、骨量减少、骨质疏松症以及血钙过高所致的一系列功能障碍，出现如泌尿系统结石、木僵等状态。

2. 甲状旁腺激素的分泌调节

血钙水平是调节PTH分泌的最主要的因素。血钙水平轻微下降，可迅速增加PTH分泌，促进骨钙释放和肾小管对钙的重吸收，迅速回升血钙水平。当血钙浓度升高时，甲状旁腺活动减弱，PTH分泌减少，使血钙水平下降。持续的低血钙可使甲状旁腺增生，而长时间的高血钙则可发生甲状旁腺萎缩。

二、降钙素

CT是甲状腺滤泡旁细胞分泌的多肽激素。

1. 降钙素的生理作用

CT 的主要作用是降低血钙和血磷，主要靶器官是骨和肾脏。

在骨组织中，CT 能抑制破骨细胞的活动，减弱骨吸收和溶骨过程，减少骨钙、磷的释放。CT 同时促进成骨细胞的活动，使骨组织钙、磷沉积增加。两种作用最终使血钙与血磷水平降低。

CT 还能减少肾小管对钙、磷、钠及氯等离子的重吸收，特别是使尿中钙和磷的排出量增多，从而降低血钙与血磷。在临床上，CT 能有效治疗骨吸收过度的疾病，如佩吉特骨病（Paget disease of bone）以及绝经期妇女或衰老过程中骨量过快丢失所致的骨质疏松症等，从而提高骨的力学特性。另外，CT 减少胃肠道对钙的吸收，使血钙降低。

2. 降钙素分泌的调节

CT 的分泌主要受血钙水平的调节。当血钙浓度升高时，CT 分泌增多；反之，当血钙浓度降低时，CT 分泌减少。进食后，胃肠激素的分泌可刺激 CT 的分泌，促胃液素、促胰液素、胆囊收缩素和胰高血糖素等都有促进 CT 分泌的作用，其中以促胃液素的作用最强。

三、1,25- 二羟维生素 D_3

皮肤中的 7- 脱氢胆固醇经阳光紫外线照射而形成活性较低的维生素 D_3（也称胆钙化醇）。维生素 D_3 在肝脏中羟化为 25- 羟维生素 D_3，后者进一步在肾脏羟化为具有生物活性的 1,25- 二羟维生素 D_3。血液中 1,25- 二羟维生素 D_3 通过形成钙化酸等产物而灭活，这些产物在肝内与葡萄糖醛酸结合后随胆汁排入小肠。

1. 1,25- 二羟维生素 D_3 的生理作用

1,25- 二羟维生素 D_3 主要与分布于骨、肾和小肠等靶细胞内的维生素 D 受体（vitamin D receptor，VDR）结合后发挥作用，主要表现在促进破骨细胞活动，提高血钙浓度以及作用于小肠黏膜，

增加对钙、磷的吸收。

2. 1,25- 二羟维生素 D_3 生成的调节

血钙、血磷降低时，可促进 1,25- 二羟维生素 D_3 的生成，使血钙水平得以纠正；血钙升高时，1,25- 二羟维生素 D_3 转化减少，有助于血钙水平的恢复。

第五节　胰岛的内分泌

一、胰岛分泌的激素

胰岛是胰腺的内分泌部。胰岛实际上是散在于腺腺腺泡之间的大小不等的细胞团，以胰尾居多。胰岛含有多种内分泌细胞，其中 α（A）细胞约占胰岛细胞总数的 20%，分泌胰高血糖素（glucagon）；β（B）细胞约占胰岛细胞总数的 75%，分泌胰岛素（insulin）；δ（D）细胞约占胰岛细胞总数的 5%，分泌生长抑素（somatostatin，SS）；PP 细胞分泌胰多肽（pancreatic polypeptide，PP）；D_1 细胞分泌血管活性肠肽（图 8–7）。

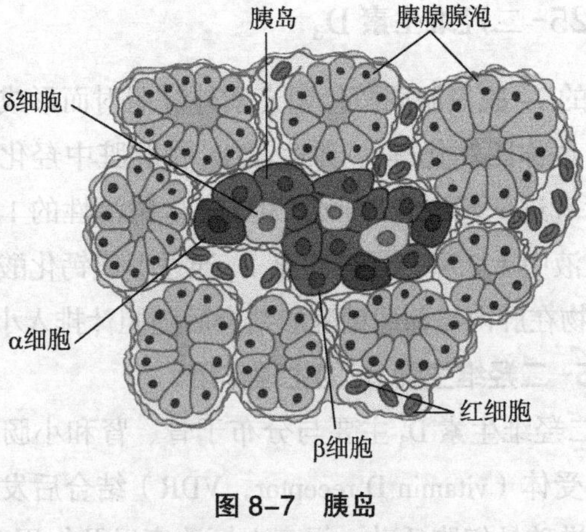

图 8–7　胰岛

（引自 Hall 与 Guyton，2016）

1. 胰岛素

胰岛素是维持血糖浓度稳定的关键激素，是体内唯一降低血糖的激素。胰岛素通过加速全身组织，特别是肝脏、肌肉和脂肪组织摄取和利用葡萄糖，促进肝糖原和肌糖原的合成和贮存，促进葡萄糖转变为脂肪酸并贮存于脂肪组织，从而使体内糖的去路增加；同时抑制糖原异生，使糖的来路减少。另外，胰岛素可促进脂肪的合成与储存，抑制脂肪的分解与利用。

胰岛素的分泌对血糖变化十分敏感。正常人空腹时胰岛素的分泌维持在基础水平，进食后血糖浓度升高，胰岛素分泌明显增加。血中氨基酸升高、脂肪酸增加，均可促进胰岛素分泌。另外，胰高血糖素、胃肠激素、生长激素（GH）、糖皮质激素（GC）、甲状腺激素（TH）均可促进胰岛素的分泌。

胰岛素缺乏时，糖的利用受阻，脂肪分解增强，产生大量脂肪酸，在肝内氧化形生成大量酸性的酮体，可引起酮血症和酸中毒。胰岛素不足还可引起大量脂肪酸氧化，产生乙酰辅酶A，为胆固醇合成提供了原料，故胰源性糖尿病患者常伴有胆固醇血症，易发生动脉硬化和心血管疾病。

2. 胰高血糖素

胰高血糖素是一种促进物质分解代谢的激素，其生理作用主要有以下几个方面：促进肝糖原分解、减少肝糖原合成及增强糖异生作用，提高血糖水平；减少肝内脂肪酸合成甘油三酯，促进脂肪分解，促进脂肪酸氧化生成酮体；抑制肝内蛋白质合成；通过旁分泌促进胰岛β细胞分泌胰岛素。

血糖水平是调节胰高血糖素分泌的最重要因素。低血糖时，胰高血糖素的分泌增加，引起肝脏释放大量葡萄糖入血，使血糖升高；反之，则分泌减少。氨基酸能促进胰高血糖素的分泌。胰岛素可通过降低血糖间接刺激胰高血糖素的分泌。交感神经兴奋可促进胰高血糖素的分泌。

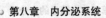

综上所述，胰岛素和胰高血糖素的协调作用，使血糖保持相对稳定。成人血糖正常值为：空腹血糖 3.9 ~ 6.1 mmol/L，餐后 2 h 血糖 < 7.8 mmol/L。

二、胰岛分泌异常及相关疾病

1. 糖尿病

糖尿病（diabetes mellitus）是由多种病因引起的以慢性高血糖为特征的代谢紊乱综合征。其特点是胰岛素分泌绝对或相对不足，或外周组织对胰岛素抵抗，导致血糖持久升高。糖尿病的典型表现是“三多一少”，即：多尿、多饮、多食和消瘦。

（1）Ⅰ型糖尿病

Ⅰ型糖尿病主要是由于胰岛 β 细胞自身免疫性损伤而导致胰岛素绝对不足，临床上容易出现酮症酸中毒。

Ⅰ型糖尿病在幼年或青年起病，起病急，症状明显，发展快，常需要胰岛素治疗。

（2）Ⅱ型糖尿病

Ⅱ型糖尿病占本病群体的大多数。患者不发生胰岛 β 细胞的自身免疫性损伤，但有胰岛素抵抗和胰岛素分泌障碍。此型的发病随着年龄、肥胖以及缺乏体力活动而增长。

Ⅱ型糖尿病有关的环境因素包括肥胖、高热量饮食、体力活动不足和人口老龄化等。患者的胰岛素受体减少或受体敏感性降低，造成胰岛素抵抗，使胰岛代偿性分泌更多的胰岛素，过重的负担最终导致胰岛 β 细胞功能下降，进展为糖尿病。

Ⅱ型糖尿病常见于成年和老年患者，起病隐匿，症状较轻，早期常肥胖，酮症酸中毒少见。常可用饮食控制和口服降糖药治疗，随着病情发展，多数患者仍需给予胰岛素来治疗。

（3）其他特殊类型糖尿病

由于基因异常或其他疾病或用药所导致的糖尿病，包括胰腺疾病造成的糖尿病、内分泌疾病引起的糖尿病、各种遗传疾病伴发的糖尿病以及药物导致的糖尿病等等。

（4）妊娠期糖尿病

在确定妊娠后，若发现有不同程度的葡萄糖耐量降低或明显的糖尿病，不论是否需用胰岛素或饮食治疗，或分娩后这一情况是否持续，均可认为是妊娠期糖尿病。

2. 低血糖症

低血糖症（hypoglycemia）是因服用降血糖药物、升血糖激素缺乏、严重弥漫性肝病、消耗过多摄入不足等多种因素引起的血糖浓度过低的综合征。一般以血浆血糖浓度 < 2.8 mmol/L 认定为低血糖。

急性低血糖及低血糖病程短者会出现多汗、饥饿、震颤、血压增高、心悸、意识障碍甚至昏迷。亚急性及缓慢血糖下降者呈脑病症状，形式多样，但同一患者每次发作通常为同一类型的症状。轻、中度低血糖症可通过摄入葡萄糖、果汁、糖果、饼干来纠正。严重低血糖症患者应迅速静脉注射葡萄糖液。

3. 胰岛细胞瘤

胰岛细胞瘤（islet cell tumor）又称胰岛细胞腺瘤，常见于20～50岁。好发部位依次为胰尾、体、头部，异位胰腺也可发生。胰岛细胞瘤多数具有分泌功能，已知的功能性胰岛细胞瘤有6种，即胰岛素瘤、胃泌素瘤、胰高血糖素瘤、生长抑素瘤、血管活性肠肽瘤和胰多肽瘤。

第六节　肾上腺的内分泌

肾上腺（adrenal gland）位于左、右肾的上方，是人体重要的内分泌腺。肾上腺表面以结缔组织被膜包被，少量结缔组织伴随血管和神经伸入腺实质内。肾上腺实质由周边的皮质和中央的髓

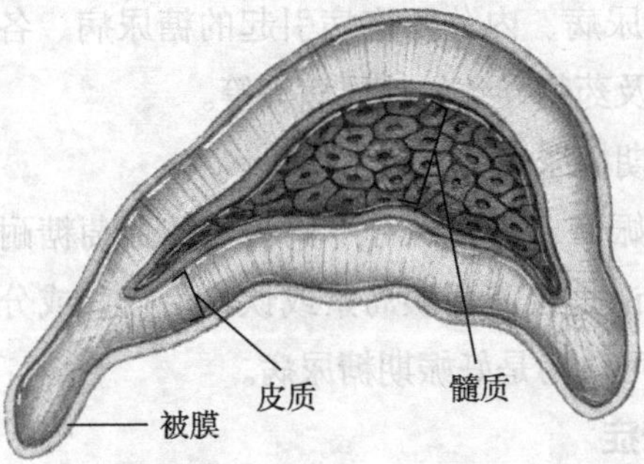

图 8-8 肾上腺结构模式图

（引自 Miller，2016）

质两部分构成（图 8-8）。

一、肾上腺分泌的激素

1. 肾上腺皮质激素

皮质（cortex）占肾上腺体积的 80%~90%，根据皮质细胞的形态结构和排列特征，可将皮质分为 3 个带，即球状带（zona glomerulosa）、束状带（zona fasciculata）和网状带（zona reticularis），3 个带之间并无截然的界线（图 8-9）。球状带分泌以醛固酮（aldosterone）为代表的盐皮质激素（mineralocorticoid，MC），束状带分泌以皮质醇（cortisol）为代表的糖皮质激素（glucocorticoid，GC），网状带分泌雄激素、少量的雌激素和 GC。这些激素都属于类固醇激素，作用广泛，是维持生命活动所必需的激素。

（1）盐皮质激素对机体功能的影响

醛固酮的靶器官包括肾脏、唾液腺、汗腺和胃肠道外分泌腺体等。醛固酮能够促进肾脏远曲小管和集合管上皮细胞重吸收 Na^+ 和分泌 K^+，发挥“保钠排钾”的作用；由于促进 Na^+ 的重吸收，因而也使水重吸收增多。

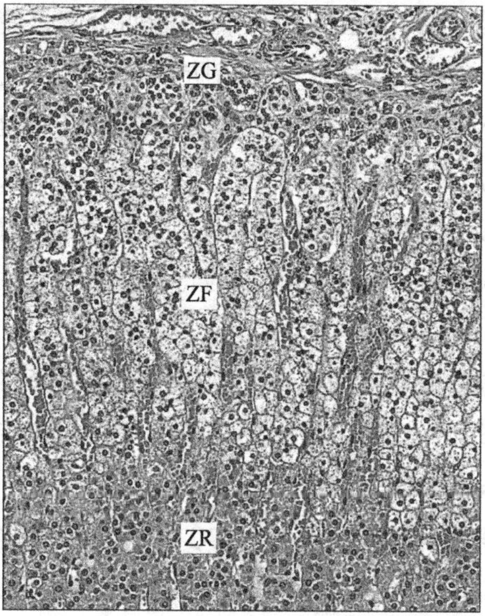

图 8–9 肾上腺皮质组织化学染色

（引自 Lowe，2020）

ZG：球状带；ZF：束状带；ZR：网状带

醛固酮分泌增多，会导致机体 Na^+ 和水的潴留，以及 K^+ 的排泄，引起高血钠、高血压、低血钾和碱中毒；醛固酮分泌减少，会导致机体 Na^+ 和水排出过多，以及 K^+ 的潴留，引起低血钠、低血压、高血钾和酸中毒。

（2）糖皮质激素对机体功能的影响

人肾上腺皮质分泌的 GC 中，90% 为皮质醇（又名氢化可的松，hydrocortisone），10% 为皮质酮（corticosterone），且 95% 的 GC 效应来源于皮质醇。体内大多数组织存在糖皮质激素受体，因此 GC 的作用广泛而复杂，主要体现在以下几个方面：

① 对物质代谢的影响：GC 是调节糖代谢的重要激素之一，主要通过增加糖的来源和减少糖的去路，显著升高血糖。GC 能促进肝外组织，尤其是肌肉组织的蛋白质分解，加速氨基酸转运入

肝，为肝脏糖异生提供原料。GC促进脂肪分解，使血浆中脂肪酸浓度增加，并向肝脏转移，增强脂肪酸在肝内的氧化，以利于糖原异生。GC分泌过多时，由于蛋白质分解增强，可出现肌肉消瘦、骨质疏松、皮肤变薄，甚至可透过皮肤看见皮下血管的分布，呈现出皮肤紫纹。过多的GC还诱导体内脂肪重新分布，出现面圆、背厚、躯干部发胖，但四肢消瘦的特殊体型（满月脸、水牛背、向心性肥胖）。

② 参与应激反应：当机体受到创伤或精神紧张等伤害性刺激时，GC分泌增加，参与的使机体抵抗力增强的非特异性反应，称为应激反应（stress）。

③ 对组织器官活动的影响：GC可增强骨髓的造血功能，增加血液中红细胞、血小板和中性粒细胞的数量，减少淋巴细胞和嗜酸性粒细胞数量。GC可加强心肌收缩力，增加血管紧张度，以维持正常血压。GC可促进胃腺分泌盐酸和胃蛋白酶原，也可增高胃腺细胞对迷走神经与促胃液素的反应性，故长期大量应用GC易诱发或加重消化性溃疡。GC有一定的促进肾脏远曲小管和集合管的保Na^+排K^+的作用，增加肾血浆流量和肾小球滤过率，促进水的排出。

（3）肾上腺雄激素对机体功能的影响

肾上腺皮质网状带可分泌极少量的雄激素，这一功能可保持终生。此类雄激素在青春期前1～2年分泌增多，加速生长过程，男童可因分泌过多而引起性早熟。肾上腺雄激素是女性体内雄激素的主要来源，具有刺激女性腋毛和阴毛生长，促进蛋白合成，促进肌肉生长，并刺激骨髓中红细胞增生等作用。女性肾上腺皮质雄激素分泌过多会引起一系列异常，患者可出现痤疮、多毛和男性化等表现。

2. 肾上腺髓质激素

髓质（medulla）位于肾上腺的中央，髓质细胞又称嗜铬细胞，分泌儿茶酚胺类激素，主要包括肾上腺素（adrenaline）和去甲肾上腺素（noradrenaline），还有少量的多巴胺（dopamine）。这些激素与交感神经构成功能系统，共同在机体应急反应中发挥作用。

当机体遇到紧急情况时，如遭遇恐惧、愤怒、焦虑、搏斗、运动、剧痛、失血、脱水、缺氧、低血糖、低血压、暴冷暴热等刺激，肾上腺素和去甲肾上腺素的分泌大大增加，以动员机体潜在能力，以提高机体对环境突变的应变能力。

二、肾上腺分泌异常及相关疾病

1. 库欣综合征

库欣综合征又称皮质醇过多综合征，是肾上腺皮质糖皮质激素（GC）长期分泌过多所产生的临床症候群。多表现为向心性肥胖、满月脸、水牛背，糖尿病和糖耐量降低，负氮平衡引起的临床表现，高血压，骨质疏松，性腺功能紊乱等。

2. 慢性肾上腺皮质功能减退症

慢性肾上腺皮质功能减退症分为原发性与继发性两类。原发性肾上腺皮质功能减退症又称艾迪生病（Addison's disease），是由于自身免疫、结核、真菌或肿瘤等原因破坏了双侧肾上腺的绝大部分，引起肾上腺皮质激素分泌不足。继发性肾上腺皮质功能减退症是指下丘脑－垂体病变引起肾上腺皮质激素分泌不足。

该病临床主要表现为全身皮肤色素加深，淡漠、疲劳、嗜睡、意识模糊，食欲减退、嗜咸食、消化不良、恶心呕吐，血压低，直立性晕厥，低血糖。在大量喝水后可出现低钠血症，女性可有月经失调、闭经、阴毛腋毛减少，男性常有性功能减退。

3. 嗜铬细胞瘤

嗜铬细胞瘤（pheochromocytoma）是一种起源于嗜铬组织的肿瘤，合成释放过量儿茶酚胺。患者表现为高血压，同时伴有剧烈头痛、大量出汗和心悸，这三个症状被称为“嗜铬细胞瘤三联征”。由于过量儿茶酚胺的作用，使心肌呈退行性变、坏死、水肿和纤维化，可发生严重的急性心力衰竭、出现多种心律失常，并可致猝死。患者可出现便秘，肠梗阻，消化道出血、溃疡和穿孔。病程久者会出现肾功能衰竭。大约 60% 的嗜铬细胞瘤患者出现糖耐量异常和高脂血症。

第七节　其他内分泌物质

一、松果体与褪黑素

松果体（pineal body）位于间脑背上方的上丘脑部，以细柄连于第三脑室顶。松果体呈扁圆锥形，实质主要由松果体细胞（pinealocyte）、神经胶质细胞和无髓神经纤维等组成。在松果体细胞之间可见到一些圆形、卵圆形或不规则形钙化颗粒，称为脑砂（brain sand）。脑砂一般出现在青春期后，其量随年龄而增加。松果体细胞分泌褪黑素（melatonin，MT）和 5- 羟色胺，有明显的昼夜节律，白昼分泌 5- 羟色胺，黑夜分泌 MT。MT 的分泌与年龄有关，出生后 3 个月开始分泌，6 岁达高峰，8 岁时降至 70%，青春期以后，随年龄逐渐递减。

MT 具有广泛的生物学作用，对生殖、内分泌、衰老、免疫功能、生物节律等都有调节作用。MT 可通过抑制下丘脑 – 垂体 – 靶腺轴而影响性腺、甲状腺和肾上腺皮质的功能，特别是抑制性腺的发育和活动。MT 还能调节生物节律，促进睡眠。越来越多的证据显示 MT 是强力的抗氧化剂，保护细胞免受自由基损伤，延缓细胞衰老。

二、胸腺与胸腺肽

胸腺（thymus）是重要的中枢免疫器官，为 T 淋巴细胞的发育、分化和成熟提供特异的微环境。人体所有淋巴器官的发育和机体免疫力支撑都必需有T淋巴细胞的参与。当充分发育的T淋巴细胞迁移到周围淋巴器官后，胸腺的重要性逐渐减低。

胸腺中提取的胸腺肽（thymopeptide）能使免疫缺陷病人的T细胞机能得到恢复。体外合成的胸腺肽类药物已广泛应用于治疗各种原发性或继发性T细胞缺陷病、某些自身免疫性疾病、各种细胞免疫功能低下的疾病以及作为恶性肿瘤的辅助治疗。

三、前列腺素

前列腺素（prostaglandin，PG）是一类有生理活性的不饱和脂肪酸，广泛分布于身体各组织和体液中，最早由人类精液提取获得，被误以为由前列腺分泌而得名。现已证明，精液中的PG主要来自精囊，而且全身许多组织细胞都能产生PG，也可以通过生物合成或全合成方法制备，并做为药物应用于临床。根据分子结构的不同，PG分A、B、C、D、E、F、G、H、I等类型。PG的半衰期极短（1～2 min），在组织局部产生和释放。前列腺素与特异的受体结合后在介导细胞增殖、分化、凋亡等一系列细胞活动以及调节雌性生殖功能和分娩、血小板聚集、心血管系统平衡中发挥关键作用。PG增高见于恶性肿瘤（甲状腺髓样癌、肾癌、乳腺癌、神经母细胞瘤、肺癌等），尿中PG增高见于Bartter综合征。PG降低的临床意义不明，尿中浓度下降可能与原发性高血压和应用阿司匹林等药物有关。由于PG能引起子宫强烈的收缩，故被应用于足月妊娠的引产、人工流产以及避孕等方面，取得了一定的效果。

四、胃肠道激素

胃肠道不仅是人体内重要的消化器官，也是人体内最大最复杂的内分泌器官。迄今为止，已发现的和鉴定的胃肠激素有20多种，如促胃液素、胰高血糖素、促胰液素、胆囊收缩素、抑胃肽和促胃动素等，它们发挥着不同的生理效应。在不同生理状态下，血液循环中胃肠道激素水平的变化，可通过作用于外分泌腺、平滑肌、神经系统等组织，调节体内与能量代谢平衡相关的多种生理过程，如血糖稳定、胃肠蠕动和食欲调控、脂肪细胞因子分泌等。

五、瘦素

瘦素（leptin）主要由白色脂肪组织合成和分泌，褐色脂肪组织、胎盘、肌肉和胃黏膜也可少量合成，其受体主要存在于下丘脑和脂肪组织中，在全身其他组织中也广泛存在，因能降低体重而得名。瘦素在血清中的含量与机体脂肪组织大小成正比，它能感受机体的营养状态，通过血脑屏障后与下丘脑中的受体结合后，通过一系列神经体液因素，抑制食物摄入，刺激或维持能量消耗，从而调整体脂库大小，控制体质量相对恒定。瘦素及其受体被认为是体重和能量平衡的关键调节因子，组织对瘦素敏感度降低会导致肥胖和代谢紊乱。

思考题

1. 激素分泌的反馈性调节机制有何意义？
2. 糖尿病患者为何会出现多尿、多饮、多食、体重减轻（三多一少）等症状？
3. 应急和应激的区别和联系是什么？对机体有何重要意义？

数字课程学习

教学视频　教学课件　在线自测　思考题解析

（马　伟）

第九章 生殖与泌乳

人类的繁殖属于有性生殖，其本质是父母通过提供几乎相同的遗传物质而产生后代的过程。在有性生殖过程中，男性和女性产生的配子大小是不同的（异形配子），男性睾丸产生小的配子——精子，而女性的卵巢产生大的配子——卵子。虽然卵子和精子的生成有明显的不同，但都需要经历有丝分裂和减数分裂过程。

在整个生殖过程中，合子（精卵受精后形成）的基因组变化发生在以下三个水平：首先，机体产生的配子的基因组是由父本或母本提供，如具有 23 对染色体的人能够产生超过 8 百万个基因差异的配子。其次，在减数分裂过程中，染色体重组能够产生源自父母染色体的杂交染色体，进一步扩大了唯一配子的总数。最后，通过受精产生的二倍体后代是唯一经过上面两个过程选择下来的具有不同类型基因型的配子结合体。基于上述原因，有性生殖的每一个后代既不完全像其父母，也有别于其同胞。因此，通过有性生殖产生的群体是不同基因型的集合体，该过程也保证了遗传多样性。

第一节 概 述

人体生殖系统包括性腺、运输配子的生殖管道以及为配子成熟提供调节性活性分子、营养和液体的附属组织等。有性生殖的过程包括配子生成、性交、受精、胚胎发育、性别决定和分化及分娩等，而这些整合过程都受神经内分泌的调节。

一、性别决定和性别分化

机体的生命周期源于单个细胞在不同的发育阶段经过不断的分裂增殖（如合子期、囊胚期和原肠期），最终形成不同的组织，进而形成一个具有各种功能的整体。个体的生殖特性通常是在胚胎发育阶段随着性腺的形成而建立的，而哺乳动物胚胎发育的早期阶段为性别未分化期，性腺原基分化的类型决定了机体将来性别的发育。当性腺原基被 Y 染色体性别决定区基因（sex determining region of Y gene，SRY）等因素诱导，则发育为睾丸并通过支持细胞分泌抗苗勒氏管因子抑制苗勒氏管发育，而沃尔夫管则发育成附睾和和输精管。同时，睾丸分泌的雄激素刺激阴茎、阴囊和雄性解剖学的其他部分的发育。如果性腺原基发育为卵巢，由卵巢分泌的雌激素则使苗勒氏管发育为阴道、子宫和输卵管等。性别决定对性别分化起着向导作用，确定性别分化的方向，在受精的瞬间就已经确定了。

两性畸形是一种性器官发育的先天性畸形，可分真两性畸形和假两性畸形。真两性畸形，即同时具有男女两性性腺的人极为少见，多在死后解剖时才能发现。假两性畸形，具有男性性腺睾丸，外生殖器似女性者，称男性假两性畸形；具有女性性腺卵巢，但外生殖器似男性者，称女性假两性畸形。由于性器官异常，或其他原因造成的性机能障碍所引致的性交不能，往往引起婚姻诉讼，或作为提出离婚的理由，需进行法医学检查和鉴定。

二、下丘脑－垂体－性腺轴在生殖过程中的作用

性腺的活动受下丘脑和垂体前叶的控制（图 9–1）。尽管后两者体积非常小，但它们是生殖调控的核心。下丘脑分泌促性腺激素释放激素（GnRH），经过垂体门脉系统到达腺垂体后，促进垂体分泌促卵泡刺激素（FSH）、促黄体生成素（LH）和催乳素（PRL）的合成和分泌。GnRH 神经元的波动性分泌的特征决定了腺垂体促性腺激素分泌也呈波动性分泌（或脉冲式释放）。

对于女性，FSH 和 LH 调节卵巢中卵泡的发育和排卵，同时影响卵巢雌二醇（E_2）和孕酮（P_4）的分泌。雌激素可通过反馈调节的方式影响 GnRH、FSH 和 LH 的合成和释放，从而影响卵泡募集、选择、优势化及排卵过程。此外，E_2 不仅促使女性生殖系统的发育及第二性征的出现及维持，而且还可协同 P_4 作用于子宫内膜来维持女性正常的月经周期。由黄体及胎盘合成的 P_4 是维持妊娠的重要激素。

对于男性，FSH 和 LH 可促进睾丸分泌睾酮（T）及精子的生成。值得注意的是，血液中 E_2、P_4 和 T 的含量发生异常时，会通过反馈机制调节下丘脑和垂体中生殖激素的合成及分泌，也即当血液中这些激素的含量升高或降低时，下丘脑收到这个反馈信息后会调整 GnRH 的分泌，以期调整血液中 FSH 和 LH 的量，最终调整 E_2、P_4、T 和的含量。

下丘脑－垂体－性腺轴任何一个部位发生功能紊乱或疾病，都会影响到人体生殖激素的分泌，从而出现一系列临床病症。此外，如果其他两个内分泌调节系统“下丘脑－垂体－甲状腺轴”和“下丘脑－垂体－肾上腺轴”发生功能紊乱，也会影响到性腺轴的激素分泌，例如甲状腺功能亢进或减低会影响女性的月经周期及排卵，也会影响男性的精子成熟及性功能，严重者会导致不

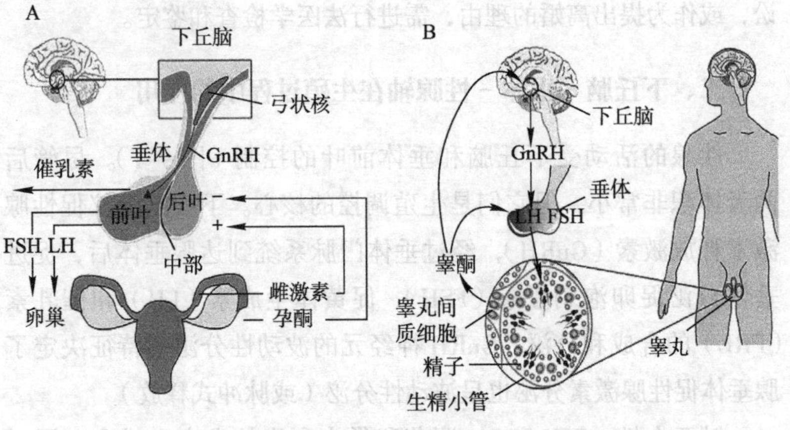

图 9–1　下丘脑 – 垂体 – 性腺轴激素之间的相互调节

（改自 Harden，2013）

A. 女性；B. 男性

孕与不育。

三、泌乳启动和维持

泌乳发动是指乳腺器官由非泌乳状态向泌乳状态转变的功能性变化过程，即乳腺上皮细胞由未分泌状态转变为分泌状态所经历的一系列细胞学变化的过程。这个过程通常出现在妊娠后期和分娩前后。

调节泌乳的激素一般分为两大类，其中一类是对泌乳有抑制作用的激素，在分娩前后其活性降低（如 P_4）；另一类激素可促进泌乳（PRL），其在分娩前后活性升高。在分娩前几天孕酮开始下降，雌激素达到峰值，雌激素又进而促进 PRL 的分泌。催乳素峰的出现对于整个泌乳的启动过程是非常重要的，特别是对全乳分泌的发动（泌乳发动的第二阶段）更为重要。在分娩前后，还会出现糖皮质激素峰和生长激素峰。

泌乳发动后，乳腺能在相当长的一段时间内持续进行泌乳活动，这就是泌乳的维持阶段。目前认为，泌乳的维持至少是受一组激素的联合作用，称其为泌乳激素群，其中包括PRL、GH、TH和糖皮质激素。

第二节　女性生殖系统与机能

一、女性生殖系统结构

雌性生殖系统包括内生殖器官和外生殖器官。内生殖器如卵巢、输卵管和子宫位于盆腔。外生殖器指生殖器官的外露部分，又称外阴，包括阴阜、大阴唇、小阴唇、阴蒂、前庭、前庭大腺、前庭球、尿道口、阴道口和处女膜（图9–2）。

卵巢是卵泡发育及产生卵母细胞的器官，主要分为皮质区和髓质区。卵巢皮质区含有处于不同发育时期、体积大小不一的卵泡，卵巢髓质区中含有许多非同源性的细胞组分。

输卵管一对细长而弯曲的肌性管道，长10～12 cm，直径约5 mm。输卵管是输送卵细胞进入子宫的管道，自子宫两角分别伸展至左、右卵巢。与之相连的子宫，是一空腔器官，位于骨盆腔中央，呈倒置的梨形，前面略扁、后面稍突出。子宫下部较窄，呈圆柱状，称子宫颈，伸入阴道中。

成熟卵泡排出的卵母细胞在输卵管壶腹部与获能后的精子受精形成受精卵（合子），随后转移至子宫并着床，逐渐生长发育为成熟的胎儿。

二、女性生殖系统的主要功能

1. 卵巢的生卵作用

卵泡是雌性性腺——卵巢的基本结构和功能单位，其数量的多少决定女性一生的生殖能力的大小。在卵泡内存在由颗粒细胞或卵丘细胞包裹的卵母细胞（图9–3）。卵泡体细胞与卵母细胞之

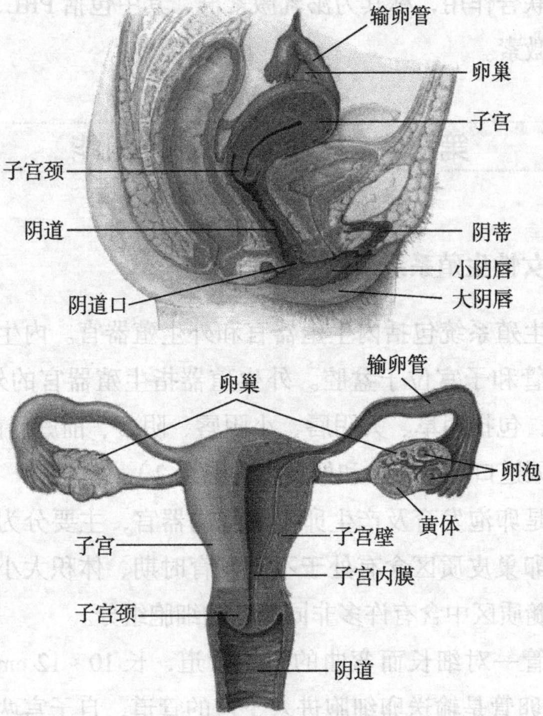

图 9–2 女性生殖系统解剖结构

（仿自 Jane B. Reece，2011）

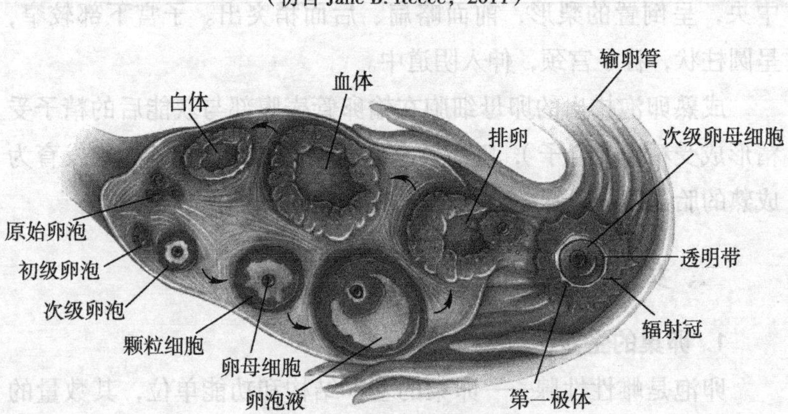

图 9–3 卵泡的发育过程

间通过交叉对话的方式相互影响，最终促使卵母细胞发育、成熟。

对于人类来讲，女性出生时的卵母细胞数量在几十万至几百万之间。尽管这个数目很多，但与一个成年男性每天产生多达一亿个精子相比却相形见绌。因此，在卵母细胞数量相对较少的情况下，卵巢健康发育至关重要。每个原始卵泡都包含单层颗粒细胞、外基底膜以及一个二倍体初级卵母细胞，这些原始卵泡构成了卵巢储备池，是雌性个体所拥有的整个卵巢储备。卵巢储备池对于雌性的生殖生育至关重要，当由于衰老、疾病或环境毒素等原因，导致原始卵泡数量剧烈减少，从而引发不育。当原始卵泡进入生长期时，封闭的卵母细胞开始增大；颗粒细胞的形状发生变化，并以有丝分裂的方式开始增殖，此时颗粒细胞继续包围着卵母细胞。

女性进入青春期时，卵巢中有 30 ~ 40 万个卵泡（图 9–4），但一生中仅有 400 ~ 500 个卵泡发育成熟并排卵，而 99% 卵泡自胚胎时期开始就不断在发育的各个阶段闭锁，这一过程主要是由卵母

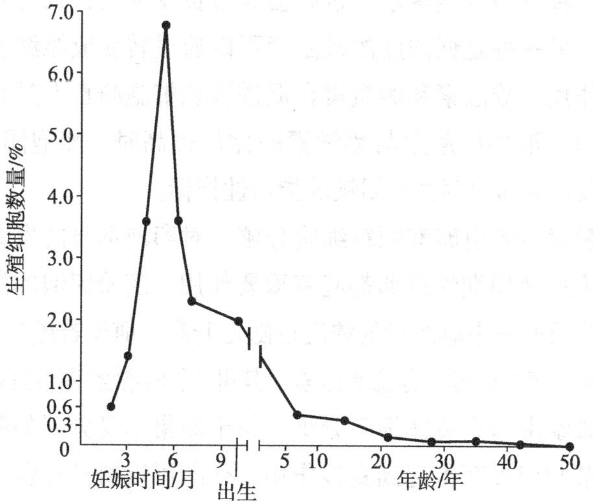

图 9–4 卵泡数量与年龄对比图

（引自 Baker，1971）

细胞或颗粒细胞凋亡引起的。排卵卵泡的发育历经原始卵泡、初级卵泡、次级卵泡阶段后，发育为成熟卵泡并最终排卵。这一过程受多种生殖激素联合调节，其中最主要的环节是在促性腺激素和雌激素的联合作用下，以卵泡波的方式进行募集、选择和优势化，之后在LH峰的作用下，卵母细胞伴随卵丘细胞和卵泡液等，由破损的卵巢壁处排卵。残留的卵泡结构则发育成红体，并演化成黄体。如果女性妊娠，黄体则转变为妊娠黄体，通过分泌孕酮（主）和雌激素等来维持妊娠；如果未受孕，黄体则成为周期黄体，随着月经周期的历程而转变为白体并逐渐退化。除了生殖激素以外，其他激素也会影响卵泡发育，如甲状腺激素紊乱后会阻滞卵泡的发育，严重者会导致排卵停止。

2. 卵巢的内分泌功能

卵泡内膜细胞所分泌的雄激素，对于维持雄性第二性征、生殖系统的发育具有重要作用，而且是雌激素合成的前体物质。在卵泡发育过程中，雄激素一般通过两种途径诱导和促进颗粒细胞凋亡，一种是当雄激素水平过高会通过负反馈的方式抑制雌激素的作用，另一种是低浓度的雄激素可以通过转变成雌激素的方式来发挥作用。雄激素和雌激素在促进颗粒细胞凋亡上具有拮抗作用，当卵泡液中雄激素与雌激素的比值过高时，卵泡闭锁明显，所以可以作为卵泡凋亡和闭锁的指示性指标。

雌激素主要由卵泡颗粒细胞分泌，对卵泡本身的发育、第二性征的维持及周期性排卵都起着重要作用。随着卵泡的发育，机体卵泡液及血液中雌激素的浓度也随之升高。雌激素还与抗衰老有关。另外，黄体也可以分泌雌激素，其可协同孕激素调节妊娠过程。

孕激素由卵巢黄体细胞分泌，属于卵巢本身分泌的激素，所以在调节卵泡发育上起到直接作用。孕酮可以通过与颗粒细胞表面的受体相结合起到抑制颗粒细胞凋亡的作用，进而抑制卵泡闭锁。

三、月经周期

月经周期也称为子宫周期，是女性青春期后生殖功能活动状态的体现和指标。健康女性的月经周期一般历时 28 天（21 ~ 35 天均属正常），包括月经期、增殖期和分泌期。月经期时程 1 ~ 8 天，通常多为 3 ~ 5 天。月经期和增殖期（5 ~ 14 天）处于卵泡期中，分泌期则处于黄体期（15 ~ 28 天）。月经周期的产生，是由于卵泡发育各阶段所分泌的性激素与下丘脑、垂体之间相互作用，造成子宫内膜发生周期性变化的结果（图 9–5）。

1. 卵泡期（排卵前期）

在卵泡期早期，血液中的雌激素和孕激素处于较低水平，子宫内膜剥落出血，此时处于月经期。由于雌激素和孕激素水平较低，所以它们对下丘脑和垂体的抑制作用相对较弱，从而使得 FSH 分泌增加。FSH 可直接促进卵泡的发育，同时血液中的雌激素水平也明显升高。大概在月经周期的第 8 天后，成熟卵泡的颗粒细胞分泌的雌激素进一步增多，后者可促进子宫内膜增厚（约 3 mm）、子宫腺体增加、螺旋小动脉迅速生长，血管逐渐增多并生长，表现出增殖期变化。随着 LH 排卵峰的到来，成熟卵泡凸出卵巢表面，最终破裂发生排卵。

2. 黄体期（排卵后期）

卵泡排卵后，生成的黄体可分泌大量的孕酮及雌激素，它们使子宫内膜加速生长，厚度可达到 6 ~ 7 mm。另外，内膜糖原含量增加，螺旋小动脉生长加快，腺体弯曲并分泌含糖原的黏液，此期又称分泌期。分泌期的子宫内膜为受精卵的植入提供了适宜的环境。如果排出的卵母细胞受精，则黄体转变为妊娠黄体并分泌孕激素和雌激素。如果卵母细胞未受精，黄体会逐渐退化，并引起机体孕激素和雌激素明显降低。子宫内膜在低浓度的雌激素和孕激素及其自身合成的前列腺素的作用下，引起螺旋动脉发生

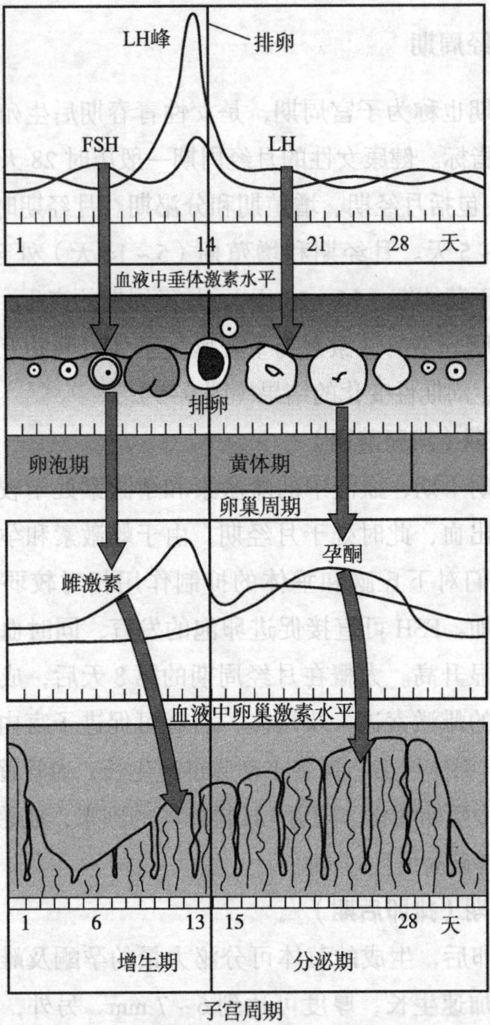

图 9-5 月经周期中激素分泌、卵泡及子宫内膜发育变化模式图
（仿自 Matini，2014）

痉挛性收缩、内膜缺血，随之引起子宫内膜脱落、剥离和血管破裂，从而出现阴道出血现象，这个过程就是月经。雌激素和孕酮水平降低后，减少了对下丘脑和垂体的抑制作用，这样便使得

FSH 和 LH 分泌增加，而 FSH 又可刺激卵泡的发育，随之进入下一个周期。如此周而复始，直到进入卵巢功能衰退引起的绝经期（45～55 岁）。

由此可见，月经周期的产生是在生殖轴：下丘脑－垂体－卵巢三个层面上相互作用、相互调节进行的。当然，除了子宫内膜的变化之外，子宫颈、阴道及乳腺也会伴随月经周期发生周期性的变化。

四、女性生殖系统病例

1. 功能性子宫出血

功能性子宫出血，简称“功血”，是一种常见的妇科疾病，指异常的子宫出血，由神经内分泌系统功能失调所致。常表现为月经周期不规律、经量过多、经期延长或不规则出血。一般表现为崩漏下血，淋漓不断。颜色或深紫、或浅淡、或腥臭、或秽浊、也有颜色正常者。功能性子宫出血的患者可同时伴有头晕心悸、腰酸腹胀，或潮热烦躁、少眠少食、精神困顿、形体消瘦，也有人表现为气短乏力、手足心热、面色苍白等。造成妇科血症的原因很多：子宫内膜增厚多是主因，也有使用节育器、流产后子宫复原不全、生产异常、子宫肌瘤等，卵巢机能低下，多囊卵巢综合征或囊肿等因素。根据排卵与否，通常将功血分为无排卵型及排卵型两大类。前者最为多见，占 80%～90%，主要发生在青春及更年期。后者多见于生育期妇女。

2. 多囊卵巢综合征

多囊卵巢综合征（PCOS）是一种以雄激素过多、排卵功能障碍和多囊卵巢形态学特征为发病特征的疾病，全球患病率为 5%～18%。PCOS 是育龄期妇女最常见的内分泌代谢疾病，多在青春期发病，并以雄激素过高的临床或生化表现、持续无排卵、卵巢多囊改变为典型特征，同时表现为多毛、痤疮、月经异常、不孕等，经常伴有胰岛素抵抗和肥胖（50%～80%）等。

PCOS 发病原因复杂，发病机制不明。许多研究表明，卵巢类固醇生成和卵泡发育的异常是多囊卵巢综合征的表现；该综合征还与持续快速的促性腺激素释放激素脉冲释放、黄体生成素过多和卵泡刺激素分泌不足有关，这些都会促成卵巢雄激素过多和排卵功能障碍的现象。多囊卵巢综合征还与心脏代谢异常有关，增加患心血管疾病的风险。据报道，30%～35% 的美国女性患有典型的 PCOS，其中Ⅱ型糖尿病患者占 8%～10%，并且这些情况的风险会受到年龄、肥胖和糖尿病家族史的影响。PCOS 的患者也有亚临床血管疾病的报道，如内皮功能受损，颈动脉–动脉内膜–中层厚度增加和冠状动脉钙离子分数升高等，但这些部分现象似乎与肥胖并未有明显的联系。

患有综合征的患者罹患子宫内膜癌的风险是正常女性的 2.7 倍左右，高达 9%。此外，还会增加妊娠并发症，如妊娠期糖尿病和子痫前期、阻塞性睡眠呼吸暂停以及出现焦虑、抑郁等情绪困扰的风险。

3. 卵巢癌

卵巢癌是女性生殖器官常见的肿瘤之一，发病率仅次于宫颈癌和宫体癌，约占女性全身恶性肿瘤的 4%，而且死亡率一直位居妇科肿瘤榜首。卵巢癌可发生于任何年龄，尤其是更年期和绝经期妇女，发病原因复杂，可能与遗传、妇科疾病、生育、激素、环境和生活方式等因素有关。也有调查显示，久坐时间越长，卵巢癌的患病风险也越高。卵巢癌可分Ⅰ型和Ⅱ型，Ⅰ型癌症通常表现为临床进程缓慢，而Ⅱ型癌症具有高度侵袭性。卵巢癌起病隐匿，临床早期无明显症状，中后期出现子宫附件肿块，并伴有不明原因的胃肠道症状（如食欲不振、腹胀等），小腹胀痛或不规则子宫或阴道出血等，同时机体性激素水平紊乱，所以 70% 的卵巢癌患者发现时已经处于晚期。卵巢癌的标准治疗方法是手术，

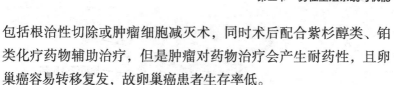

包括根治性切除或肿瘤细胞减灭术，同时术后配合紫杉醇类、铂类化疗药物辅助治疗，但是肿瘤对药物治疗会产生耐药性，且卵巢癌容易转移复发，故卵巢癌患者生存率低。

第三节　男性生殖系统与机能

一、男性生殖系统的结构

男性生殖系统由内生殖器和外生殖器组成，内生殖器包括睾丸、附睾、输精管和附属性腺，外生殖器包括阴茎和阴囊。睾丸是男性生殖系统主要的性器官，形似卵圆形、表面光滑、左右各一，其外有阴囊包裹。阴囊皮肤富含温度感受器，能够根据周围环境的温度变化改变阴囊皮肤的表面积而影响散热，以调节睾丸的温度。位于睾丸的后上外方是细长扁平的附睾，由输出小管与睾丸相连，分为头、体、尾三部分，附睾尾部与输精管相连（图 9–6）。输精管是输送精子的管道，止于射精管，全长约 31 cm。附属性腺包括精囊腺、前列腺和尿道球腺。

二、男性生殖系统的主要功能

1. 睾丸的生精作用

精子发生在睾丸曲细精管（又称生精小管）中，管腔由内到外依次分布精原细胞、初级精母细胞、次级精母细胞、精细胞和分化中的精子（图 9–7）。从青春期开始，精原细胞受到垂体前叶促性腺激素的刺激进行有丝分裂，并通过特定的发育阶段不断增殖、分化形成精子。生精过程有严格的周期变化规律，同一时间内可在生精小管的不同部位看到各个发育时期的生精细胞。

精子从睾丸释放并进入附睾，依次在附睾头、体、尾中移行，获得了前向运动和受精的能力。附睾上皮细胞和附睾管腔提供的

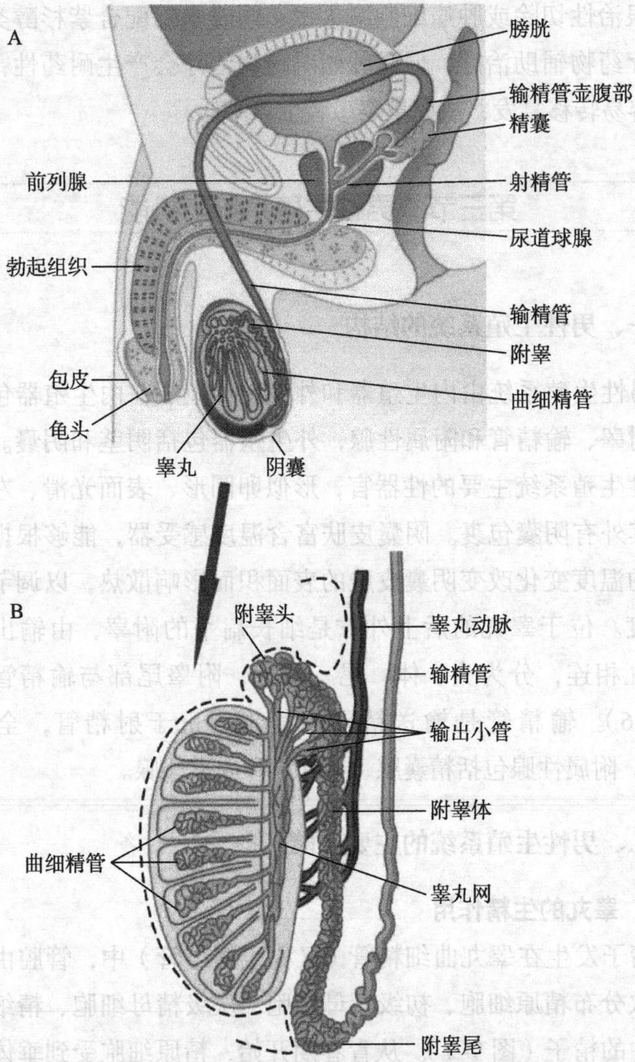

图 9–6　男性生殖系统（A）和睾丸示意图（B）

（改自 Guyton，2006）

微环境为精子成熟提供了不可或缺的条件。精子质膜与附睾上皮及附睾液接触，使得质膜通透性和流动性增加、负电荷增强、糖

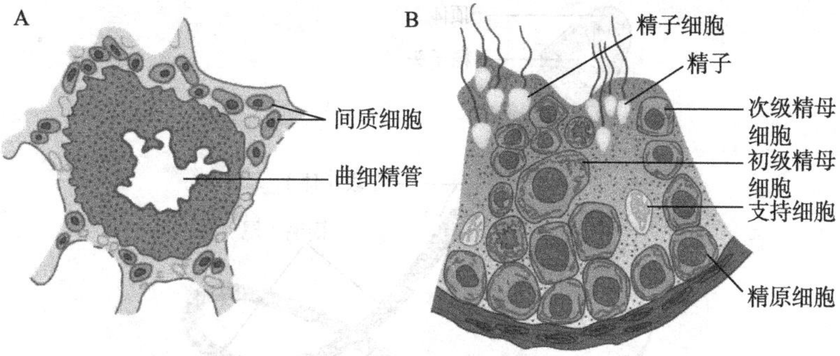

图 9–7 曲细精管的横截面（A）和精子生成各阶段的细胞（B）

（改自 Guyton，2006）

基和膜蛋白改变等。精子的形态结构进一步成熟，获得运动能力。另外，精子的受精能力包括与卵丘细胞、透明带、卵子相互作用的能力也是在附睾中获得的。

从精原细胞到精子形成，大约需要 74 天。成年男性的两个睾丸每天会产生多达 1 亿个精子，每次射精大约有 2 亿个精子射出。生成的精子少量储存在附睾中，而大多数则储存在输精管里。然而，在频繁性活动和射精的情况下，精子储存可能不会超过几天。值得一提的是，输精管的分泌物可抑制精子的活性，并维持至少一个月的受精能力。

人的精子外形类似蝌蚪，总长约 60 μm，由头部和尾部所构成（图 9–8）。头部正面呈椭圆形，侧面呈扁平梨形，且含有 DNA。精子头部的前 2/3 区域有帽状的顶体结构，含有多种与受精相关的水解酶。顶体与精子的受精能力相关，无顶体的圆头精子无受精能力。精子尾又称为鞭毛，分为颈段、中段、主段和末段。活力正常的精子能够以 1 ~ 4 mm/min 的速度通过液体介质进行鞭毛运动。精子的活性在中性和微碱性（如射精的精液）介质中增强，但在弱酸性中下降，强酸性介质可导致精子快速死亡。

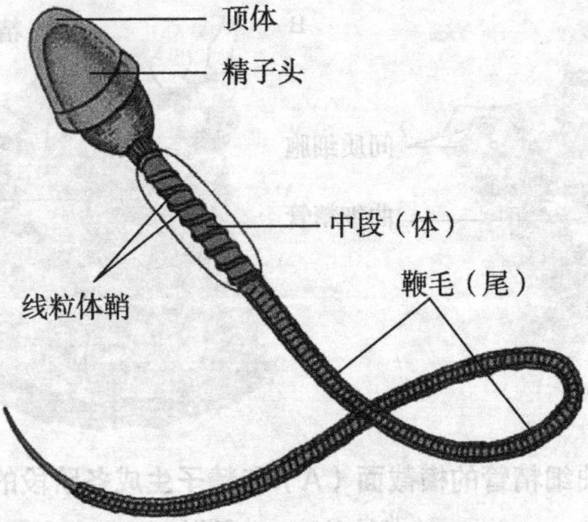

图 9-8　精子结构图

（改自 Miller，2016）

2. 睾丸的内分泌功能

睾丸间质细胞的主要功能是合成和分泌雄激素，包括睾酮、双氢睾酮和雄烯二酮等，其合成和分泌受腺垂体分泌的 LH 和 PRL 的调节。雄激素在男性性分化、青春期发育、维持生育和性功能等方面具有重要作用。

睾丸支持细胞受 FSH 作用分泌雄激素结合蛋白（androgen binding protein，ABP），该蛋白与睾酮和双氢睾酮具有高亲和力，以维持生精小管中局部高浓度的睾酮环境，从而促进生精过程。另外，支持细胞还分泌抑制素、激活素、雌激素以及一些生长因子，如胰岛素样生长因子、表皮生长因子和神经营养因子等。这些物质都能参与精子发生的细胞增殖和减数分裂等过程。

3. 精液的特征

精子与精浆形成了黏稠的液体混合物。精浆主要是前列腺、精囊腺和尿道球腺等附属腺体分泌的混合液，还包括少量睾丸液、附睾液等。正常精液的 pH 约为 7.5（7.2 ~ 8.0）。前列腺液使精液呈乳白色，精囊和尿道球腺分泌的液体使精液呈黏液状。射精后，前列腺液中的凝血酶会使精囊液中的纤维蛋白原形成纤维蛋白凝块，将精液固定在阴道深处的子宫颈处。在接下来的 15 ~ 30 min，凝块被纤维蛋白溶酶溶解。在射精后的最初几分钟，精子几乎保持不动，当凝块溶解时，精子活力增加。精液中的精子质量差异较大，并非所有的精子都是正常的精子。通常认为只有能够穿越子宫黏液，或在体外受精条件下能与透明带结合的精子才是质量正常的精子。临床上检测精子的正常形态率是遵循 WHO 颁布的《人类精液检验与处理实验手册》（第 5 版）的形态指标作为评定根据，参考值下限是 4%。

三、男性生殖系统病例

男性生殖障碍即男性不育，是指育龄夫妇有正常性生活一年以上，未经避孕而由于男方因素导致女方未孕。男性不育病因复杂，包括遗传学因素、内分泌因素、免疫性因素、性功能障碍、精索静脉曲张以及药物和理化环境因素等。这些因素可能相互影响共同导致男性不育。近几年男性不育发病率明显增加，占不育症的 50%。由于发病原因未完全明确，临床实践中 60% ~ 75% 的男性不育症为特发性男性不育症。

1. 精索静脉曲张

精索静脉曲张是指精索静脉回流受阻或瓣膜失效，血液反流引起血液淤积，造成蔓状静脉丛迂曲扩张。精索静脉曲张是男性不育症最常见的病因之一，发病率为 10% ~ 15%，多见于青壮年。

精索静脉曲张导致的男性不育的机制至今未完全阐明，可能是很多因素共同作用的结果。一是由于静脉曲张导致阴囊和睾丸温度升高，诱导生精细胞凋亡导致不育。二是睾丸内的血液循环受阻，睾丸内缺氧、高 CO_2 浓度、代谢产物和活性氧增加，支持细胞和间质细胞的功能受损，严重影响精子的生成过程。三是精索静脉曲张可能改变机体的免疫功能，产生抗精子抗体。抗精子抗体会干扰精子的生成和成熟过程，也会对精子形态和功能产生影响。

目前对于精索静脉曲张患者常采用外科手术治疗，手术方式很多，例如经腹膜后精索静脉结扎术、阴囊精索静脉部分切除术、精索静脉结扎分流术等。显微外科精索静脉结扎术能彻底结扎所有精索静脉（输精管静脉除外），有效保护精索淋巴结和睾丸动脉，预后良好。

2. 染色体或基因异常相关疾病

男性不育症与遗传因素密切相关，如染色体异常或特定基因异常。染色体异常为主要的导致男性不育的遗传学因素，包括染色体数目和结构异常，约占男性不育因素的5.8%。其中多数为性染色体异常，少数为常染色体异常。

（1）47，XXY，又称克氏综合征，是染色体数目异常的疾病。其染色体核型比正常核型至少多一个X。克氏综合征患者青春前期一般无明显异常，青春后期逐渐表现为男性化不足。具体表型为睾丸小，类宦官症体征，精液检查一般无精子。目前对克氏综合征患者采用辅助生殖技术（assisted reproductive technologies，ART）助孕治疗，由于患者精子的常染色体非整倍体很高（如13、18和21号染色体），常建议对其胚胎行植入前染色体非整倍体检测（preimplantation genetic testing for aneuploidies，PGT-A）。

（2）与精子发生相关的基因突变或缺失也可导致精子发生障碍，如Kallmann综合征（Kallmann syndrome，KS）、先天性输精管缺如和Y染色体微缺失。

① Kallmann综合征又称特发性低促性腺激素性腺功能减退伴嗅觉缺失疾病，是一种罕见的遗传性疾病。KS相关致病基因是*Kallmann syndrome*，该基因与细胞粘附相关，KS表达的蛋白KAL能促进GnRH1神经细胞的迁移过程。缺失*Kallmann syndrome*最终会导致GnRH分泌不足，性腺功能受损。KS患者常表现为无精子症，经过内分泌治疗可恢复生精功能，多数能自然生育，少数

需要进行 ART 治疗。

② 先天性输精管缺如（congenital absence of vas deferens，CAVD）为输精管双侧或单侧完全缺如，是男性梗阻性无精子症的重要原因。囊性纤维化跨膜转运调节因子（cystic fibrosis transmembrane conductance regulator，CFTR）的基因突变导致CAVD。在 CAVD 患者进行 ART 治疗前，临床医生常建议夫妇进行 *Cftr* 基因突变筛查，以降低后代基因纯合的可能。由于女性后代有可能避免男性后代的生育问题，一部分 CAVD 患者可能在行 ART 治疗时要求进行性别筛选。

③ Y 染色体上的基因与男性生殖功能密切相关。Y 染色体内部存在“回文结构”，可能与基因修复相关，但可能频发微缺失。Y 染色体微缺失即是在 Y 染色体长臂（Yq11）上的无精子因子（azoospermia factor，AZF）的区域缺失。AZF 分为 AZFa、AZFb 和 AZFc 3 个区域。AZFa、AZFb 缺失的患者，通过睾丸外科手术获得精子的几率几乎为零，AZFc 缺失患者的精子获取率约为 70%。但 AZFc 缺失患者可发展为无精子症。因此建议 AZFc 缺失患者在年轻时进行精子冷冻保存。ART 助孕时建议行 PGT 治疗筛选女性胚胎进行移植。

3. 抗精子抗体

抗精子抗体（antisperm antibody，ASAB）是导致男性不育的主要免疫学因素。ASAB 产生的原因尚未完全阐明，生殖道感染可能诱发 ASAB 的产生。在男性不育患者中，ASAB 阳性比率为 6%～21%。抗精子抗体可影响多数男性的生育能力，如降低精子活力、影响精卵结合过程等。治疗 ASAB 患者不育常用免疫抑制剂，如使用皮质激素减少抗体的产生。近年来对于 ASAB 患者也常采用 ART 治疗。

4. 性功能障碍

男性性功能障碍包括阴茎勃起障碍、不射精和逆行射精。不育患者在性生活时无或几乎无精子进入女性生殖道。

（1）阴茎勃起功能障碍

阴茎勃起功能障碍是指阴茎不能达到和（或）维持足够的勃起以获得满意的性生活，发病时间不短于3个月。在40~70岁的男性中患病率约为52%。阴茎勃起的机制和神经内分泌调控下的阴茎海绵体血流动力学相关。勃起障碍有心理因素和器质因素两种原因。口服药物是治疗勃起功能障碍的首选方法，5型磷酸二酯酶（PDE5）抑制剂是常用药。其作用机制是通过选择性的抑制PDE5的作用，诱导cGMP降解，促使动脉血管平滑肌松弛，增强阴茎的勃起功能。另外，除了药物治疗，精神心理支持有助于患者的康复。

（2）射精异常

射精异常病因复杂，可能是器质性或功能性的异常。功能性的异常通常没有解剖或者神经系统的问题。射精异常主要包括不射精、逆行射精和早泄等。

不射精是指性高潮丧失，没有精液射出。其发病机制与精液从精囊、前列腺和射精管进入尿道障碍所致。通常与中枢或外周神经系统功能障碍相关。因此临床上常首先采用药物治疗，如α-肾上腺素能激动剂，其可以刺激精囊、前列腺和输精管中的交感活性，促进射精相关肌肉的收缩，降低射精的阈值。

逆行射精是指精液通过膀胱颈进入膀胱，导致无精液或部分精液射出。逆行射精的原因可能与膀胱颈部肌肉异常和局部神经支配失调相关。对于逆行射精局部解剖结构完整的患者，多使用拟交感药物增强膀胱颈部肌肉的张力，或者和其他α-肾上腺素能受体激动剂进行联合使用。对于仍未改善的患者，会考虑采用ART助孕。

早泄是指患者在阴茎插入阴道后不能控制足够的时间，在达到性高潮前就已经射精。早泄的原因有器质性的异常或心理因素导致。前者由于器质病变造成阴茎感觉神经兴奋性增高或阴茎感觉过敏；后者与抑郁、丧失对性交的自信心等心理因素相关。早泄可依据患者自身情况进行个性化治疗，包括采用心理、性生活技巧、药物等多种方法相结合。药物治疗如选用5-羟色胺进行治疗。目前早泄的治疗效果较为显著，多数患者可以恢复正常的性生活。

第四节　人类的生殖活动

一、人类的生殖过程

人类的生殖过程包括配子的形成、性交、受精、妊娠、分娩和哺乳等一系列过程。受精过程是雌雄配子结合，双亲遗传物质重新组合形成二倍体合子的过程。受精作用标志新生命的开始，是有性生殖个体发育的起点。

1. 受精

在人类输卵管的壶腹部，精子穿入卵母细胞并相互融合为合子（受精卵）的过程，称为受精。受精将亲代的基因遗传给子代，并激活卵细胞质促使胚胎发育。精子和卵母细胞各为胚胎提供一半的染色体基因。另外，精子提供了中心体，卵母细胞提供了线粒体和早期胚胎发育所需的各种代谢物质包括蛋白质、mRNA、酶等。

受精过程一般包括精子和卵母细胞的接触和识别、精子穿透、精卵融合、卵母细胞的激活、对精子的处理和原核的形成（图9-9）。

2. 着床前胚胎发育

着床前胚胎发育主要包括细胞增殖、胚胎分化和获得着床的能力（图9-10）。受精卵形成后，2个原核核膜消失，进入有丝分

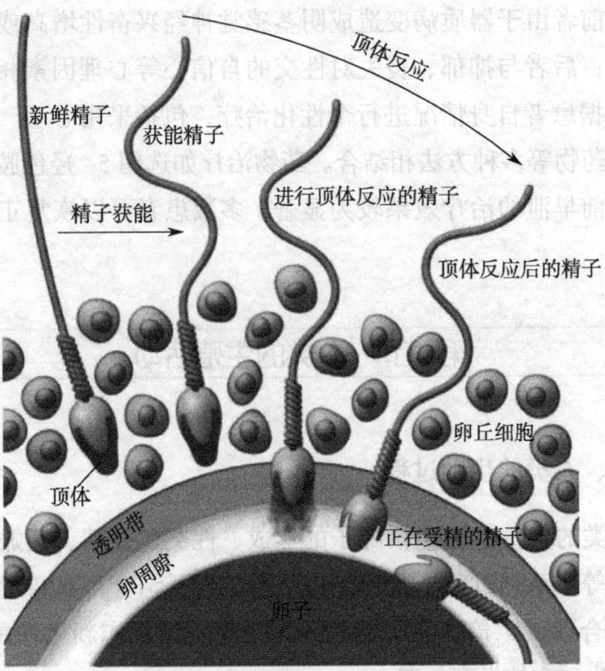

图 9–9 精子和卵子的相互作用

（改自 Ikawa 等，2010）

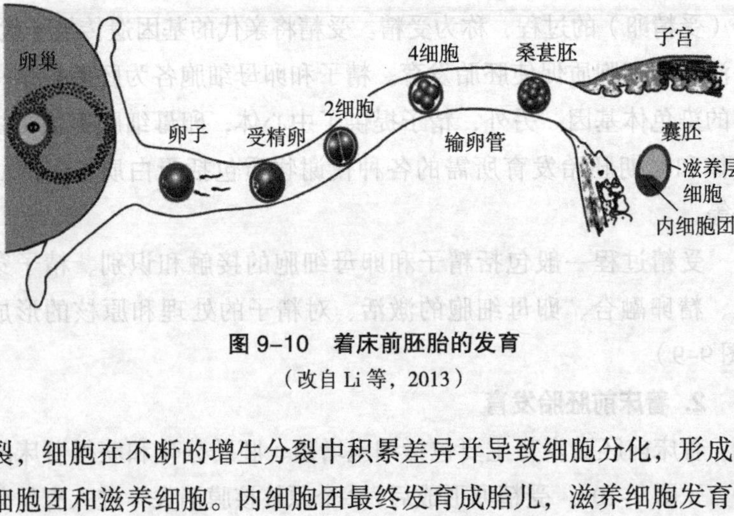

图 9–10 着床前胚胎的发育

（改自 Li 等，2013）

裂，细胞在不断的增生分裂中积累差异并导致细胞分化，形成内细胞团和滋养细胞。内细胞团最终发育成胎儿，滋养细胞发育成胎盘。滋养细胞通过与子宫内膜之间复杂的对话和相互作用实现胚胎着床。

（1）卵裂

受精卵的分裂称为卵裂，卵裂和胚胎的运输是同时进行的，在受精后3~4天，胚胎已发育至桑葚胚并到达子宫腔。卵裂的速度因物种而异，人类胚胎在受精后24~68 h分裂为2~4细胞，44~76 h分裂为4~8细胞。胚胎发育至8细胞以后将发生致密化，即桑葚胚表面细胞间形成缝隙连接，细胞的界限模糊。

（2）着床前胚胎的运输

该过程主要通过输卵管的蠕动和纤毛摆动实现。若输卵管运输功能异常导致胚胎不能按时到达子宫腔、胚胎发育停滞或在输卵管着床，会产生输卵管妊娠。输卵管妊娠为异位妊娠，是目前导致早孕期孕产妇死亡的主要原因之一。早期诊断和及时正确的治疗非常重要，能大幅降低病死率。

（3）囊胚的形成和胚胎孵出

受精第四天以后，桑葚胚进一步发育，细胞团中间出现一个腔隙，形成囊胚。胚胎继续发育，腔隙逐渐扩大，并出现一个实性的细胞团，称为内细胞团。其他细胞则形成单层滋养细胞构成的囊壁。囊胚的形成标志着胚胎完成了细胞分化，形成发育为胎盘的滋养细胞和胎儿基础的内细胞团。囊胚进一步发育，透明带变大变薄，在受精后6~7天，在滋养细胞和母体宫腔分泌物质的共同作用下，囊胚从透明带中孵出，同时获得植入能力。这时成熟的囊胚包括三种类型细胞：滋养外胚层，原始内胚层和外胚层。滋养外胚层细胞与母体子宫腔上皮细胞接触，逐步发育成胞体和合胞体滋养细胞。

3. 胚胎着床和胎盘形成

胚胎着床又称“胚胎植入”，是胎生哺乳动物早期胚胎和母体子宫壁结合，从结构上建立与母体的联系以实现物质交换的生理过程。胚胎着床是哺乳动物特有的生殖活动，是建立妊娠的标志。胎盘是母体和胎儿之间进行物质和能量交换的器官，也是重要的内分泌器官，对维持正常妊娠起着重要的作用。

（1）胚胎着床

人类的胚胎着床发生在排卵后 5～7 天，胚胎滋养层和子宫内膜发生粘附、连接、侵入和蜕膜反应并与母体免疫系统建立联系，最终建立妊娠。人类的胚胎着床为完全侵入着床，即胚泡（囊胚）与子宫内膜附着后，继续侵蚀子宫内膜上皮细胞，穿过上皮基膜，完全离开宫腔，再钻入内膜基质之中，即胚胎是在子宫壁内生长发育的（图 9–11）。

（2）蜕膜反应

囊胚的植入和卵巢颗粒细胞分泌的孕酮共同刺激子宫内膜发生蜕膜反应，包括子宫内膜血管舒张、毛细血管通透性增大、内膜出现水肿、内膜腺体和细胞增生过程。

（3）着床期或窗口期

子宫内膜只在特定的时期对胚胎具有接纳能力，称为子宫内膜的容受性，这一时期称为子宫内膜的着床期或窗口期。子宫处

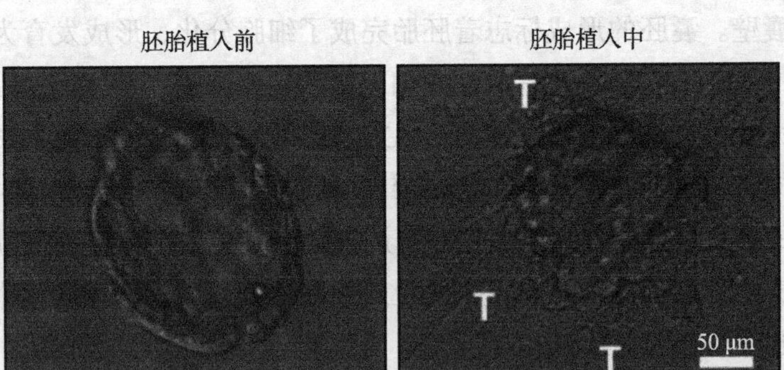

图 9–11　体外培养模型中胚胎着床的照片

（改自 Grewal 等，2008）

T 表示胚胎滋养层细胞侵入到蜕膜化的子宫内膜基质细胞中

于接受态的时间很短，人一般在排卵后第7~9天（月经周期的第21~23天）。处于窗口期的子宫内环境有利于胚胎生长和着床，而非窗口期的子宫不利于胚胎的存活。雌激素和孕激素共同调控胚胎着床，另外其他粘附分子、细胞因子也共同参与母胎对话和植入调节。

（4）胎盘形成

合胞体滋养细胞促使胚胎和子宫进一步发生联系。子宫发出的血管与合胞体滋养层接触，充分发育后，形成由滋养层组织和富含血管的胚外中胚层构成的绒毛膜。绒毛膜和子宫壁融合形成胎盘。胎盘既包含母体成分，也包含胎儿成分。人类的胎盘绒毛集中成饼形，属于盘状型胎盘。胎盘不仅保障胎儿的物质和能量需求，也分泌人绒毛膜促性腺激素（human chorionic gonadotropin，hCG）、促性腺激素释放激素（gonadotropin-releasing hormone，GnRH）、人胎盘催乳素等激素、细胞因子和生长因子维持正常妊娠。

4. 分娩

分娩也称为生产，指胎儿脱离母体成为独立存在个体的过程，这个过程可能是经由阴道分娩，也可能是剖宫产。阴道分娩是指发育成熟的胎儿及其附属物包括胎盘和胎膜，通过母体生殖道产出的过程。阴道分娩是胎儿和母体间相互作用，并调节子宫肌的收缩完成的。分娩由胎儿启动，通过胎儿垂体分泌的催产素作用于子宫内膜受体，促使子宫内膜分泌前列腺素，进而刺激子宫肌收缩。子宫肌收缩刺激牵张感受器，促使母体的下丘脑分泌催产素，又进一步加剧子宫肌的收缩。强烈的宫缩引起更多催产素的分泌，直到胎儿和胎盘排除母体。因此，分娩过程属于正反馈调节过程。

5. 胎盘发育不良与妊娠疾病——子痫前期

胎盘发育障碍会影响胎儿的发育，可导致母体流产，胎儿发育异常、早产甚至死亡。同时，异常的胎盘会向母体异常释放多种细胞和免疫因子，造成母体的多脏器受损，严重影响母体的生命健康。子痫前期是一种发生于妊娠中晚期的多脏器功能紊乱的综合征，是导致产妇和胎儿死亡的重要原因之一。子痫前期的主要临床指征是妊娠20周后，产妇突然出现高血压（≥160/110 mmHg），蛋白尿（≥0.3 g/24 h）或者肝、肾等多脏器功能障碍甚至衰竭，中枢神经系统受损，严重者可危及母婴生命。子痫前期是一种复杂的疾病，临床表型具有很高的异质性。目前有学者建议将子痫前期分为胎源子痫前期和母源子痫前期两类。前者可能是胎盘发育异常为主，通常发病较早；后者可能与环境或母体的营养状态有关，通常发病较晚。但临床上的研究显示这两种发病因素通常同时存在，多数患者为混合型。目前治疗子痫前期的有效手段是及时终止妊娠，因此有效地对其进行早期预测和诊断，及时进行干预仍是一项艰巨的研究和临床难题。

二、生殖辅助技术

1. 辅助生殖技术的发展和现状

辅助生殖技术（ART）是目前治疗不孕症最有效的方法。ART是指所有以建立妊娠为目的，在体外进行的有关人类配子或者胚胎的治疗方法或过程的总称，包括人工授精（artificial insemination，AI）、体外受精–胚胎移植（in vitro fertilization and embryo transfer，IVF–ET）及其衍生技术等。1959年张明觉将体外受精的兔受精卵移植给受体母兔获得世界上第一个“试管哺乳动物”，由此，人类体外受精技术逐渐发展完善。1978年7月25日，世界第一例试管婴儿Louis Brown在英国诞生。1988年中国大陆首例试管婴儿诞生。2019年4月15日，31岁的我国首例试管婴儿郑萌珠成功分娩“试管婴儿二代宝宝”，这在中国辅助生殖技术史上具有里程碑意义。迄今为止世界上通过试管婴儿技术诞生的宝宝已有800多万人。我国平均每年完成辅助生殖技术治疗约70万例，利用辅助生殖技术出生的婴儿已占出生人口的1%～2%。目前，全国具有资质能够开展人类辅助生殖技术服务的医疗机构已超过490家，其中能够开展体外受精－胚胎移植的有350家，能够开展胚胎植入前遗传学诊断的已超过40家。

植入前遗传学检测（pre-implantation genetic testing，PGT）指对植入前的胚胎进行基因突变或染色体检测，选择正常的胚胎进行移植，适用于高龄、患有家族性遗传病、染色体异常和复发性流产等疾病的患者。PGT将子代的遗传学诊断提早至胚胎植入前的时期，从源头阻断遗传病的垂直传播，避免了母体因被迫终止妊娠而带来的生理及精神创伤。

非侵入性染色体筛查（noninvasive chromosome screening，NICS）指利用胚胎培养液及囊胚腔液中游离的DNA进行基因检测并预测囊胚的发育潜能。囊胚腔液中游离DNA的片段长度与细胞凋亡的胎盘滋养层细胞游离DNA片段长度相似（160～220 bp），提示囊胚腔液游离DNA可能来源于胚胎细胞的凋亡。NICS方法避免了胚胎活检的有创操作，安全性较高。但目前很多研究显示囊胚腔液或培养液中游离DNA与胚胎滋养层细胞的检测结果常不一致，推测可能由于胚胎的自我修正机制、样本量过少、外源性DNA污染等因素。因此，非侵入性PGT技术的准确性、特异性和敏感性仍待进一步的提高，也需要更严格的临床试验来验证。

2. 几种常见的辅助生殖技术

（1）宫腔内人工授精

宫腔内人工授精（IUI）用于临床历来已久。早在200多年前，John Huner用注射器将患有尿道下裂男性的精液注入其妻子的阴道内使其获得正常妊娠。IUI的原理是减少阻碍精子前进的因素，如避免阴道的酸性环境和宫颈黏液的干扰，将体外处理过的活力高、形态正常的精子注入到宫腔内，从而易于受精。精液离心和洗涤的过程中去除了前列腺液、感染源、死精子、白细胞和抗原等物质，降低了活性氧的形成，提高了精子的质量。IUI 被广泛用于治疗射精障碍、宫颈因素、轻度男性因素不育、免疫因素、轻度或中度子宫内膜异位性、不明原因不孕等不孕不育夫妇。IUI 操作相对简单、手术侵袭性小、费用低，易于被初诊患者接受，但成功率可能受到多种因素的影响，临床妊娠率偏低（10%~15%）。

（2）体外受精和胚胎移植

① 体外受精的分类：根据精子进入卵子内部的方式不同可将体外受精分为常规体外受精（IVF，俗称“一代试管婴儿”）和胞浆内单精子注射（ICSI，俗称“二代试管婴儿”）。常规 IVF 是将卵子和精子在体外自然结合完成受精，主要适应于由输卵管阻塞或损伤等造成的精子和卵母细胞自然结合障碍的人群。ICSI 受精技术是指通过透明带手术或者直接将精子注入卵母细胞来提高受精率，避免了受精和精子选择所需要的自然步骤，适合男性因素不孕和常规 IVF 失败的人群。

② 胚胎培养：体外受精需要成熟的优质卵母细胞，一定数量的成熟精子和最适宜的培养条件。胚胎培养液主要是根据输卵管液体的成分，在改良的动物胚胎培养液的基础上设计而成。卵裂期胚胎培养液以丙酮酸为主要能量来源，囊胚培养液以葡萄糖作为主要能量来源。胚胎培养的气体需要 5% 的低氧气浓度，该浓度模拟了宫腔中的低氧环境，高氧环境则会增加活性氧和氧自由基的产生，加速胚胎的损伤和老化。

对受精后胚胎发育的形态和速度进行评估是胚胎实验室工作关键的一部分。形态学评分高的胚胎具有更高的植入潜能，会优先选择移植。近年来的时差延时摄像技术（time-lapse）能通过视频图像连续观察胚胎的动态发育过程而不需要将其从培养箱中移出，并从胚胎发育动力学和形态学角度同时评估胚胎的发育，为胚胎评估提供了客观定量的评价指标。

③ 胚胎移植：胚胎移植是将体外培养发育的胚胎通过移植管

送回母体子宫腔的过程（图 9–12）。该过程需要胚胎学家和临床医生合作完成。移植的成功率受胚胎的质量和子宫内膜的容受性影响，也与移植技术本身等因素相关。

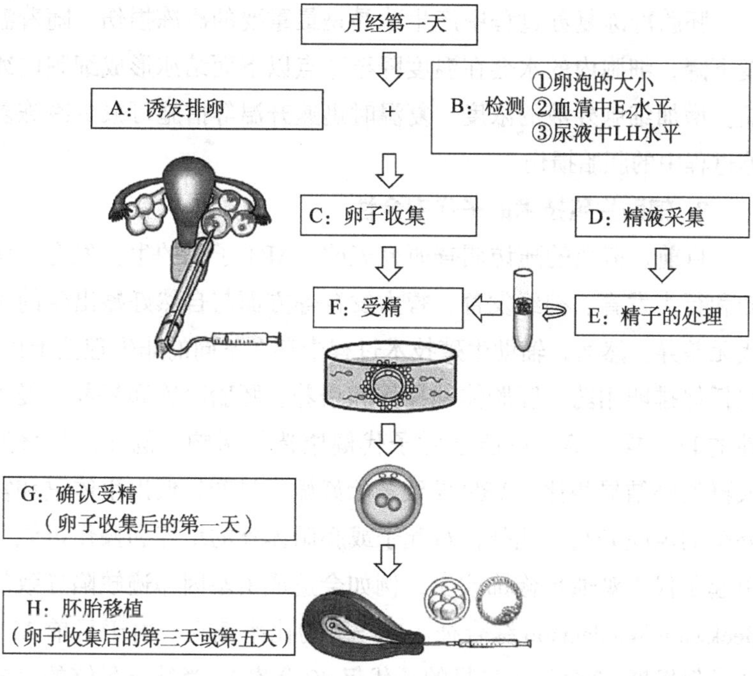

图 9–12 IVF 和胚胎移植过程

（改自 Suzuki，2014）

（3）胚胎冷冻和复苏技术

1983 年 Trounson 和 Mohry 采用 DMSO 成功冷冻复苏了一枚 8 细胞的人类胚胎，移植后获得了妊娠。随后，甘油、1,2–PROH、蔗糖等其他冷冻保护剂也被用来冷冻人类胚胎。目前比较成熟的冷冻方法包括程序化冷冻和玻璃化冷冻，玻璃化冷冻以简便、快速、有效且不需要借助冷冻仪器等优势，是胚胎冷冻保存最常用的方法。玻璃化冷冻是将胚胎用高浓度的冷冻保护剂短暂处理后直接投入液氮快速降温，细胞内外的液体经快速降温被浓缩，形成一种高黏度的介于液态和固态之间玻璃状样形态，细胞内外原有的分子和离子的分布未受影响，没有冰晶形成，减少了胚胎的冷冻损伤。胚胎在复苏后仍可以恢复原有的生理状态和生物学活性。

胚胎冷冻复苏过程中产生冰晶是最重要的冷冻损伤。随着温度下降，细胞内的水会在温度降至冰点以下而结冰形成细胞内冰晶。增加细胞外液的浓度、复温时迅速升温等措施可减少冷冻复苏过程中的胚胎损伤。

3. 辅助生殖技术的子代安全性

目前，多数的随访调查研究表明，ART子代的生长发育、认知和行为发育、神经发育、智力发育等方面与自然妊娠出生的子代无差异。然而，辅助生殖技术过程中存在不同的非生理性干预，包括促排卵用药、胚胎体外操作和培养、胚胎冷冻和复苏、侵入性的PGT操作等，可能会对子代健康造成影响。例如，与普通人群妊娠结局相比，ART导致多胎妊娠、早产、低出生体重和宫外孕的风险升高。此外，对配子或胚胎体外的培养和操作可能会引起子代表观遗传修饰改变，例如会造成由基因印迹缺陷导致的Beckwith-Wiedemann综合征（BWS）的比率偏高。由于目前ART技术仅发展40余年（最早的子代仅40余岁），尚缺乏足够的大样本、多中心、前瞻性的对照研究评估ART子代潜在的健康风险。

三、生殖健康

1. 性行为

（1）副交感神经的作用引起阴茎的勃起

副交感神经冲动从脊髓的骶管通过骨盆神经到达阴茎，导致阴茎勃起。勃起的程度受性刺激的程度影响。另外，副交感神经冲动可引起尿道球腺分泌黏液，在性交时起到润滑作用。然而，大部分性交时的润滑由女性性器官提供，缺乏润滑的黏液会抑制性感觉。

（2）射精为男性性行为的高潮

当性刺激变得极其强烈时，脊髓的反射中枢开始发出交感神经冲动，通过腹下和骨盆交感神经丛到达生殖器官并开始射精。射精开始于输精管的收缩，精子进入内部尿道。随后前列腺肌肉层收缩，精囊收缩，精囊液和前列腺液也排入尿道，迫使精子向前移动。所有这些液体与尿道球腺分泌的黏液混合在尿道内形成精液。

（3）性兴奋的消退

男性的性兴奋在 1 ~ 2 min 内几乎完全消失，勃起停止，这个过程被称为消退。

2. 避孕

避孕是一种预防性措施，是男女双方在不妨碍性生活和身体健康的前提下，按照自己的意愿，采取适宜的方法和措施阻止怀孕，以达到在一定时期内不怀孕的目的。

（1）避孕主要的原理和方法

①阻碍精子和卵子的结合，如使用避孕套、阴道隔膜、输精管结扎或输卵管结扎手术；②人为杀死精子或降低精子的活力，如使用杀精剂、阴道栓等；③抑制女性排卵，如女性口服避孕药、避孕针和皮下埋植剂等；④干扰或抑制受精卵着床，如女性口服紧急避孕药、放置宫内节育器等。

（2）根据避孕方法的有效性又可分为高效避孕法、有效避孕法和外用避孕药法。

① 高效避孕方法，包括宫内节育器、皮下埋植剂、女性绝育术、男性绝育术、复方短效口服避孕药等。采用高效避孕方法，每百名妇女完美使用一年，发生非意愿妊娠的人数 <1。

② 有效避孕方法包括男用避孕套、女用避孕套、安全期法、体外排精法等。采用有效避孕方法，每百名妇女完美使用一年，

发生非意愿妊娠的人数在 2～9 之间。必须坚持和正确使用，否则失败率较高。安全期法、体外排精法一般实际使用失败率较高。

③ 外用避孕药法包括栓剂、凝胶和膜剂属于较差的避孕方法。采用外用避孕药法，每百名妇女完美使用一年，发生非意愿妊娠的人数 >9。

（3）紧急避孕，是指女性在无防护性性交或觉察避孕失败后几个小时或几天内，为防止意外妊娠而采取的紧急补救措施。紧急避孕方法包括口服紧急避孕药和放置宫内节育器。其中紧急避孕药剂量大，不良反应明显，不能作为常规避孕措施。为保护育龄妇女的身体健康，应坚持使用高效或有效避孕方法，必要时可采用紧急避孕措施。

3. 人工流产

近年来我国人工流产数量较大，每年人工流产数约 900 万例。人群呈低龄化趋势，未育者占比大，重复流产比例较高。这无疑严重危害女性的生殖健康。人工流产高发的原因一是缺乏避孕节育的科学知识，缺失避孕措施导致意外怀孕；二是采用的避孕方法并非高效避孕方法，造成高避孕失败率。人工流产对女性生殖健康损害严重，可能引起输卵管阻塞、宫腔黏连及子宫内膜异位症等并发症，继发不孕、自然流产、早产风险增高。人工流产会严重伤害低龄、未育女性身心健康，引发的继发不孕还会影响未来家庭的和谐幸福。

人工流产手术越早实施越安全简单，最佳时期是妊娠 10 周以内。目前常用的早期人工流产手术有吸宫术和钳刮术两种，分别适用于妊娠 10 周以内和 10～14 周的孕妇。吸宫术可将胎块组织吸出，手术创伤小，女性恢复快；钳刮术手术要将胎盘刮出，手术创伤大，女性恢复慢。目前国内广泛使用的无痛人工流产是在人工流产的基础上，静脉注射麻醉药物，受术者可进入睡眠状态，毫无痛苦地完成手术过程。无痛人工流产适合妊娠不超过 13 周的孕妇，但术后可能会导致月经不调或引起手术并发症。对于妊娠14周以后的孕妇则需要住院做引产手术，引产手术危险性大，对孕妇的创伤更大。

因此，应加强青春期性教育的投入以提高未成年或未婚人群的性健康保护意识。目前对流产妇女开展流产后关爱是国际上降低重复流产的主要措施之一。另外加强立法严禁胎儿性别鉴定，提高女性的经济社会地位，也能更好的保障女性的生殖健康。

第五节 泌 乳

一、乳腺的结构

乳腺是一种衍生的皮肤腺，属外分泌腺，也是哺乳动物具有的特殊腺体，它能够将母体的营养物质供给子代利用。乳腺的功能是泌乳，此外它还是女性第二性征的体现。乳腺组织是成对的结构，包括实质部分和间质部分。实质部分具有合成、分泌和排乳功能，间质部分起支持作用，包含血管、淋巴管、神经和韧带等组织（图 9–13）。

实质部分的腺泡是泌乳的基本单位，可以将血液内的营养物质转变为乳。腺泡的数目决定乳腺的泌乳能力；腺泡越多，泌乳能力越强。腺泡外表面上的肌上皮细胞，在垂体后叶释放的催产素的作用下产生收缩，使腺泡内的乳汁进入导管系统。导管系统是乳腺中乳汁的排出管道系统，起始于终末导管，然后通过小叶内腺管向小叶间集乳管开口，集乳管汇合成中等大的乳导管，再汇合成 5 ~ 15 条大的乳导管，分别向乳腺乳池开口，腺泡分泌的乳汁最后注入乳池中贮存。在乳房基部，乳腺乳池与乳头上的乳头乳池也相通，乳头括约肌在排乳时可使乳池内的乳汁流出体外。

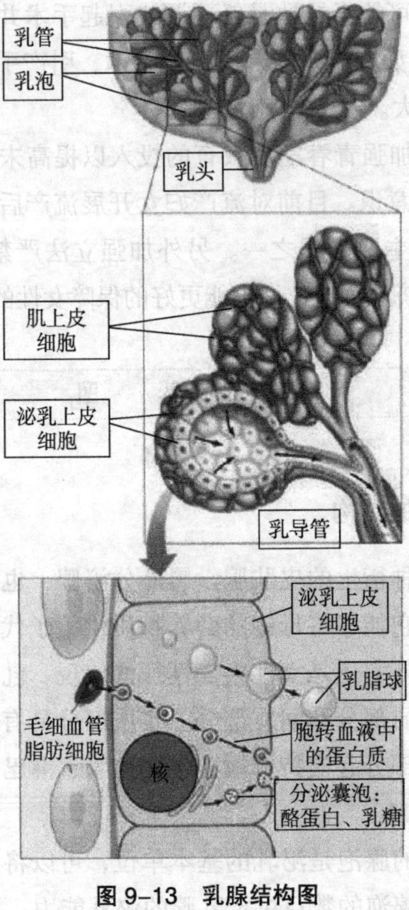

图 9–13　乳腺结构图
（改自 Moyes，2008）

二、乳腺的发育及调节

整体来讲，乳腺发育始于胎儿期，在青春期前后虽有不同程度的生长，但到妊娠晚期或泌乳早期才达到完全发育状态。①胎儿期：乳腺的基本结构已经形成，出生后乳导管延伸并穿透基质。②青春期：卵巢类固醇激素合成与分泌增多，其中雌激素联合孕酮及生长激素，共同促进乳腺腺泡和导管系统的发育。在每次月经周期中，乳腺导管逐渐形成分支复杂的导管系统，而且乳房体积也明显增大，但一般并不形成真正的腺泡。③妊娠期：随着机体孕酮和雌激素的分泌增加，乳房生长也不断加快。在妊娠后期，腺泡进一步增大，腺上皮开始具备分泌功能，而且合成乳糖和乳脂所需的酶也开始出现。此外，催乳素还可协同雌激素和孕酮，在乳腺发育、启动泌乳和维持泌乳中都发挥着重要的作用。④泌乳结束后，原有的乳腺组织逐渐萎缩，分泌细胞消失，残留的乳汁蓄积物可抑制与乳汁合成相关的酶，并使有关激素水平下降，促进乳腺的退化，最后终止泌乳活动（见图 8–5）。

值得一提的是，乳腺发育除上述激素调控外，还受松弛素、胰岛素、甲状腺素、三碘甲状原氨酸等的调控，同时还受神经系统的调节。

三、乳汁的成分

乳汁中含有胎儿所需的水、盐和营养物质，但乳汁的成分会随时间推移而改变。产后 4 ~ 5 天内分泌的乳汁称为初乳，富含免疫保护物质、生长因子、矿物质和维生素 A 和 D。初乳中还含有胰蛋白酶抑制剂，可以防止初乳中的重要活性物质在婴儿消化道内被降解。此时，婴儿胃肠道可以直接将抗体运输到体内的循环系统。

随后，乳汁逐步变为过渡乳、成熟乳和晚乳，乳汁成分也逐步变为富含脂类和碳水化合物的分泌物。乳汁中的糖类成分主要是乳糖和寡糖，一方面可以提供能量，另一方面作为底物促进其他物质的合成，特别是那些复杂的寡糖，对于细胞膜的糖脂和糖蛋白非常重要。此外，乳汁中还含有大量的蛋白质，主要是酪蛋白（通常叫乳汁蛋白），起着提供生物合成所必需的氨基酸的来源的作用。该蛋白高度磷酸化，可以结合钙离子。婴儿食物中几乎 90% 的钙离子都结合到了酪蛋白颗粒的结构中。

四、与乳腺相关的疾病

1. 乳腺炎

乳腺炎是女性常见的疾病，根据病因的不同可以分为乳晕旁瘘管、浆细胞性乳腺炎和急性化脓性乳腺炎等。乳晕旁瘘管，也称为乳腺导管炎，多发于中青年女性，是一种慢性、局限性的乳腺炎症，乳晕部出现局限性肿块，皮肤红肿，全身症状不明显，且与生育哺乳无关。此类乳房炎的发病与乳头发育不良有关，主要为乳头内陷、内翻和分裂造成导管内容物、脂性物质聚集并引起导管阻塞，同时产生化学性炎症刺激引发导管周围炎的形成。部分大导管的上皮由柱状上皮转变为鳞状上皮，形成组织坏死病灶，深埋在乳晕下方，形成了与大导管相通的瘘管内口，进而发展为局部的小脓肿，破溃后形成瘘管。浆细胞性乳腺炎（PCM）为乳腺炎症的特殊类型，浆细胞浸润、乳腺导管扩张为本病基础，可引起乳房肿块、胀痛、乳头常有粉渣样物泌出等症状。

临床上最常见的乳腺炎是急性化脓性乳腺炎，主要发生于哺乳期妇女（产后 3～4 周），特别是初产妇（初产妇发生率为 50%）。因缺乏哺乳经验，没有掌握正确的哺乳技巧，导致乳头损伤、皲裂，乳汁淤积，致使细菌入侵并由淋巴管蔓延至整个乳房。该病主要表现为乳房胀痛、发热、畏寒，能触及硬块，并伴有局部热、痛、肿、红等多种症状，其病情发展迅速，可引起炎性细胞的浸润性发展，导致脓肿形成，给产妇和婴儿的身体健康造成严重影响。

2. 乳腺增生

乳腺增生症在中医学称为“乳癖”，是临床上常见的非炎症、非肿瘤的增生性疾病，为中青年女性常见病、多发病。患者主要表现为乳房胀痛，经前加重，月经后减轻或者消失，也有表现生气或者情绪不畅后乳房胀痛。少数患者可伴乳头溢液、月经不调及食欲减退等症状。乳腺增生在组织学上属于乳腺组织增生及退行性变，其发病与机体内分泌功能紊乱密切相关，特别是雌激素分泌过多后会刺激乳腺组织增生。

3. 乳腺癌

乳腺癌是发生在乳腺导管上皮或末端导管上皮组织的恶性肿瘤，常发于女性，男性发病率仅占1%。乳腺癌早期常表现为乳房肿块、乳头溢液及腋窝淋巴结肿大等症状，晚期患者出现多器官病变。根据世界卫生组织国际癌症研究机构最新公布的2018年全球肿瘤流行病统计数据，在女性患者乳腺癌的发病率远远超过了肺癌、结肠癌等其他癌症，其发病率和死亡率均居首位，分别为24.2%和15.0%。我国乳腺癌发病率和死亡率也都逐年递增。据研究报道，80%的乳腺癌患者能够在乳腺癌上皮细胞检测到雌激素受体（estrogen receptor，ER）、孕激素受体（progesterone receptor，PR）和人类表皮生长因子受体-2（human epidermal growth factor receptor-2，HER-2），所以乳腺癌又是一种受激素水平影响很大的恶性肿瘤。临床上，约有70%的乳腺癌患者中患者表现为ER阳性，所以根据部不同类型的乳腺癌需采用不同的治疗方案。早期乳腺癌被认为是可治愈的疾病，而转移后的乳腺癌恶性程度和耐药程度都明显增高，晚期则预后不良。

思考题

1. 为什么检测血液或尿中hCG浓度可作为早期妊娠诊断的重要指标？

2. 雄激素是生精过程中重要的调节激素之一，那有生育要求的育龄男性为何不能滥用雄激素呢？

3. 为什么胎儿在子宫中生长发育不受母体的排斥？

数字课程学习

教学视频　　教学课件　　在线自测　　思考题解析

（孔娜娜　姚仪琳　张　成）

第十章
免疫系统

人类生活的环境中存在着大量的细菌、病毒、寄生虫等病原微生物，人类的健康无时无刻不受到这些病原体的威胁，那么人体是如何抵御和清除这些病原体的呢？这一问题的答案就是人体具有免疫系统（immune system）来发挥强大的免疫作用。医学研究显示，人体 90% 以上的疾病都与免疫系统的失调有关。

免疫原指是古罗马的元老院议员可以免除各项义务的意思，后来引申为人体在得过一次传染病后就不会再度感染，从而免除瘟疫。早在公元前 5 世纪修昔底德在《伯罗奔尼撒战争史》一书中对雅典瘟疫就已经有了类似的描述。14 世纪，欧洲爆发了夺取三分之一人性命的黑死病。有些教士坚持照看黑死病患者，其中那些奇迹般活下来的教士后来再去接触患者也并没有再得病倒下。当时的教士认为这是上帝护佑造就的奇迹。在这之后的将近 600 年，人们证实了并不是神秘的上帝力量，而是人体免疫系统发生了免疫反应的结果。人类与传染病不断作斗争的历史就是免疫学发展的历史。在这个过程中人们对免疫学的认识不断的加深，由凭借经验到与生物医学中各个学科交叉融合，逐渐成为现代医学最重要的分支之一。

第一节　概　　述

免疫系统作为人体九大系统之一。其解剖学特征和发挥的作用不像其他系统那样显而易见。免疫系统是一个弥散的系统，除了中枢免疫器官之外，大部分的免疫器官体积很小而且都是弥散在整个机体不同部位。这些免疫器官之间是通过循环系统连接起来的，所以单从解剖学上很难界定。在一百多年以前，免疫系统的淋巴循环系统甚至被误认为是血液循环系统的一部分。在功能上免疫系统对抗的主要敌人是看不见摸不到的微生物，也使得人们对免疫系统的了解在很大程度上增加了困难。免疫的本质就是机体区分“自我”和“非我”，对“自我”成分不发生免疫应答；而对那些“非我”的成分做出相应的免疫应答从而将他们清除。机体正是通过免疫系统来实现这一过程的。

一、免疫系统的组成

免疫系统是由三个不同维度上的免疫器官、免疫细胞和免疫分子所组成。

免疫器官可分为中枢免疫器官和外周免疫器官。中枢免疫器官包括胸腺和骨髓；外周免疫器官包括脾脏、淋巴结、扁桃体和黏膜相关淋巴组织等。其中中枢免疫器官是免疫细胞新生和发育成熟的场所，外周免疫器官是成熟了的免疫细胞定居和发生免疫应答反应的场所（图 10–1）。

免疫细胞都是起源于骨髓造血干细胞（hematopoietic stem cells，HSCs），都属于血细胞。因此免疫细胞的发育的过程就是造血干细胞的分化成熟的过程。造血干细胞最初分化为共同淋巴样祖细胞（common lymphoid progenitor，CLP）和共同髓样祖细胞（common myeloid progenitor，CMP）两大类。CLP 发育成淋巴细胞，

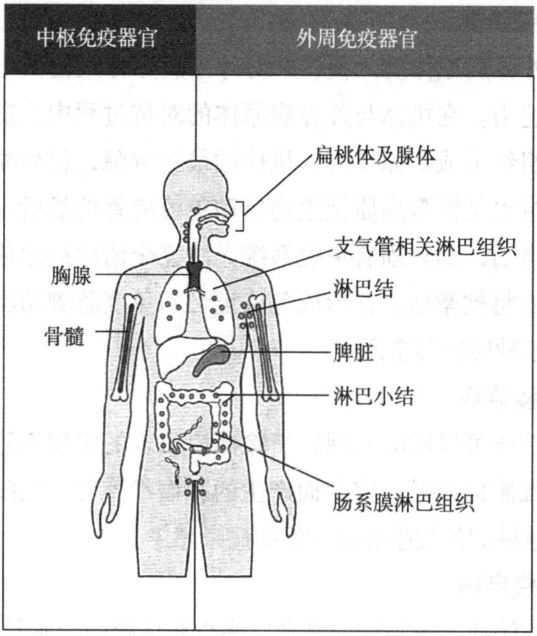

图 10–1 人体免疫器官

包括有 T 细胞、B 细胞和 NK 细胞；CMP 则发育成巨噬细胞、粒细胞、树突状细胞和肥大细胞等。

免疫分子广义上是具有免疫能力的物质，包括细胞膜表面分子以及体液中可溶性分子。膜表面分子包括组织相容性抗原、白细胞分化抗原、细胞因子受体和各种粘附因子等；可溶性的分子主要包括抗体、补体和细胞因子以及抗原等。

二、免疫系统的功能

人体的免疫系统除了清除外来的病原微生物之外，还可以识别并清除体内衰亡的细胞，发生突变的癌细胞以及其他对机体有害的成分。免疫系统的功能可以概括为：免疫防御、免疫监视和免疫自稳三个方面。

1. 免疫防御

阻止外界病原体的入侵，并对外来病原体入侵做出应答并将其清除的能力。在机体与外界病原体的对抗过程中，皮肤和黏膜相关淋巴组织形成病原体进入机体的最初屏障，将病原体阻挡在体外，同时也是许多病原微生物启动免疫应答的场所。固有免疫系统先被激活，如果固有免疫系统无法完全清除病原体，后续的适应性免疫将被激活，并形成免疫记忆。免疫防御功能丧失将导致机体的各种感染甚至死亡。

2. 免疫监视

免疫系统可以随时发现并清除体内出现的突变细胞，如病毒感染后的细胞以及基因突变而产生的肿瘤细胞等。免疫监视功能下降将导致肿瘤的发生和持续性的病毒感染。

3. 免疫自稳

免疫系统通过清除体内衰老、凋亡和坏死的细胞及其他成分，调节免疫应答的平衡，维持机体内环境的稳态。比如衰老的红细胞会在脾内被巨噬细胞吞噬清除。

三、免疫应答的种类

免疫应答过程可分为固有免疫应答和适应性免疫应答两个大类。两者在起源和作用范畴上都有很大的不同，然而两者又紧紧地交织在一起，相互调节相互影响。

固有免疫又称为先天免疫，是生命体在长期进化过程中逐渐形成的一种较早出现的机体防御机制，几乎所有生物都具备固有免疫，它甚至在植物，真菌和多细胞生物中都占有着主要的地位。固有免疫系统不会提供持久的免疫性保护，没有免疫记忆功能，而是作为人体抗病原体的一种快速反应机制。高等的脊椎生物在这一基础上进化出了更为完善的适应性免疫，从而更加精准地识别自身、排除异物，这对于保护自己、延续种族都有重大的进化意义。

适应性免疫又称获得性免疫，因为当病原微生物进入体内，其抗原的某些特定结构刺激人体产生针对这一抗原的特异性抗原受体，从而获得了针对这种微生物的免疫能力。这些抗原的特定性结构称为抗原决定簇，而这些与抗原决定簇相结合的相应受体以 BCR 和 TCR 的形式仅存在于特定的免疫活性 B 细胞或者 T 细胞中。适应性免疫应答具有免疫记忆性，当同一抗原再次进入体内时，能快速诱发机体更强烈的免疫反应。

四、免疫学的应用

1. 疾病的预防

疫苗对于传染病的预防控制甚至消灭是极为重要的手段。通过牛痘疫苗接种，在全球范围已经消灭天花，这是免疫学为人类做出的巨大贡献。目前疫苗的研发依然是免疫学应用的主要方向。针对各种传染病，特别是变异快的病毒，疫苗的开发任重而道远。疫苗的开发也由传统的灭活疫苗，减毒疫苗进入到了核酸疫苗的时代。在 2019 底全球爆发的新型冠状病毒肺炎疫情中，mRNA 疫苗成为了全球首个获批临床试验的新冠病毒疫苗。除了传染性疾病，疫苗还可以应用在肿瘤和罕见病等领域。未来疾病的治疗原则更加强调预防，利用疫苗防患于未然。

2. 疾病的诊断

应用免疫学的技术和方法去诊断各种疾病和机体的免疫状态，它是确定疾病病变部位和疾病病因的重要手段。免疫诊断试剂在诊断试剂盒中种类最多，广泛地被用于肝炎、性病、肿瘤和孕检等检测。免疫诊断包括放射免疫、酶联免疫、化学发光和免疫荧光技术等。随着各种免疫相关的发病机制的清晰和多种分子标记物的发现，再结合大规模高通量的免疫检测技术的应用，新的方法将层出不穷，检测方式将更加微量化、自动化，今后对自身疾病、肿瘤和变态反应性疾病等各种疾病的诊断将会更加快速和准确。

3. 疾病的治疗

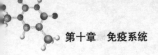

免疫治疗已经成为了临床疾病治疗的重要手段。多种细胞因子在治疗贫血，白细胞减少症，病毒性肝炎等治疗中取得良好的效果。造血干细胞对于白血病的治疗已经成为了不可替代的手段。单克隆抗体在肿瘤以及自身免疫性疾病的治疗中取得了突破性进展。其中 PD1 单抗更是因为其在肿瘤免疫治疗中发挥的巨大作用，为日本免疫学家本庶佑赢得了 2018 年诺贝尔生理学或医学奖。未来对疾病的治疗将是个体化的精准治疗，同时更强调针对病因治疗。抗体和免疫细胞的生物治疗将是重要的手段，免疫疗法将是个体化精准治疗的重要方式。

第二节　人体免疫系统

免疫系统是覆盖全身的疾病防御系统，就像一只训练有素且精密的军队一样 24 h 昼夜不停地保护着我们的健康，是由多器官、高度特异性细胞以及独立于血液循环系统之外的淋巴循环系统组成的复合体，包括了免疫器官、免疫细胞和免疫分子。

一、免疫器官

免疫器官是以淋巴组织为主的器官，按其功能可分为中枢免疫器官和外周免疫器官。中枢免疫器官是免疫细胞发生、分化、发育和成熟的场所，并对外周免疫器官的发育起主导作用。

1. 中枢免疫器官

人的中枢免疫器官包括骨髓和胸腺。

（1）骨髓

骨髓位于较大骨骼的骨腔内，占体重的 4%～6%，主要有红骨髓和黄骨髓组成（图 10–2）。红骨髓具有活跃的造血功能，位于骨松质的腔隙中，由造血窦和造血组织组成。血窦是进入红骨髓的动脉毛细血管分支之后形成的窦状腔隙。造血组织位于血窦之间，主要由造血细胞和基质细胞组成。基质细胞包括网状细胞、成纤维细胞、内皮细胞和巨噬细胞等。基质细胞及其分泌的多种细胞因子共同构成造血细胞分化发育和成熟的微环境。随着年龄的增长，红骨髓逐渐被脂肪组织所代替变成黄骨髓。18岁以后，人体长骨骨干几乎充满了黄骨髓。尽管黄骨髓含有大量的脂肪组织并丧失造血功能，但仍保留了少量幼稚的造血细胞团并保持了造血潜能。

骨髓是各类血细胞（包含免疫细胞）的发源地，也是人的B细胞发育与成熟的场所。此外，骨髓还含有成熟的T细胞，也是免疫应答的场所。故而骨髓兼具了中枢免疫器官和外周免疫器官的作用。记忆性B细胞在外周免疫器官受抗原刺激后被活化，随着淋巴液和血液迁移至骨髓，在此分化为成熟的浆细胞，并产生

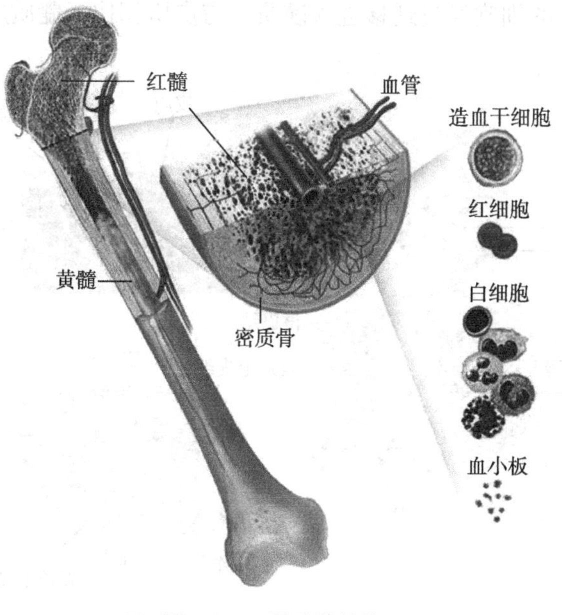

图 10-2 骨髓的结构

大量抗体后释放至血液中。与在外周淋巴器官中发生的再次免疫应答相比，骨髓再次免疫应答产生的抗体更加持久，是血清中抗体的主要来源。

（2）胸腺

胸腺位于胸腔内，心脏的上方。胸腺分为左右两叶，表面覆盖一层结缔组织被膜，被膜伸入到胸腺实质中后将其分隔成若干胸腺小叶。胸腺实质的外层为皮质区，内层为髓质区，两区交界处有大量血管（图 10–3）。骨髓来源的前 T 细胞通过某种机制定向地进入胸腺皮质，成为胸腺细胞（正在发育的 T 淋巴细胞）。胸腺细胞在皮质内迅速地大量增生，故皮质中聚集的细胞主要是形态较大，不成熟的 T 细胞。胸腺上皮细胞、巨噬细胞和胸腺树突状细胞等构成了胸腺基质细胞。基质细胞之间相互连接成一个三维的网状结构，构成胸腺细胞发育的微环境。在皮质微环境中，胸腺细胞经历阳性选择过程从而获得抗原识别能力。

皮质的细胞经过迁移进入髓质。与皮质相比，髓质质地疏松，

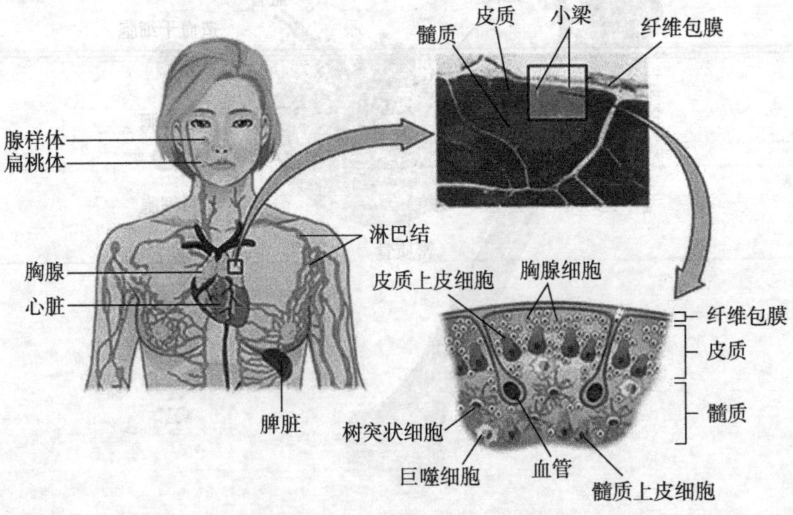

图 10–3 胸腺的结构示意图

含有较少淋巴细胞和较多的上皮细胞及树突状细胞。髓质上皮细胞呈球形或者多边形，胞体较大，是介导胸腺细胞阴性选择的重要细胞成分，使得胸腺细胞对机体自身的抗原产生免疫耐受。髓质上皮细胞也是产生胸腺激素的主要细胞。

胸腺是T细胞分化、发育和成熟的场所，对于正常T细胞的产生，自身免疫耐受的建立有着极其重要的作用。其大小和结构随着年龄和机体的状态而异。在出生时重量10~15 g，出生后两年内增长迅速，此后慢慢变大，至青春期时达30~40 g。青春期后胸腺开始缓慢退化，到老年时大部分被脂肪组织所取代，胸腺微环境改变，T细胞发育成熟减弱，与老年人免疫功能衰退以及衰老相关的疾病有着密切的关系。

3. 外周免疫器官

外周免疫器官又称为次级免疫器官，是成熟淋巴细胞定居的场所，也是淋巴细胞对外来抗原产生免疫应答的主要部位。外周淋巴器官包括淋巴结、脾脏和黏膜相关淋巴组织。几乎所有器官的结缔组织中都存在一些难以定义的淋巴细胞聚集。

（1）淋巴结

人体大概有500~600个淋巴结，是结构最完整的外周免疫器官，严密监视淋巴管道并及时清除异物。淋巴结形态似豆形或者肾形，直径1~15 mm不等，其实质由皮质和髓质构成。淋巴结位于身体浅表部位，常位于凹陷隐蔽处，入颈部、腋下、腹股沟等处。内脏的淋巴结多沿血管排列或者位于器官门脉附近。淋巴结未受刺激时一般体积较小、不易触到，抗原刺激后体积增大，成为肿大淋巴结。淋巴结外表面包有结缔组织被膜，被膜外侧有数条淋巴输入管，通向被膜下周边窦，被膜深入实质构成小梁（图10–4）。

淋巴结是成熟T细胞和B细胞的主要定居部位，其中B淋巴细胞占25%，T淋巴细胞占75%。淋巴结是发生初次免疫应答的主要场所，也即免疫应答的起始部位。淋巴结还参与淋巴细胞再

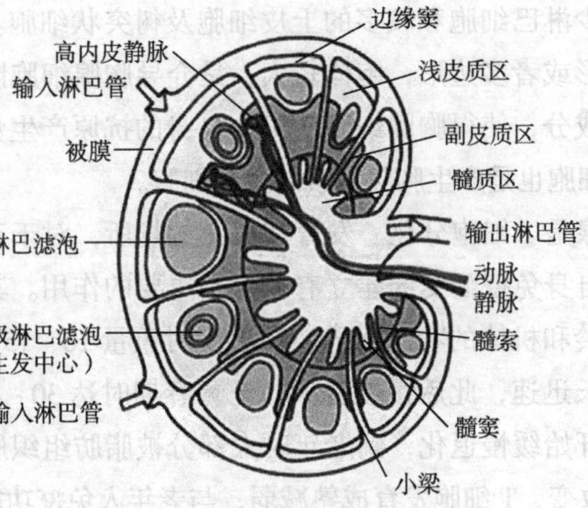

图 10-4 淋巴结的结构示意图

循环，随着血液而来的 T 细胞和 B 细胞穿过淋巴结皮质后迁移至髓质，最终通过输出淋巴管引流至胸导管，再回到血液循环中。正是淋巴细胞的再循环使得淋巴细胞在各淋巴组织器官中合理分布，带有特异性抗原受体 T 细胞和 B 细胞不断在各处迅游，增加了与抗原和 APC 的接触机会，并分化为效应细胞，从而产生特异性清除此类抗原的适应性免疫应答。另外，淋巴结是淋巴液的过滤器。侵入机体的病原微生物等有害异物随淋巴液进入局部引流淋巴结，可被巨噬细胞和抗体清除，使得淋巴液进入血液时无异物，从而达到了净化淋巴液，防止病原体扩散的作用。

（2）脾

脾脏是胚胎时期的造血器官。自从骨髓开始造血后，脾脏便演变成人体最大的外周免疫器官，也是血液循环的一个滤器。脾脏无输入淋巴管，也无淋巴窦，但有大量血窦。

脾脏外层为结缔组织被膜，被膜向脾内伸展形成若干小梁，后者在脾内反复分支，形成纤维网状结构，对其内的淋巴组织和充满血液的红髓起支持作用（图 10-5）。

脾脏的实质部分分为白髓和红髓脾脏除了造血、储血和调节

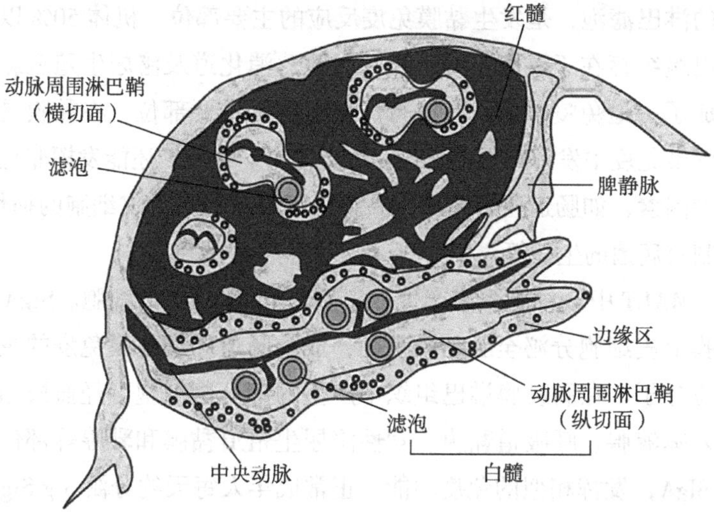

图 10-5 脾脏的结构示意图

血量的作用以外，有着十分重要的免疫功能。脾脏是成熟淋巴细胞定居的场所，B 细胞占总淋巴细胞的 60%，T 细胞占 40%。脾脏是体内产生抗体的主要器官，对抗原刺激的应答过程类似于淋巴结，但两者也有区别。脾脏是对于血源性抗原产生应答的主要场所，而淋巴结主要对引流淋巴液而来的抗原产生免疫应答。

体内 90% 的循环血液要流经脾脏，脾脏内巨噬细胞和 DC 具有较强的吞噬作用，可清除血液中衰老的血细胞、病原体和异物，从而净化血液。脾脏受损会导致血液循环受损，红细胞数目增多以及脓毒血症等。此外，脾脏还可以合成吞噬细胞增强激素（tuftsin），增强巨噬细胞和中性粒细胞的吞噬作用，并能合成补体、干扰素等细胞因子。

（3）黏膜相关淋巴组织

黏膜相关淋巴组织（mucosal-associated lymphoid tissue，MALT）亦称黏膜免疫系统，主要指呼吸道、消化道、泌尿生殖道黏膜及黏膜下存在的淋巴组织。MALT 一般形成松散的团块，偶尔形成孤立的淋巴滤泡，是发生黏膜免疫反应的主要部位。机体 50% 以上淋巴组织存在于黏膜系统，在呼吸道、消化道及泌尿生殖道黏膜构成了一道免疫屏障，是执行局部免疫的主要部位，在黏膜局部抗感染免疫中发挥重要的作用。除此之外，MALT 还能发挥非免疫保护因素，如肠道正常菌群，黏膜分泌可减轻对上皮细胞的损伤，抑制致病菌的生长等。

MALT 中 B 细胞多为产生分泌型 IgA（SIgA）的细胞。SIgA 经黏膜上皮细胞分泌至肠黏膜表面，成为肠道局部黏膜免疫的主要效应分子。在肠黏膜淋巴组织中产生的部分浆细胞可经血液循环进入唾液腺、呼吸道黏膜、女性泌尿生殖道黏膜和乳腺等部位产生 SIgA，发挥相似的免疫功能。正常成年人每天约分泌 3 g SIgA，占输出抗体总量的 60%～70%，在黏膜局部免疫中发挥着十分重要的作用。

其中，肠相关淋巴组织（gut-associated lymphoid tissue，GALT）在 MALT 中占有重要地位，其位于肠黏膜下，由派氏淋巴结、阑尾、孤立淋巴滤泡、上皮内淋巴细胞以及固有层中弥散的淋巴细胞组成，主要是抵御肠道病原微生物的感染。直接包裹 GALT 的上皮结构称为滤泡相关上皮组织，由普通肠上皮细胞间杂着微皱细胞（microfolded cell，M 细胞）组成。M 细胞靠近肠腔的细胞膜表面呈褶皱状，不分泌黏液或者消化酶，可与肠腔内的抗原直接接触，抗原经由 M 细胞进入派氏淋巴结，是抗原进入 GALT 的通道（图 10–6）。

二、免疫细胞

与免疫反应的类型相对应，免疫细胞可以分为固有免疫细胞和适应性免疫细胞。

1. 固有免疫细胞

固有免疫细胞包括单核－巨噬细胞、中性粒细胞、树突状细

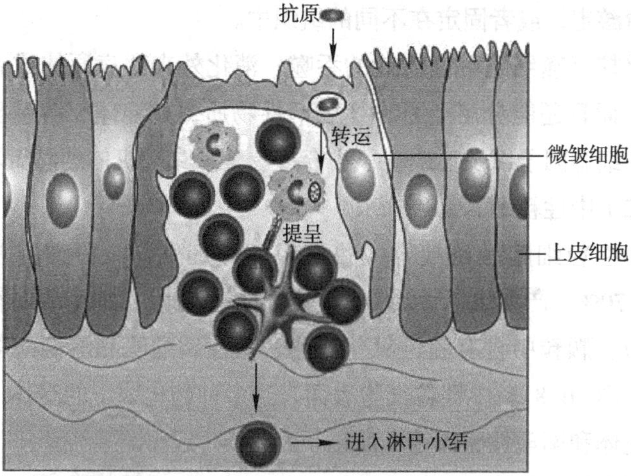

图 10-6　肠相关淋巴组织的结构示意图

胞、NK 细胞、肥大细胞、嗜酸性粒细胞和嗜碱性粒细胞等。固有免疫细胞不表达特异性识别抗原的受体，是通过能够识别病原体相关分子模式（PAMP）的模式识别受体（PRR）来启动非特异性免疫应答的。

（1）单核－巨噬细胞

单核－巨噬细胞是固有免疫系统的重要组成部分，包括外周血的单核细胞和各种组织中的巨噬细胞（图 10-7）。单核巨噬细胞是由骨髓干细胞衍生而来的。骨髓干细胞受特定细胞因子诱导下发育成前单核细胞。前单核细胞在单核细胞诱导因子的作用下发育成单核细胞，并不断进入到外周血中，在血中留存数小时到数日，随即迁移至全身各个器官，发育成熟为巨噬细胞，其寿命可达数月之久。定居在组织中的巨噬细胞一般不再返回到外周血中，可在组织间隙

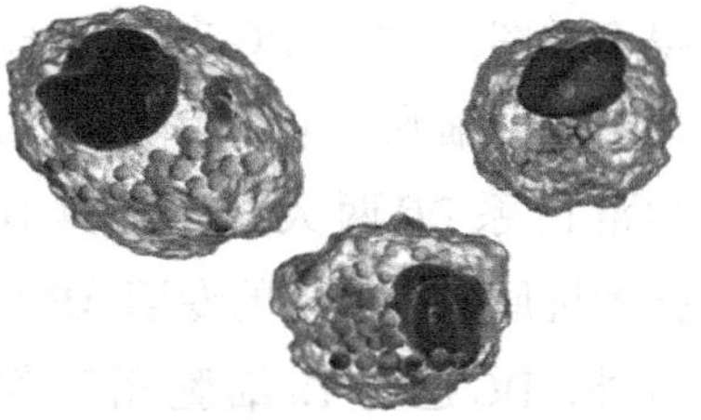

图 10-7　单核 / 巨噬细胞示意图

中自由游走，或者固定在不同的组织中。

单核巨噬细胞可以有效的吞噬、消化外来的病原体或者坏死细胞，而且还能分泌上百种生物活性物质，如补体、溶菌酶、防御素、细胞因子以及反应性氧中介产物等，参与机体的防御功能。

（2）中性粒细胞

中性粒细胞是血液中数目最多的白细胞，占白细胞总数的60%～70%，产生快、存活期短。细胞核型分叶，细胞质中存在中性颗粒，颗粒中含有髓过氧化物酶、碱性磷酸酶和溶菌酶等杀菌物质（图 10-8）。中性粒细胞表面表达多种趋化因子的受体、模式识别受体和调理性受体等，所以具有很强的趋化和吞噬能力，可以迅速穿透血管内皮由血液进入到感染部位。中性粒细胞在吞噬过程中会脱颗粒，该过程可使细胞内的颗粒内容物向胞外释放，所释放的抗菌物质发挥杀菌作用。

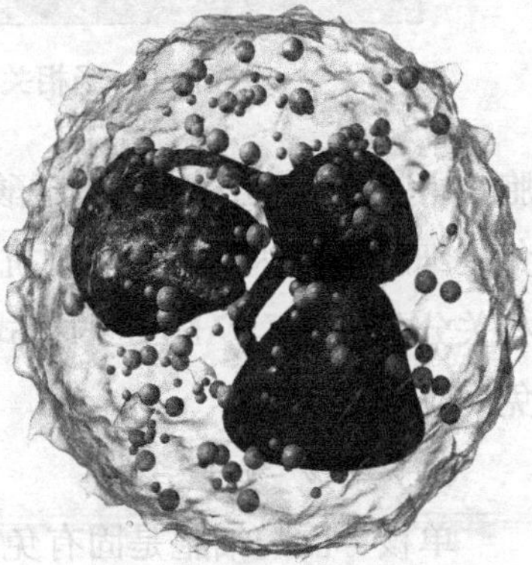

图 10-8　中性粒细胞示意图

（3）树突状细胞

树突状细胞（dendritic cell，DC）是由加拿大免疫学家 Steiman 发现的，因其成熟时伸出许多树突或者伪足样的突起而得名（图 10-9），DC 来源于多能造血干细胞，可分为髓系 DC 和淋巴系 DC 两大类，是具有强大抗原提呈能力的专职 APC。另外，DC 还与 Th 细胞相互作用参与免疫调节。

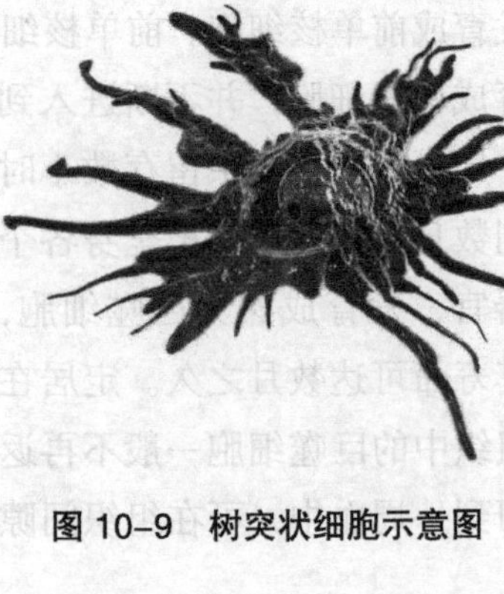

图 10-9　树突状细胞示意图

（4）自然杀伤细胞

自然杀伤细胞（natural killer，NK 细胞）属于淋巴细胞，是体内具有杀伤作用的主力细胞之一，主要在抗病毒、抗胞内寄生菌和抗肿瘤方面发挥重要作用。NK 细胞占血液及脾中单个核细胞的 5%~15%。与 T 细胞、B 细胞不同，NK 细胞无需预先致敏就可以非特异性地杀伤肿瘤细胞和被感染的细胞。与 CTL 相比，NK 细胞杀伤作用出现早，是机体早期抗病毒感染的主要成分，且 NK 细胞的杀伤活性无 MHC 限制性，不依赖于抗体，因此称为自然杀伤细胞。

2. 适应性免疫细胞

（1）T 细胞

T 细胞是胸腺依赖性淋巴细胞的简称，淋巴样前体细胞进入胸腺后经历一系列有序的分化过程，发育为成熟的 T 细胞。T 细胞迁出胸腺后定居在外周淋巴器官，并在体内再循环。当初始 T 细胞通过 TCR 与 APC 表面的抗原肽 -MHC 分子复合物特异性结合后，在其他辅助因素作用下，活化、增殖并分化为效应 T 细胞。

（2）B 细胞

由骨髓的淋巴样干细胞分化而来的，成熟 B 细胞主要定居在淋巴结皮质浅层的淋巴小结和脾脏红髓和白髓的淋巴小结内。B 细胞是体内唯一能产生抗体的细胞，B 细胞不仅能通过产生抗体发挥体液免疫的功能，同时也是重要的抗原呈递细胞。

三、免疫分子

免疫分子是来源于免疫细胞或相关细胞参与机体免疫反应或者免疫调节的蛋白质或者多肽物质。主要包括抗体、补体、白细胞分化抗原和细胞因子等。

1. 抗体

抗体是机体受到抗原刺激后而产生的具有保护作用的蛋白质，

可以与相应的抗原特异性结合进而识别和中和外来的细菌、病毒等病原体，由B淋巴细胞或者记忆性B细胞所分化成的浆细胞所产生的，主要分布在血清以及组织液等体液中，故抗体所介导的免疫也称为体液免疫。

抗体呈Y字型四肽链结构，分别由两个完全相同的重链和轻链构成，重链和轻链之间以二硫键连接（图10-10）。重链H分子量为$50\times10^3\sim75\times10^3$，由450～550个氨基酸组成。重链有5种，分别是μ、δ、γ、α和ε链，这五种重链决定了Ig的类别或同种型，即IgM、IgD、IgG、IgA和IgE。

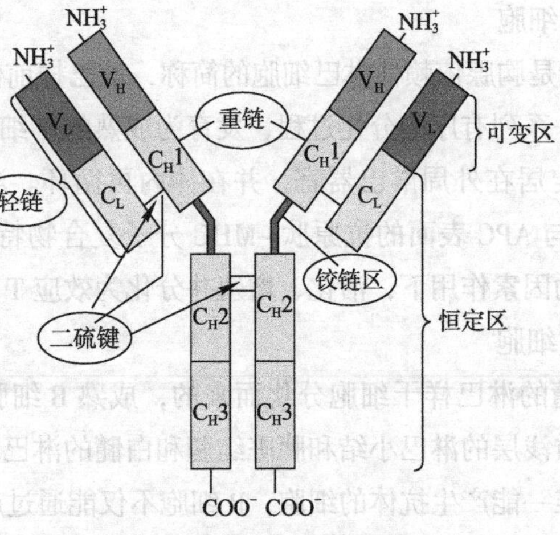

图10-10 抗体结构示意图

Ig轻链的相对分子质量约25×10^3，约含210个氨基酸残基。轻链有两种：κ链和λ链，这两种轻链决定了Ig的型别。

抗体结构与抗体的功能密切相关，正是抗体分子V区和C区氨基酸组成的不同决定他们功能上的差异。许多不同抗体分子在V区和C区的结构变化的规律性，又使得抗体功能具有共性。抗体的主要功能体现在以下几个主要方面：

（1）特异性识别、结合抗原。抗体在体内结合病原微生物及其产物，具有中和毒素，阻断病原体入侵等免疫防御作用，但抗体本身不能清除病原体。

（2）免疫调节。位于抗体可变区的独特型可以诱导自身产生抗独特型抗体，组成复杂的独特型网络调节，是抗体参与免疫调节的重要机制之一。

（3）调理作用。细菌等颗粒性抗原与抗体结合后，可以增强吞噬细胞的吞噬杀伤抗原的能力，即抗体的调理能力。

（4）抗体依赖的细胞介导的细胞毒作用。抗体与肿瘤或者病毒感染的细胞结合后，可以与自然杀伤细胞、巨噬细胞和中性粒细胞上的相应受体结合，促使细胞释放细胞毒颗粒，杀死靶细胞，这一过程中抗体与靶细胞上的抗原结合是特异性的。

（5）激活补体。抗体和相应抗原结合后，引起构象改变使得 C_H2 和 C_H3 结构域内的补体结合位点暴露，从而通过经典途径激活补体系统，产生多种补体的效应功能。

2. 补体

补体（complement）是广泛存在于正常人血清和组织液中的一组被激活后具有酶活性的球蛋白，能够协助和补充特异性抗体介导的免疫溶血作用，所以称为补体。补体系统由 30 多种可溶性蛋白和膜结合蛋白组分组成，是一个精密调控的复杂蛋白质反应系统，包括直接参与补体激活的各种补体固有成分、调控补体激活的补体调节蛋白以及分布于多种细胞表面的补体受体等。

大约 90% 的血浆补体成分由肝细胞合成，少数由巨噬细胞、肠上皮细胞和脾细胞等产生。在感染、组织损伤以及炎症状态下，血浆中某些补体成分含量升高。补体不稳定，56℃下 30 min 即被灭活，即使 0～10℃条件下，也只能保持 3～4 天。许多理化因素如机械震荡、强酸强碱、乙醇等均可使补体失活。

补体作为固有免疫作用的效应分子，其活化的共同终末效应是在细胞膜上组装攻膜复合物（membrane attack complex，MAC），介导细胞溶解效应。同时补体活化过程中生成多种裂解片段，通过与细胞膜上相应受体结合介导多种生物学效应。

3. 白细胞分化抗原

白细胞分化抗原（cluster of differentiation，CD）是一类在白细胞正常分化成熟和活化过程中，表达或者消失的细胞表面标记分子。实际上 CD 分子除了表达在白细胞上之外，还广泛地表达在多种细胞中。CD 分子是机体最重要的分子之一，参与了机体诸多生理或者病理过程。CD4、CD8、CD19 和 CD21 等分子参与了免疫细胞对抗原的识别，免疫细胞之间的相互识别，免疫细胞的增殖，活化以及免疫效应过程；CD90、CD114 和 CD135 等参与了造血细胞的分化和造血过程；CD11、CD87 和 CD162 等参与了炎症反应；CD44 和 CD62L 等与淋巴细胞的归巢和肿瘤细胞的转移密切相关。

4. 细胞因子

细胞因子是由免疫细胞和某些非免疫细胞经刺激而合成、分泌的一类具有生物学活性的小分子蛋白质。细胞因子按着功能分类，可分为白细胞介素、干扰素、肿瘤坏死因子、集落刺激因子、生长因子和趋化因子等。这些细胞因子分子量在 $8 \times 10^3 \sim 80 \times 10^3$ 之间，一般属于分泌蛋白，多数以自分泌和旁分泌的形式发挥作用。

细胞因子的作用极其广泛，不同细胞因子作用既有独特性，又有重叠性、协同性和拮抗性。其功能主要表现在以下几个方面：①调控免疫细胞的发育、分化及功能的发挥。比如 IL-7 是 T 细胞和 B 细胞发育过程中的早期促分化因子，M-CSF 促进单核巨噬细胞的分化，G-CSF 促进中性粒细胞的分化；②调节机体的免疫应答和免疫调节。多种细胞因子通过激活相应的免疫细胞直接和间接调控固有免疫应答和适应性免疫应答，从而发挥抗感染、抗肿瘤的生物学功能。除了对免疫应答的正向调节外，一些细胞因子（TGF-β、IL-10 等）还能发挥负向调控的效应和免疫抑制作用。

第三节 人体免疫应答

免疫应答（immune response）是指人体免疫系统识别和清除抗原性异物的整个过程。根据人体免疫应答的识别特点、获得形式以及效应机制可分为固有免疫应答（innate immune response）和适应性免疫应答（adaptive immune response）两大类。

一、固有免疫应答

固有免疫应答是指固有免疫细胞非特异性识别病原微生物及其代谢产物、体内衰老损伤细胞、突变细胞等抗原性异物后迅速活化，进而在组织屏障和固有免疫分子的共同参与下清除抗原，发挥免疫的防御、监视及稳定功能。固有免疫又称为先天性免疫或非特异性免疫，是生物在长期进化过程中逐渐形成的，也是机体抵御病原体入侵的第一道防线。固有免疫系统（innate immune system）是指机体在长期的种系发育和进化过程中逐渐形成的天然免疫防御体，由组织屏障、固有免疫细胞及固有免疫分子共同组成。与T淋巴细胞和B淋巴细胞通过其抗原受体特异性识别抗原不同，固有免疫细胞通过一些模式识别受体去识别病原体表达的病原相关模式分子，该识别方式无抗原特异性。

1. 固有免疫系统的组成

（1）组织屏障及其作用

① 皮肤黏膜屏障：体表的皮肤、机体内各腔道表面的黏膜及其附属成分等共同构成人体防御感染的外部物理性、化学性或者微生物屏障，是机体抗感染的第一道防线。

② 血脑屏障：位于血液和脑组织间的组织界面，由软脑膜、脉络丛的脑毛细血管壁及壁外的星状胶质细胞共同构成。血脑屏障能阻挡血液中的病原菌和大分子物质进入人体脑组织，从而保

护人体中枢神经系统。血脑屏障随个体发育而逐渐成熟，婴幼儿时期因血脑屏障发育不全，易患中枢神经系统的感染性疾病。

③ 血胎屏障：由母体子宫内膜的基蜕膜与胎儿的绒毛膜滋养层细胞共同构成。血胎屏障可以阻止母体感染的病原体及其毒性产物进入胎儿体内。妊娠早期血胎屏障发育尚不完善，若此时孕妇感染某些病毒（风疹病毒、巨细胞病毒等）有可能会危及胎儿，造成胎儿畸形或死胎。

（2）固有免疫应答的细胞

固有免疫细胞包括中性粒细胞、单核/巨噬细胞、树突状细胞、NK 细胞、肥大细胞、嗜碱性粒细胞和嗜酸性粒细胞等。

（3）固有免疫分子

体液中的多种固有免疫分子可抑制、杀伤和清除进入血液和组织中的抗原，主要包括补体、急性期蛋白、细胞因子、抗菌肽及具有抗菌作用的酶类物质等。

2. 固有免疫应答的识别

固有免疫应答中抗原识别的主要机制是模式识别，即固有免疫细胞的模式识别受体非特异性识别病原微生物的病原体相关分子模式。

（1）模式识别受体（pattern recognition receptor，PRR）

PRR 是指固有免疫细胞表面或胞内器室膜上能够直接识别病原微生物或凋亡细胞表面共有的特定分子结构的受体，包括分泌型 PRR，如血清中的 MBL、C-反应蛋白等；细胞膜型 PRR，如甘露糖受体（mannose receptor，MR）、清道夫受体（scanvenger receptor，SR）和 Toll 样受体（toll liker receptor，TLR）等。

（2）病原体相关分子模式（pathogen associated molecular pattern，PAMP）

PAMP 指病原体及其产物所共有的、某些高度保守的特定分子结构，是 PRR 识别结合的配体。不同的微生物可表达不同的

PAMP，如 G^- 菌的脂多糖、G^+ 菌的脂磷壁酸、酵母菌的甘露聚糖等。PAMP 为微生物生存或致病性所必需，而宿主正常细胞不产生，是机体固有免疫细胞泛特异性识别的分子基础。

3. 固有免疫应答的生物学效应

（1）介导固有免疫细胞对病原体的吞噬

中性粒细胞、单核/巨噬细胞和树突状细胞表面的 PRR 识别病原微生物的 PAMP 后，经吞噬或吞饮作用将病原体等摄入细胞内形成吞噬体，这也是抗原加工处理、提呈的第一步。

（2）促进 T 细胞的活化

单核/巨噬细胞和树突状细胞表面的 PRR 识别 PAMP 后，会启动细胞内信号转导，上调胞内 MHC Ⅱ类分子和 B7 的表达，有利于抗原提呈和协同刺激信号的形成。

（3）诱导细胞因子表达

PRR 识别启动的胞内信号可诱导细胞产生 IL-12、趋化因子等细胞因子，参与 T 细胞的分化和迁移等。

4. 固有免疫应答的作用时相

（1）即刻固有免疫时段

发生于感染后 0～4 h 内，参与的成分包括屏障结构、吞噬细胞、细胞因子和补体等。皮肤黏膜及其分泌液中的抗菌物质可阻止病原体对机体的入侵；局部存在的吞噬细胞迅速吞噬或通过旁路途径激活补体杀伤病原体；促炎性细胞因子，具有趋化和活化吞噬细胞作用，进而使其发挥强大的吞噬杀伤效应。绝大多数病原体的感染终止于该阶段。

（2）早期固有免疫时段

发生于感染后 4～96 h 内，参与的成分包括：吞噬细胞、NK 细胞、补体以及一些细胞因子和炎性介质等。在该阶段中，细菌 LPS 以及感染部位组织细胞分泌的多种趋化因子募集吞噬细胞和 NK 细胞到感染部位；IFN-γ、GM-CSF 诱生、活化单核/巨噬细胞，使之产生大量促炎性细胞因子和炎性介质，使局部血管通透性增强，利于吞噬细胞、补体等进入感染部位，扩大固有免疫应答能力；NK 细胞杀伤病原体和靶细胞；IL-1、IL-6 和 TNF 诱生中性粒细胞，刺激肝脏合成急性期蛋白，通过 MBL 途径进一步激活补体，增强调理作用和溶菌效应。B1 细胞受细菌多糖抗原刺激后在 48 h 之内产生以 IgM 类为主的抗体，该类抗体与补体协同作用，对进入血流的病原体发挥杀伤、溶解作用。

（3）晚期固有免疫时段

发生于感染 96 h 之后，参与成分主要为树突状细胞和巨噬细胞，他们作为专职抗原呈递细胞，加工和处理抗原形成抗原 –MHC 复合物，表达于细胞膜表面，同时上调共刺激分子。树突状细胞和巨噬细胞经淋巴或血液循环进入外周免疫器官，与抗原特异性淋巴细胞相互作用，诱导机体产生适应性免疫应答。

二、适应性免疫应答

适应性免疫应答是指抗原刺激机体后，淋巴细胞特异性识别抗原，自身活化、增殖和分化，进而发生生物学效应的全过程。适应性免疫又称为获得性免疫（acquired immunity）或特异性免疫（specific immunity）。适应性免疫的参与细胞主要是淋巴细胞，即 T 细胞和 B 细胞。根据参与成分和功能不同，适应性免疫应答又分为体液免疫（humoral immunity）和细胞免疫（cellular immunity）。适应性免疫应答具有自身耐受性、抗原特异性及记忆性等特点。

1. T 细胞介导的免疫应答

胸腺中发育成熟的 T 细胞，循淋巴细胞归巢定居于外周免疫器官，并参与淋巴细胞再循环。初始 T 细胞受抗原刺激后增殖、分化为效应 T 细胞发挥免疫效应，清除抗原并参与免疫调节，部分 T 细胞分化发育为记忆 T 细胞。T 细胞介导的细胞免疫应答通过效应细胞 Th1 和 CTL 发挥以下生物学功能：①抗胞内寄生的细菌、病毒、真菌和寄生虫的感染；②抗肿瘤免疫；③免疫病理作用，如介导迟发型超敏反应、移植排斥反应和某些自身免疫性疾病。

2. B 细胞介导的体液免疫应答

体液免疫应答是指 B 细胞特异性识别抗原，自身活化、增殖并分化成浆细胞，合成分泌抗体发挥免疫效应的过程。体液免疫主要是针对细胞外寄生的病原微生物及其毒性代谢产物等而发生的免疫应答。初次免疫应答（primary immune response）指抗原第一次进入机体，初始 B 细胞发生的应答；再次免疫应答（secondary immune response）为初次应答中形成的记忆细胞再次与相同的抗原相遇时发生迅速、高效、强烈的免疫应答（图 10–11）。体液免疫应答的效应分子是特异性抗体，抗体可以通过中和作用、调理作用、激活补体、ADCC、阻断病原体粘附等功能有效清除抗原；抗体还参与了免疫病理反应，如超敏反应、自身免疫病、促进肿瘤生存等；活化的 B 细胞可产生多种细胞因子，参与免疫应答的调节。

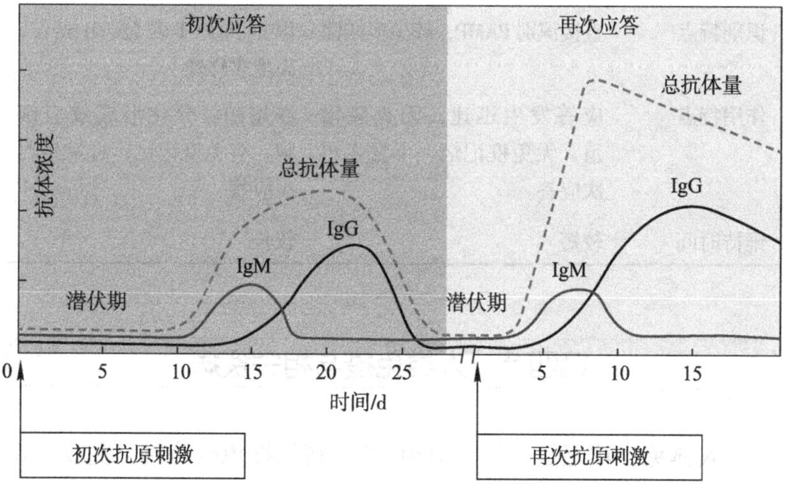

图 10–11 初次及再次免疫应答抗体产生的一般规律

（引自曹雪涛，2013）

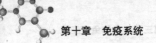

三、固有免疫与适应性免疫的关系

固有免疫与适应性免疫各自具有不同的特点（表10–1），但他们又是相辅相成、密不可分的。固有免疫往往是适应性免疫的先决条件和启动因素，如固有免疫中树突状细胞和单核/巨噬细胞吞噬病原体的过程，实际上是一个加工和提呈抗原的过程，为适应性免疫应答的识别准备了条件。适应性免疫的效应分子可大大促进固有免疫应答，如适应性免疫应答产生的抗体可促进吞噬细胞的吞噬能力。

表10–1 固有免疫应答与适应性免疫应答的特点

	固有免疫应答	适应性免疫应答
参与主要成分	固有免疫细胞、补体、细胞因子等	T细胞、B细胞、抗体、补体、细胞因子等
作用时间	即刻～96 h	96 h以后
识别受体	PRR	TCR、BCR
识别特点	直接识别PAMP，较少多样性	识别抗原T表位、B表位，高度多样性
作用特点	应答发生迅速，无克隆增殖、无免疫记忆，不发生再次应答	经增殖、分化形成效应细胞，有免疫记忆，可发生再次应答
维持时间	较短	较长

第四节 人类免疫与相关疾病

人体免疫功能是一把“双刃剑”，在发挥免疫防御、免疫稳定和免疫监视功能的同时，也可能导致机体出现功能障碍和/或组织损伤，甚至导致超敏反应、自身免疫性疾病、免疫缺陷病、肿瘤等免疫相关疾病的发生。

一、抗感染免疫

自然界中的细菌、病毒、真菌及寄生虫等病原体感染人体的同时，也触发了人体免疫应答的产生。人体免疫力与病原体致病力的此消彼长决定了感染的发生与转归。抗感染免疫是机体免疫系统识别和清除病原体的一系列生理性防御机制。根据所针对的病原体类别不同，抗感染免疫主要包括抗细菌免疫、抗病毒免疫、抗真菌免疫和抗寄生虫免疫等类型。

1. 抗细菌免疫

人类致病菌大多数为胞外菌，其寄居在宿主细胞外的组织间隙或体液中，如金黄色葡萄球菌、大肠杆菌及肺炎球菌等。该类细菌通过诱导感染部位的炎症反应引发组织的化脓性感染，或者产生外毒素及内毒素等引发相应的临床症状。进入细胞内的细菌感染称为胞内菌感染，该类细菌能够抵抗巨噬细胞的降解而在细胞内存活、繁殖，如分枝杆菌、伤寒杆菌、李斯特菌等，慢性胞内菌感染的病理反应的典型特征为肉芽肿性炎症，如结核性肉芽肿、麻风肉芽肿等。

2. 抗病毒免疫

病毒是一类严格细胞内寄生的非细胞型微生物，它通过与正常细胞表面的分子结合而侵入宿主细胞，进而利用宿主细胞的原料和合成酶来复制子代病毒，最后以细胞裂解方式或出芽方式释放子代病毒。病毒抗原一般具有较强的免疫原性，能诱导机体产生有效的免疫应答。一般而言，能引起全身感染的病毒（如脊髓灰质炎病毒、麻疹病毒、流行性乙型脑炎病毒等），感染后机体可获得持久免疫；而感染后仅在黏膜局部或细胞间扩散、不侵入血液的病毒（如流感病毒、鼻病毒等），感染后机体仅获得短暂性免疫力。

3. 抗真菌免疫

真菌是一类真核细胞类生物，其中二相性真菌如荚膜组织胞浆菌、皮炎芽生菌、粗球孢子菌等在环境中呈丝状，有孢子和菌丝，当感染免疫低下个体后变为酵母而致病。念珠菌、曲霉菌、新生隐球菌等条件致病性真菌对于健康个体通常不致病，而对于AIDS 患者、糖尿病以及放化疗后的免疫力低下的患者容易导致条件致病性真菌感染。不同的真菌感染机体后，即可能存在于细胞外组织，又可能存在于巨噬细胞内，因此，抗真菌免疫反应是抗胞外菌和胞内菌免疫反应的联合作用。

4. 抗寄生虫免疫

多数寄生虫主要在胞外生存，中间涉及蝇、蜱、螺等较复杂的中间宿主的生活史，通过中间宿主叮咬或者接触有寄生虫的疫水等方式感染人类。寄生虫有比细菌和病毒更多的、更为复杂的抗原系统，感染机体后不同生活周期的寄生虫所诱发的免疫反应类型较为复杂，即可发挥抗寄生虫作用，同时又与某些病理损伤有关。

二、超敏反应

超敏反应是指机体受到抗原持续刺激或同一抗原再次刺激后，产生的一种以生理功能紊乱或组织细胞损伤为主的特异性免疫应答，本质上属于异常或病理性的免疫应答，具有特异性和记忆性。引起超敏反应的抗原称为致敏原，既可以是完全抗原，如异种血清、各种微生物及其代谢产物等；也可以是半抗原，如青霉素等药物以及多糖类物质（图 10–12）。1963 年 Coombs 和 Gell 根据反应发生的速度，发病机制和临床特征将超敏反应分为Ⅰ、Ⅱ、Ⅲ和Ⅳ型。Ⅰ型超敏反应即速发型，Ⅱ型超敏反应即细胞毒型或细胞溶解型，Ⅲ型超敏反应即免疫复合物型或血管炎型，Ⅳ型超敏反应即迟发型超敏反应。Ⅰ、Ⅱ、Ⅲ型超敏反应均由抗体介导，可经血液被动转移；而Ⅳ型超敏反应则由 T 细胞介导，可经细胞被动转移。

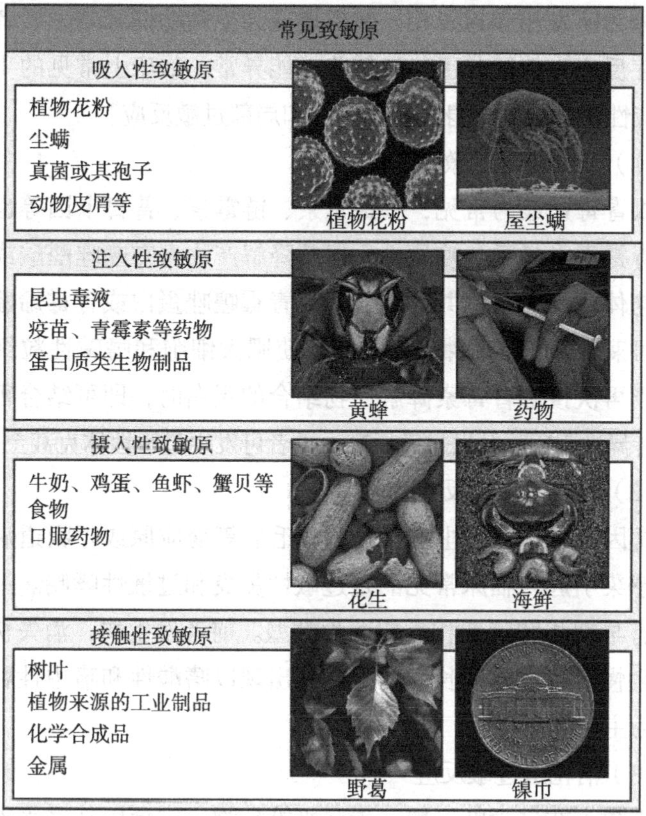

图 10-12　常见致敏原

（引自朱彤波，2017）

1. Ⅰ型超敏反应

Ⅰ型超敏反应又称速发型超敏反应（immediate hypersensitivity）、变态反应（allergy）或过敏反应（anaphylaxis），是临床上最常见的一类超敏反应。其特点是：①反应发生快，消退亦快；②一般以生理功能紊乱为主，较少发生严重的组织细胞损伤；③由特异性抗体 IgE 介导产生，无补体参与；④有明显个体差异和遗传倾向。对变应原易产生 IgE 抗体的个体，称为特应性素质（atopy）个体或过敏体质个体。根据Ⅰ型超敏反应发生的速度，

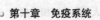

又可分为速发相和迟发相，前者表现为生理功能异常，后者以局部炎症反应为特征，也伴有某些功能异常。临床上常见的Ⅰ型超敏反应性疾病包括全身过敏性反应和局部过敏反应。

（1）全身药物过敏性休克

以青霉素最为常见，头孢霉素、链霉素、普鲁卡因等也可引起。青霉素本身无免疫原性，但其降解产物青霉噻唑醛酸或青霉烯酸与体内组织蛋白共价结合形成青霉噻唑蛋白或青霉烯酸蛋白后，可刺激机体产生特异性 IgE，使肥大细胞和嗜碱性粒细胞致敏。当再次接触青霉素降解产物结合的蛋白时，即可结合靶细胞表面特异性 IgE 而触发过敏反应，重者可发生过敏性休克甚至死亡。

（2）呼吸道过敏反应

常因吸入花粉、尘螨、真菌和毛屑等变应原或呼吸道病原微生物感染引起，临床常见的是过敏性鼻炎和过敏性哮喘。过敏性哮喘有早期相和晚期相反应两种类型。前者发生快，消失快；后者发生慢，持续时间长，同时局部出现以嗜酸性和嗜中性粒细胞浸润为主的炎症反应。

（3）消化道过敏反应

少数人在进食虾、蟹、蛋、奶等食物，或食用某些水果或坚果，或者服用某些药物后，可发生过敏性胃肠炎，出现恶心、呕吐、腹痛和腹泄等症状，严重者也可发生过敏性休克。研究表明，患者胃肠道黏膜表面 SIgA 含量明显减少和蛋白水解酶缺乏可能与过敏反应发生有关。

（4）皮肤过敏反应

主要包括荨麻疹、湿疹和血管性水肿。这些皮肤过敏反应可由药物、食物、肠道寄生虫或物理因素（如冷热刺激）等引起。

2. Ⅱ型超敏反应

Ⅱ型超敏反应是由抗体（IgG 或 IgM）与靶细胞表面相应抗原结合后，在补体、吞噬细胞和 NK 细胞等参与下，引起的以细胞溶解或组织损伤为主的病理性免疫反应，又称细胞溶解型（cytolytic type）或细胞毒型（cytotoxic type）。常见的Ⅱ型超敏反应性疾病如下。

（1）新生儿溶血症

可因母子间 Rh 血型不符引起。血型为 Rh^- 的母亲由于输血、流产或分娩等原因接受红细胞表面 Rh 抗原刺激后，可产生 Rh 抗体。此类免疫血型抗体为 IgG 类抗体，可通过胎盘。当体内产生 Rh 抗体的母亲妊娠或再次妊娠，且胎儿血型为 Rh^+ 时，母体内的 Rh 抗体便通过胎盘进入胎儿体内，与其红细胞结合使之溶解破坏，引起流产或发生新生儿溶血症（图 10–13）。产后 72 h 内给

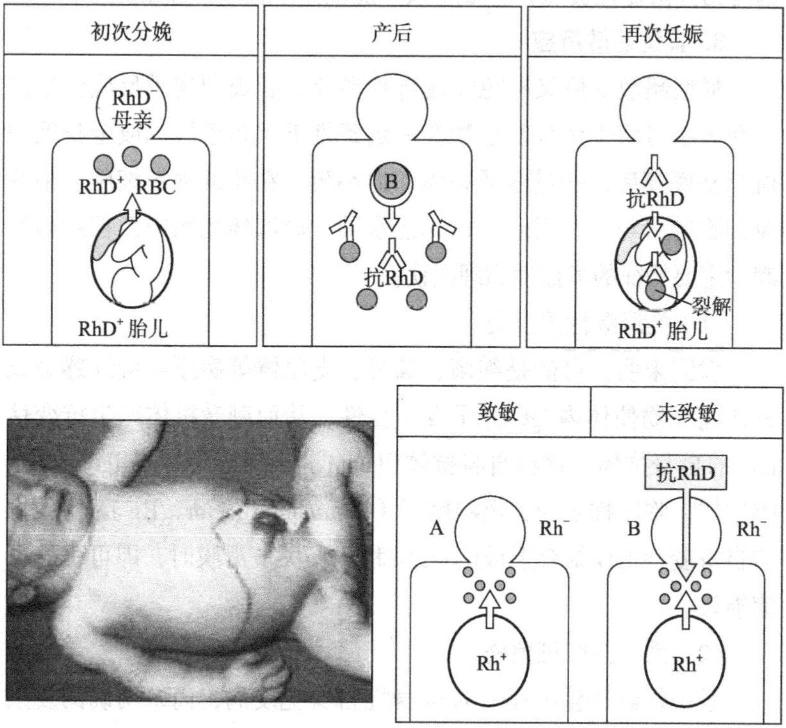

图 10–13　新生儿溶血症

（引自朱彤波，2017）

母体注射Rh抗体，及时清除进入母体内的Rh^+红细胞，可有效预防再次妊娠时发生新生儿溶血症。对患儿则需换输Rh^-血。母子间ABO血型不符引起的新生儿溶血症也不少见，多发生于母亲为O型，胎儿为A或B型，但症状轻微，目前尚无有效的预防办法。

（2）药物过敏性血细胞减少症

青霉素、磺胺、安替比林、奎尼丁和非那西汀等药物半抗原，能与血细胞膜蛋白或血浆蛋白结合获得免疫原性，从而刺激机体产生针对药物抗原表位的特异性抗体。这种抗体与药物结合的红细胞、粒细胞或血小板作用，或与药物结合形成抗原-抗体复合物后，再与具有FcR受体的红细胞、粒细胞或血小板结合，可引起药物性溶血性贫血，粒细胞减少症或血小板减少性紫癜等。

3. Ⅲ型超敏反应

Ⅲ型超敏反应又称免疫复合物型或血管炎型超敏反应，是由中等大小可溶性免疫复合物在一定条件下沉积于局部或全身毛细血管基底膜后，通过激活补体和血小板，在嗜碱性粒细胞、中性粒细胞等参与下，引起的以充血水肿、局部坏死和中性粒细胞浸润为主要特征的炎症性病理损伤。

（1）类风湿性关节炎

病因未明，可能是细菌、病毒、支原体等病原体持续感染或其代谢产物使体内IgG分子发生变性，从而刺激机体产生抗变性IgG的自身抗体。这种自身抗体以IgM为主，也可以是IgG或IgA类抗体，临床称之为类风湿因子（rheumatoid factor，RF）。当他们与自身变性IgG结合形成的IC沉积于小关节滑膜时，即可引起炎症损害。

（2）系统性红斑狼疮

系统性红斑狼疮是一种全身性自身免疫病，尚未明确的复杂因素导致包括DNA、RNA、核内可溶性蛋白等细胞核抗原刺激机体产生抗核抗体。患者体内持续出现的抗核抗体与自身核抗原结合形成免疫复合物，并反复沉积于肾小球、关节、皮肤等部位的毛细血管基底膜上，引起全身多系统的损伤，如肾小球肾炎、关节炎、脉管炎等。

4. Ⅳ型超敏反应

Ⅳ型超敏反应是由效应T细胞与相应抗原作用后，引起的以单个核细胞浸润和组织细胞损伤为主要特征的炎症反应。此型超敏反应发生较慢，当机体再次接受相同抗原刺激后，通常需经24~72 h方可出现炎症反应，因此又称迟发型超敏反应（delayed type hypersensitivity，DTH）。此型超敏反应发生与抗体和补体无关，而与效应性T细胞和吞噬细胞及其产生的细胞因子或细胞毒性介质有关。临床常见的Ⅳ型超敏反应性疾病包括结核病和接触性皮炎等。

（1）感染性迟发型超敏反应

胞内寄生菌、病毒、某些真菌和寄生虫感染可使机体产生细胞免疫应答，在清除或阻止病原体的同时，也发生Ⅳ型超敏反应而引起组织的炎症损伤。由于该超敏反应是在感染过程中发生的，故称感染性迟发型超敏反应。结核病人肺空洞形成，干酪样坏死和麻风病人皮肤肉芽肿形成，以及结核菌素皮试引起的局部组织损伤均与迟发型超敏反应有关。

（2）接触性皮炎

是机体皮肤接受抗原刺激后，当再次接触相同抗原时发生的以皮肤损伤为主要特征的Ⅳ型超敏反应。引起接触性皮炎的抗原有油漆、染料、农药、化妆品、药物如磺胺、青霉素和某些化学物质如二硝基氯/氟苯等。这些小分子抗原表位能与表皮细胞内角蛋白结合形成完全抗原，从而刺激机体产生小分子抗原表位特异性的效应T细胞。此时机体再次接触相应抗原即可诱发迟发型超敏反应，患者局部皮肤出现红肿、皮疹、水泡，严重者可出现剥脱性皮炎。

三、自身免疫病

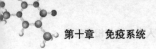

正常情况下机体的免疫系统具有识别“自己”和“非己”的能力，对非己抗原产生免疫应答，对自身抗原处于不应答或者微弱应答状态，称为免疫耐受（immunological tolerance）。机体免疫系统针对自身抗原发生免疫应答，从而产生一定量的自身反应性T细胞（autoreactive T lymphocyte）和自身抗体（autoantibody）的现象，称为自身免疫（autoimmunity）。自身免疫普遍存在于所有的个体，有利于清除体内衰老变性的自身成分，维持免疫系统的自身免疫稳定（immunological homeostasis）。在某些内因和外因（感染、外伤、药物等）作用下，机体自身耐受遭到破坏，免疫系统对自身抗原发生过强或持续时间过久的免疫应答，造成自身机体组织细胞发生病理损害或功能障碍，出现相应临床症状，称为自身免疫病（autoimmune disease，AID）。

1. 自身免疫病的分类

自身免疫病的临床表现复杂多样，分类方法多种，可按病程、病因、抗原分布范围等分类。临床上常根据自身抗原分布的范围不同分类，分为器官特异性和非器官特异性自身免疫病两大类。器官特异性自身免疫病是指自身抗原为某一器官的特定成分，病变仅局限在该器官。例如桥本甲状腺炎（Hashimoto thyroiditis）、胰岛素依赖型糖尿病（insulin-dependent diabetes mellitus，IDDM）等。非器官特异性自身免疫病是指自身抗原为细胞核成分或线粒体等，病变可累及全身多器官及系统，故这类疾病又称为全身性、系统性自身免疫病，例如系统性红斑狼疮（systemic lupus erythematosus，SLE）和类风湿关节炎。主要的人类自身免疫病见表10-2。

2. 自身免疫病的典型疾病

（1）自身抗体引起的自身免疫病

自身抗体与细胞表面受体结合，过度刺激器官功能（如

表 10-2 人类的自身免疫病（举例）

	自身免疫病	自身抗原	主要症状
器官特异性	桥本甲状腺炎	甲状腺素及细胞	甲状腺功能低下
	风湿热	链球菌胞壁交叉抗原	关节炎、心肌炎
	Ⅰ型糖尿病	胰岛 β 细胞	高血糖
	多发性硬化症	神经髓鞘蛋白	神经系统症状
	自身免疫溶血性贫血	红细胞膜表面抗原	贫血
	Goodpasture 综合征	肾和肺基底膜	肾炎、肺出血
	重症肌无力	乙酰胆碱受体	进行性肌无力
	弥漫性甲状腺肿	甲状腺刺激素受体	甲状腺功能亢进
	原发性不孕症	精子	不孕
	强直性脊柱炎	免疫复合物	脊柱骨损伤
	特发性血小板减少性紫癜	血小板	异常出血
↓	原发性胆汁性肝硬变	肝细胞膜脂蛋白	肝硬变
全身性	类风湿性关节炎	变性 IgG	关节炎症
	系统性红斑狼疮	DNA、核蛋白等	红斑、血管炎等
	皮肌炎	细胞核蛋白	皮炎

Graves 病），或阻断受体与配体结合，抑制器官功能（如重症肌无力）。毒性弥漫性甲状腺肿（Graves 病）患者的机体免疫系统针对甲状腺细胞产生了抗 -TSHR（抗甲状腺刺激素受体），该自身抗体与甲状腺细胞表面受体结合，可模拟 TSH（甲状腺刺激素）的作用，刺激甲状腺细胞分泌过多的甲状腺素，病人表现甲状腺功能亢进。重症肌无力患者体内产生了抗乙酰胆碱受体（自身抗体），并与神经肌肉接头处突触后膜乙酰胆碱受体结合，加速乙酰胆碱受体内化作用，结果使乙酰胆碱受体数量减少，神经冲动传递低下，出现肌肉收缩无力等症状（图 10-14）。

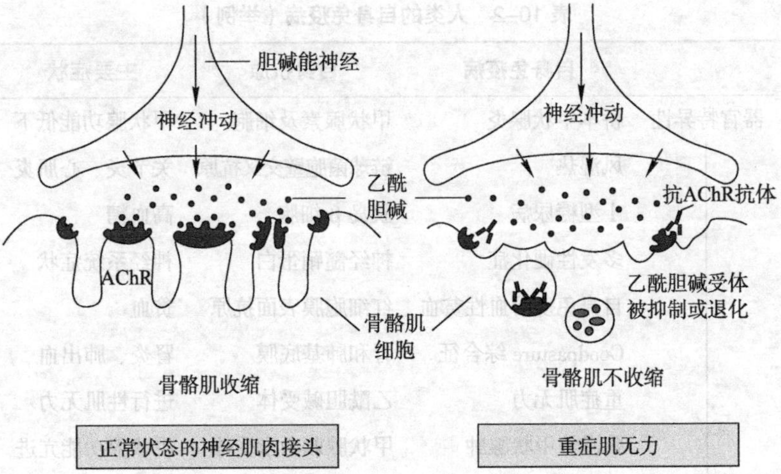

图 10-14 重症肌无力的发病机制

（引自朱彤波，2017）

（2）自身反应性 T 细胞介导的自身免疫病

自身反应性 T 细胞在多种自身免疫性损伤中起重要作用。CD^+Th1 细胞和 $CD8^+$CTL 均可介导自身组织细胞的损伤，其中自身反应性 $CD4^+$Th1 细胞识别自身抗原后释放多种细胞因子，引起以淋巴细胞和单核–巨噬细胞浸润为主的炎性病变，直接或间接引起组织损伤；自身反应性 $CD8^+$CTL 能够特异性识别、杀伤和裂解带相应 MHC1 类分子–抗原肽复合物的靶细胞。目前认为胰岛素依赖型糖尿病是一种以 T 细胞介导损伤为主的自身免疫病，T 细胞介导的自身免疫应答致胰岛 β 细胞破坏，导致胰岛素分泌不足或缺乏，病人表现血糖、尿糖增高。导致胰岛 β 细胞破坏的可能机制：针对胰岛 β 细胞抗原的 $CD4^+$Th1 细胞介导的 DTH 反应；自身反应性 $CD8^+$CTL 特异性杀伤溶解胰岛 β 细胞；局部产生的 TNF、IL–1 的作用；以及针对胰岛细胞、胰岛素产生自身抗体造成的损伤。

四、肿瘤免疫

肿瘤是严重威胁人类健康的一种重大疾病，自身细胞失去正常生长调控后发生恶性转化成为肿瘤细胞。人体免疫系统与肿瘤的发生发展关系密切，一方面，免疫系统可通过多种免疫效应机制杀伤或清除肿瘤细胞；另一方面，肿瘤细胞也可通过多种免疫逃逸机制抵抗或逃避免疫系统的杀伤或清除。

1. 抗肿瘤的免疫效应

机体的免疫功能与肿瘤的发生发展密切相关，当宿主免疫功能低下时，肿瘤发病率增高，而当肿瘤进行性生长时，肿瘤患者的免疫功能又会受到抑制，两者互为因果，双方的消长影响着肿瘤的发生、发展和预后。机体抗肿瘤免疫包括固有免疫和适应性免疫两个方面，前者包括 NK 细胞、巨噬细胞和多种细胞因子的参与，后者包括体液免疫和细胞免疫，其中细胞免疫发挥抗肿瘤主导作用。抗肿瘤免疫应答不仅取决于肿瘤免疫原性，还与机体免疫功能状态、遗传及营养状态等因素有关。

2. 肿瘤的免疫逃逸

尽管机体存在多种抗肿瘤免疫机制，但仍有一定比例的原发性肿瘤在宿主体内进行性生长、转移和复发，甚至导致宿主死亡，这说明了肿瘤能够逃避机体免疫系统的攻击，或者通过某种机制使机体不能产生有效的抗肿瘤免疫应答，这就是肿瘤免疫逃逸。肿瘤免疫逃逸机制相当复杂，涉及肿瘤细胞、肿瘤微环境以及宿主免疫系统等多个方面。

五、免疫预防

人类用免疫方法预防传染病有着悠久的历史，接种牛痘苗在全球成功消灭了天花是用免疫预防方法消灭传染病的最好例证。随着卫生状况的改善和计划免疫的实施，多种传染病的发病率大幅度下降，例如通过在全球儿童中接种脊髓灰质炎减毒活疫苗，使脊髓灰质炎病例在包括中国在内的大多数国家内绝迹，该病在不久的将来可能成为人类第二个通过疫苗接种而消失的传染病。

1. 人工主动免疫

人工主动免疫是指用抗原物质（疫苗、类毒素等）接种机体，使之主动产生适应性免疫应答，从而预防或治疗疾病的措施。免疫预防（immunoprophylaxis）是人工主动免疫的主要目的，其主要措施是接种疫苗。

疫苗（vaccine）是接种后能使机体对特定疾病产生免疫力的生物制剂的统称。至今，已历经三代疫苗的开发及应用。第一代传统疫苗包括灭活疫苗、减毒活疫苗及类毒素等；第二代疫苗包括由微生物的天然成分及其产物制成的亚单位疫苗、能激发免疫应答的成分基因重组而产生的重组蛋白疫苗等；正处于研发阶段的基因疫苗（DNA 疫苗）则为第三代疫苗的代表。随着免疫学、分子生物学、分子微生物学和生物技术的发展，疫苗研制进入了新的阶段。抗感染是疫苗的首要任务。

计划免疫是根据某些特定传染病的疫情监测和人群免疫状况分析，有计划地用疫苗进行免疫接种，预防相应传染病，最终达到控制乃至消灭相应传染病的目的而采取的重要措施。我国儿童计划免疫程序包括每一个儿童需接种的疫苗、初次免疫月龄、接种次数、间隔时间等。通常采用“五苗七病”模式，即接种卡介苗、脊髓灰质炎疫苗、百白破疫苗、麻疹活疫苗和乙型肝炎疫苗。2007 年新增了甲型肝炎疫苗、乙脑疫苗、流脑多糖疫苗、风疹疫苗、腮腺炎疫苗、钩体病疫苗、流行性出血热疫苗和炭疽疫苗等（表 10–3）。我国儿童计划免疫的广泛开展，使相应传染病的发病率大幅下降。但是，目前有些严重威胁人类健康的传染病仍缺乏有效疫苗，如疟疾、结核病、艾滋病等，故研究新型疫苗以有效控制传染病依然任重道远。

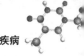

表 10-3 我国计划免疫程序表

疫苗名称	第一次	第二次	第三次	加强	预防传染病
卡介苗	出生				肺结核
乙肝疫苗	出生	1 月龄	6 月龄		乙型病毒性肝炎
脊髓灰质炎疫苗	2 月龄	3 月龄	4 月龄	4 周岁	脊髓灰质炎
百白破疫苗	3 月龄	4 月龄	5 月龄	18 ~ 24 月龄	百日咳、白喉、破伤风
白破疫苗	6 周岁				白喉、破伤风
麻风疫苗（麻疹疫苗）	8 月龄				麻疹、风疹
麻腮风疫苗	18 ~ 24 月龄				麻疹、流行性腮腺炎、风疹
乙脑减毒活疫苗	8 月龄	2 周岁			流行性乙型脑炎
A 群流脑疫苗	6 ~ 18 月龄（1、2 次间隔 3 个月）				流行性脑脊髓炎
A+C 群流脑疫苗	3 周岁	6 周岁			流行性脑脊髓炎
甲肝减毒活疫苗	18 月龄				甲型肝炎
以上为儿童免疫规划疫苗，以下为重点人群接种疫苗					
出血热双价纯化疫苗					出血热
炭疽减毒活疫苗					炭疽
钩体灭活疫苗					钩体病

2. 人工被动免疫

人工被动免疫是指给机体注射含特异性抗体的免疫血清或细胞因子等制剂，以紧急预防或治疗感染及毒素性疾病的措施。因输入的免疫物质并非由被接种者自己产生，缺乏主动补充的来源，且易被机体清除，故人工被动免疫的免疫效应出现虽快，但维持时间短暂，仅有 2 ~ 3 周。人工被动免疫的制剂包括抗毒素、人免疫球蛋白、细胞因子制剂、单抗等。

思考题

1. 试分析人工主动免疫与人工被动免疫的特点。

2. 与初次应答比较，抗体产生的再次应答有什么特点？

3. 试分析器官移植后的免疫排斥反应。

数字课程学习

教学视频　教学课件　在线自测　思考题解析

（何斯荣　王建为）